医药卫生职业教育"十三五"规划教材配套用书
（供护理、助产、药剂等专业使用）

护理学基础
学习指导

U0205617

主　编○ 罗春燕　赵秀娟
副主编○ 向春柳
参　编（按姓氏笔画排序）
　　　　尤　会　艾　燕　刘绍琴
　　　　刘晓宇　李　静　罗春燕
　　　　赵秀娟

西南交通大学出版社
·成都·

图书在版编目（CIP）数据

护理学基础学习指导 / 罗春燕，赵秀娟主编. —成
都：西南交通大学出版社，2022.1（2023.5 重印）
ISBN 978-7-5643-8577-4

Ⅰ . ①护… Ⅱ . ①罗… ②赵… Ⅲ . ①护理学 – 医学
院校 – 教学参考资料 Ⅳ . ①R47

中国版本图书馆 CIP 数据核字（2022）第 004495 号

Hulixue Jichu Xuexi Zhidao

护理学基础学习指导

主编　罗春燕　赵秀娟

责任编辑	张华敏
特邀编辑	唐建明　杨开春　陈正余
封面设计	何东琳设计工作室
出版发行	西南交通大学出版社 （四川省成都市金牛区二环路北一段 111 号 西南交通大学创新大厦 21 楼）
邮政编码	610031
发行部电话	028-87600564　028-87600533
官网	http://www.xnjdcbs.com
印刷	四川煤田地质制图印务有限责任公司
成品尺寸	185 mm×260 mm
印张	16.25
字数	420 千
版次	2022 年 1 月第 1 版
印次	2023 年 5 月第 2 次
定价	49.00 元
书号	ISBN 978-7-5643-8577-4

医药卫生职业教育"十三五"规划教材配套用书
编写委员会

主　任　　李代强

副主任　　睢文发　　张玉明　　杨维立

　　　　　罗春燕　　李大安　　朱凤婷　　罗　利

委　员　　（按姓氏笔画排序）

王以君　　王栋华　　尤　会　　艾　燕

向春柳　　刘　丽　　刘绍琴　　刘　娜

刘晓宇　　孙啸妍　　李　冉　　李　建

李　珍　　李　静　　肖　瑜　　张文兰

张文君　　陈小琴　　易江兰　　罗　萍

周丹丹　　周　坤　　郑文联　　赵秀娟

胡文清　　夏　茂　　候世明　　梅　玲

康　萍　　蒋　萍　　曾文勇　　曾令红

曾维红　　蔡　虹

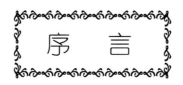

序　言

　　近年来，我国职业教育飞速发展，已由"规模扩张"转为"质量提升"。当前，"在改革中创新、在创新中发展、在发展中提升"成为职业教育发展的主旋律。同时，为了落实《"健康中国 2030"规划》的总体要求，为了满足全面建成小康社会进程中人民群众进一步释放的多层次、多样化健康服务需求，我国将进一步加快医学事业的发展。

　　我国护士岗位实行准入制度，从业护士必须通过护士执业资格考试才能申请执业注册。护士执业资格考试实行机考，结合临床应用情景，重点考核考生对知识的灵活运用能力。因此，对于从事护理专业教育的职业学校来说，切实提高教学质量，帮助学生顺利通过护士执业资格考试至关重要。

　　为了贯彻落实国务院《关于加快现代职业教育的决定》，并根据《护士条例》和《护士执业资格考试办法》的精神，深化职业教育教学改革，全面提高人才培养质量，我校根据职业教育和学生身心发展规律，并根据护理、助产专业的特点，强调公共课、专业基础课、专业课间的相互融通与配合，改变人才培养方式，进行教材改革。

　　实践证明，我校依据现代职业教育发展方向，组织经验丰富的骨干教师，针对临床工作及护士执业资格考试大纲的变化，编写的"专业核心课程学习指导"丛书，帮助学生在历年护士执业资格考试中取得了良好的成绩。在此基础上，经过充分论证，结合职业学校教学现状以及课程改革的需要，我校对"专业核心课程学习指导"丛书进行改编。为了保证这套教材的编写质量，我校成立了由护理、助产专业带头人、行业专家和骨干教师等组成的教材编写委员会，负责该系列教材的开发设计和编写实施工作。

　　本套教材现阶段已出版专业课程类 6 本。本套教材在章、节编排上力求与各学科所使用的教材一致，以方便学生学习和教师教学参考使用，同时增加了执业资格考试的相关内容。该配套教材能较好地引导学生自主学习，逐渐推进"翻转课堂"等现代职教理念的实际应用，适合职业学校的护理、助产专业学生在校期间专业课程的同步学习。本配套教材既可作为教材的教学补充，也可作为护理、助产专业毕业生准备执业资格考试的辅导资料，同时对学生参加对口单招和高职类高考有很大的帮助。教师在使用时，可根据教学进度，布置课前预习，完成预习目标，达成前提诊断；新课教学后，学生根据知识要点，查漏补缺，完成课后巩固，加深记忆；在此基础上，教师指导学生完成综合练习，启发思路，提高分析问题、解决问题的综合能力。

　　本套教材在编写和审定过程中，得到了西南交通大学出版社的大力支持和帮助，在此深表感谢！

　　全体编写人员在编写过程中，本着高度负责的态度，克服了许多困难，几易其稿。但谬误之处在所难免。广大师生在使用过程中，如发现问题，恳请提出宝贵意见和建议，以冀再版时加以改进与完善。

李代强

2021 年 7 月于四川·内江

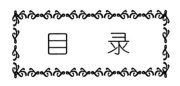

第一篇 护理导论

第二篇 基础护理技术

第三篇 护理人文素养

第一篇

护理导论

第一章 绪 论

【知识要点】

一、护理学的任务、范畴、工作方式

1. 护理学的任务：其唯一的任务是帮助患者恢复健康、帮助健康人促进健康。

2. 护理学的范畴：

(1) 护理学的理论范畴。

(2) 护理学的实践范畴：临床护理、社区护理、护理教育、护理管理、护理科研。

3. 护理工作的方式：个案护理、功能制护理、小组制护理、责任制护理、综合护理。

二、护理学的发展

1. 护理学的形成与发展：

(1) 人类早期的护理：自我护理、家庭护理、宗教护理。

(2) 中世纪的护理：此期护理工作多限于简单的生活照料。

(3) 文艺复兴时期的护理：被称为护理史上的黑暗时期。

(4) 近代护理学的诞生：

① 南丁格尔生平事迹。

② 南丁格尔对护理学的伟大贡献：共 5 点。

(5) 现代护理学的发展：分为三个阶段，即：

① 以疾病为中心的阶段。

② 以患者为中心的阶段。

③ 以人的健康为中心的护理阶段。

整体护理思想始于以患者为中心的护理阶段。

2. 中国护理学的发展历程：

(1) 古代护理：中国古代的护理实践强调辨证施护，医、药、护不分。

(2) 近代护理：中国近代护理起始于鸦片战争之后。

(3) 现代护理：包括五个方面。

3. 护理学未来发展趋势：四化。

【课前预习】

1. 护理工作的方式有：_____，_____，_____，
_____，_____。

2. 现代护理学的发展分为三个阶段，即：以_____的护理阶段，以
_____的护理阶段，以_____的护理阶段。

【课后巩固】

一、名词解释

护理学　　功能制护理　　责任制护理　　个案护理

二、填空题

1. 科学的护理专业诞生的时间是在＿＿＿＿＿＿＿＿，由＿＿＿＿＿＿＿＿＿＿＿＿＿＿首创。

2. 在克里米亚战争中，由于南丁格尔的努力，使英军士兵的死亡率从42%下降到＿＿＿＿＿。

3. 南丁格尔于＿＿＿＿＿年在＿＿＿＿＿＿＿＿＿＿＿创建了世界上第一所正式的护士学校，被誉为护理教育的创始人和护理学的奠基人。

4. 国际护士节选定为每年＿＿＿＿＿＿，时间的确定是根据＿＿＿＿＿＿＿＿＿＿＿＿＿＿＿。

5. 国际红十字会于＿＿＿＿＿年正式确定设立＿＿＿＿＿＿＿＿＿＿奖章，并首次颁发，这是各国护士的最高荣誉奖。

6. 我国第一所护士学校创办于＿＿＿＿＿＿年，地点在＿＿＿＿＿＿＿＿＿＿＿＿＿。

7. 南丁格尔的著作中，最具有代表性的是＿＿＿＿＿＿＿＿＿和＿＿＿＿＿＿＿＿＿，被认为是护士必读的经典著作。

8. 南丁格尔对护理学的贡献有：① 创建了＿＿＿＿＿＿＿＿＿＿＿＿＿＿＿＿；② ＿＿＿＿＿＿＿＿＿＿＿＿＿＿＿＿＿＿；③ 首创了＿＿＿＿＿＿＿＿＿＿＿＿＿＿＿；④ 创立了＿＿＿＿＿＿＿＿＿＿＿＿＿；⑤ 提出了＿＿＿＿＿＿＿＿＿＿＿＿＿＿。

9. 护理学是一门以＿＿＿＿＿＿　和＿＿＿＿＿＿＿为理论基础，研究维护、促进、恢复人类健康过程中的＿＿＿＿＿＿、＿＿＿＿＿＿、＿＿＿＿＿＿及其发展规律的一门综合性应用科学。

10. 护理史上最黑暗的时代是指＿＿＿＿＿＿＿＿＿＿＿＿＿＿时期的护理。

11. 中世纪护理仅仅限于简单的生活照料，其原因是＿＿＿＿＿＿＿＿＿＿＿＿＿＿。

12. 我国中医的"三分治，七分养"中的"养"是指＿＿＿＿＿＿＿＿＿＿＿＿＿＿。

13. 我国首次颁发《中华人民共和国护士管理办法》是在＿＿＿＿＿年。

14. 我国举行首次全国护士执业考试是在＿＿＿＿＿年。

15. 护理管理体制逐步健全表现在三个方面：建立＿＿＿＿＿＿＿＿、建立＿＿＿＿＿＿＿、建立＿＿＿＿＿＿＿。

16. 护理学的实践范畴包括：① ＿＿＿＿＿＿＿＿＿＿＿、② ＿＿＿＿＿＿＿＿＿＿＿、③ ＿＿＿＿＿＿＿＿＿＿＿、④ ＿＿＿＿＿＿＿＿和＿＿＿＿＿＿＿＿五个方面。

17. 临床护理包括：＿＿＿＿＿＿＿＿＿和＿＿＿＿＿＿＿＿＿。

18. 护理教育一般划分为＿＿＿＿护理教育、＿＿＿＿＿护理教育和＿＿＿＿＿护理教育。

19. 以疾病为中心的护理阶段的特点是：① 护理是一个专门的＿＿＿＿＿＿＿＿＿＿＿；② 护理从属于＿＿＿＿＿＿＿＿＿，护士是医生的＿＿＿＿＿，护理工作的主要内容是＿＿＿＿＿＿＿＿＿＿＿＿；③ 护理教育类同于＿＿＿＿＿＿＿＿＿＿教育。

20. 以患者为中心的护理阶段的特点有：① 护理是一门＿＿＿＿＿＿＿＿＿＿＿；② 护士与医生的关系是＿＿＿＿＿＿＿＿＿＿＿；③ 护理工作是对患者实施全方位的＿＿＿＿＿＿＿＿＿＿＿；④ 护理教育课程设置形成了＿＿＿＿＿＿＿＿＿＿体系。

21. 以人的健康为中心的护理阶段的特点是：① 护理是一门＿＿＿＿＿＿＿＿＿＿＿；② 护士角色＿＿＿＿＿＿＿＿＿＿＿；③ 护理工作场所从医院扩展到＿＿＿＿＿＿＿＿＿＿＿；

④护理对象从个体扩展到＿＿＿＿＿＿＿＿＿＿＿；⑤形成了多层次完善的＿＿＿＿＿＿＿＿＿＿。

22. 21世纪中国护理展望：即护理工作＿＿＿＿＿＿＿＿、护理工作＿＿＿＿＿＿＿＿、护理工作＿＿＿＿＿＿、护理教育＿＿＿＿＿＿。

【综合练习】

A3/A4 型题

（1～3题共用题干）

患者，男性，35岁。因脑外伤入院，神志不清，意识昏迷，脉搏快而弱并逐渐消失，出现潮式呼吸，血压测不出，送入重症监护室，患者的护理由一名护士完全承担。

1. 此种工作方式属于哪种护理工作方式
   A. 功能制护理
   B. 个案护理
   C. 小组制护理
   D. 责任制护理
   E. 综合护理

2. 此种护理工作方式的优点是
   A. 能发挥各级护士的作用
   B. 能调动护士的积极性
   C. 便于与患者沟通
   D. 全面掌握患者情况
   E. 节省人力，易于组织管理

3. 此种护理工作方式的缺点是
   A. 护士分工明确
   B. 忽视患者身心整体护理
   C. 耗费人力
   D. 对护士知识架构有较高要求
   E. 护士工作压力增加

（4～6题共用题干）

王先生，45岁，因冠心病入院，护士小张作为病区的治疗护士，负责该患者的静脉输液工作。

4. 此种工作方式属于哪种护理工作方式
   A. 功能制护理
   B. 个案护理
   C. 小组制护理
   D. 责任制护理
   E. 系统化整体护理

5. 此种护理工作方式的优点是
   A. 能发挥各级护士的作用
   B. 能调动护士的积极性
   C. 便于与患者沟通
   D. 全面了解患者病情
   E. 节省人力，易于组织管理

6. 此种护理工作方式的缺点是
   A. 护士分工明确
   B. 忽视患者身心整体护理
   C. 护士工作压力增加
   D. 对护士知识架构有较高要求
   E. 文字记录任务较多

（编者：尤会）

第二章 护理学的基本概念

【知识要点】

一、关于人的概念

1. 人是一个统一的整体。 2. 人有基本需要。 3. 人的成长与发展

二、关于健康的概念

1. 健康的概念：

(1) 现代健康观：以 1989 年 WHO 对健康的定义为主。

(2) 健康的模式：健康与疾病为一种连续的过程，从濒临死亡到最佳健康之间处于一条连线上，在一定条件下两者可以互相转换。

(3) 影响健康的因素：主要有六种。

2. 疾病的概念：① 疾病观；② 疾病的影响。

3. 健康与疾病的关系。

三、关于环境的概念

1. 人的内外环境。 2. 与健康和环境的关系。

四、关于护理的概念

1. 护理的概念。

2. 护理的内涵：照顾是护理永恒的主题。

3. 护理与健康的关系。

【课前预习】

一、基础复习

1. 现代护理学的发展阶段。

2. 南丁格尔对护理学的主要贡献。

二、预习目标

1. 护理学的基本概念包括：_____、_____、_____、_____，其核心是_____。

2. 护理的内涵是：_____、_____、_____，其中_____是护理永恒的主题。

【课后巩固】

一、名词解释

健康　　护理

二、填空题

1. 1948 年，WHO 将健康定义为：健康不仅是没有躯体疾病，还要有：① _____、② _____、③ _____。

2. 1989 年 WHO 关于健康的概念包括了四个方面，即_____、_____、_____和_____。

3. 现代护理观认为健康与疾病之间的关系是：① 健康与疾病在一定条件下可以_____，② 健康与疾病之间没有明确的_____，呈_____变化。

4. 环境分为_____环境和_____环境，它们之间不断进行物质、能量、信息的交换，保持_____平衡。

5. 影响健康的因素有：_____、_____、_____、_____、_____、_____。

6. 成长是个体在生理方面的_____增长。

7. 发展是个体随年龄增长及与环境间的互动而产生的_____变化过程，是生命中有_____、可_____的改变，是学习的结果和成熟的象征。

【综合练习】

A1/A2 型题

1. 患者，女性，48 岁，因过度悲哀引起失眠，血压升高，这是哪种影响健康的因素所致
   A．生物因素　　　　B．环境因素
   C．治疗因素　　　　D．文化因素
   E．心理因素

2. 小陈是某企业主管，因工作压力大而过度焦虑，导致食欲不振，营养物质的摄入与吸收减少，下列哪种因素影响了其基本需要的满足
   A．生理因素　　　　B．环境因素
   C．情绪因素　　　　D．社会文化因素
   E．认知障碍和知识缺乏

3. 关于成长发展规律的叙述，以下错误的是
   A．顺序性　　　　　B．不平衡性
   C．不可预测性　　　D．连续性和阶段性
   E．成长发展有关键期

A3/A4 型题

（1~2 题共用题干）

刘女士，面对生理残障，没有沮丧和沉沦，对人生充满了信心，乐观，开朗，充分发挥其尚存的功能。

1. 其体现的健康模式是
   A．健康—疾病连续体模式
   B．优化健康模式
   C．最佳健康模式
   D．健康—疾病共同体模式
   E．现代健康模式

2. 其事例充分说明了
   A．健康是绝对的　　B．健康是相对的
   C．健康有统一的标准　D．健康是静止的

E．健康是明确的

（3~4 题共用题干）

王某，男，42 岁，因为长期酗酒导致乙醇性肝硬化、肝功能异常而入院治疗。

3. 你认为哪种因素影响其健康状况
   A．环境因素　　　　B．生理因素
   C．家庭因素　　　　D．生活方式
   E．社会文化因素

4. 由此，你认为健康与疾病的关系是
   A．呈动态变化　　　B．彼此适应
   C．非此即彼　　　　D．由环境决定
   E．可自身调节

（编者：尤会）

第三章　护士素质与角色

【知识要点】

一、护士的素质

1. 素质的概念：素质是人的一种比较稳定的心理特征。
2. 护士素质的内容：
(1) 思想品德素质：政治思想素质、职业道德素质（慎独修养）。
(2) 科学文化素质：基础文化知识；人文、社会科学知识。
(3) 专业素质：共 7 点。
(4) 心理素质。
(5) 身体素质。

二、护士的角色

1. 角色的概念：角色概念、角色特征、角色转变。
2. 护士角色的功能：8 大功能。

【课前预习】

一、基础复习

护理学的基本概念。

二、预习目标

1. 护士的专业素质包括：① ＿＿＿＿＿＿＿＿＿＿ 、② ＿＿＿＿＿＿＿＿＿＿ 、
③ ＿＿＿＿＿＿＿＿＿＿ 、④ ＿＿＿＿＿＿＿＿＿＿ 、⑤ ＿＿＿＿＿＿＿＿＿＿ 、
⑥ ＿＿＿＿＿＿＿＿＿＿ 、⑦ ＿＿＿＿＿＿＿＿＿＿ 。
2. 角色的特征有：① ＿＿＿＿＿＿＿＿ 、② ＿＿＿＿＿＿＿＿ 、③ ＿＿＿＿＿＿＿＿ 。

【课后巩固】

一、名词解释

素质　　慎独

二、填空题

1. 素质在心理学上是指人的一种比较稳定的＿＿＿＿＿＿＿＿＿＿ 。
2. 护士素质的基本内容包：＿＿＿＿＿＿＿＿ 、＿＿＿＿＿＿＿＿ 、＿＿＿＿＿＿＿＿ 、

_____、_____等。

3. 现代护士的角色包括：_____者、_____者、_____者、_____者、_____者、_____者、_____和_____者。

【综合练习】

A1/A2 型题

1. 护士的面部表情应根据不同的环境和需要而不同，下面叙述不妥的是
   A．在面对患者时，表情真诚和友好
   B．面对生命垂危的患者，表情凝重
   C．面对疼痛的患者应微笑
   D．在任何情况下都不能表现出不满或气愤
   E．对疾病缠身的患者表现出关注和抚慰

2. 某护士轮值夜班，凌晨 2 点时应为某患者翻身。护士觉得很困乏，认为反正护士长也没在，别人也没有看到，少翻一次身不会这么巧就出现压疮的。这种做法违反了
   A．自强精神　　　　　B．慎独精神
   C．奉献精神　　　　　D．舒适感
   E．安全感

3. 某老年女性，70 岁，脑血管意外，因肢体活动受限长期卧床。李护士为其更换床单并行皮肤护理，此时李护士的角色是
   A．教育者　　　　　　B．治疗者
   C．帮助者　　　　　　D．照顾者
   E．研究者

4. 患者，女性，因乳腺癌住院治疗，住院期间得知自己儿子因患急性肾炎住院需要照顾，就立即放弃自己的治疗去照顾儿子，这种情况属于
   A．患者角色行为消退
   B．患者角色行为冲突
   C．患者角色行为强化
   D．患者角色行为缺如
   E．患者角色行为适应

A3/A4 型题

（1~2 题共用题干）

　　患者，男性，69 岁，农民，文化水平较低，胃癌术后。护士在探视时间与其进行交谈。交谈过程中，患者感到伤口阵阵疼痛，并很烦躁，最终交谈无法再进行下去，不得不终止。

1. 导致此次交谈失败的个人生理因素是患者
   A．文化水平较低　　　B．情绪烦躁
   C．年龄较大　　　　　D．伤口疼痛
   E．女儿在场

2. 针对此患者的特点，最佳护患关系模式是
   A．指导型　　　　　　B．被动型
   C．共同参与型　　　　D．指导合作型
   E．主动—被动型

（3~4 题共用题干）

　　患者，女性，81 岁，退休干部。冠心病住院治疗，住院前 3 天与护士们关系融洽，第四天年轻护士张某在为其进行静脉输液时，静脉穿刺 3 次均失败，更换李护士后方成功。患者非常不满，其女儿向护士长抱怨。从此，患者拒绝张护士为其护理。

3. 针对此患者的特点，最佳的护理关系模式是
   A．指导型
   B．被动型
   C．共同参与型
   D．指导—合作型
   E．主动—被动型

4. 护患关系冲突的主要责任人是
    A．患者　　　　　　B．张护士
    C．李护士　　　　　D．护士长
    E．患者女儿

（5～6题共用题干）

周某是一位教师，男性，50岁，因心肌炎住院治疗。近来好转，但由于其母亲突发脑出血，他毅然离开医院承担起照顾母亲的责任。

5. 此时周某在角色集中占据主导作用的角色是
    A．患者　　　　　　B．亲属
    C．教师　　　　　　D．儿子
    E．公民

6. 以下哪项是周某此时占主导角色的互补角色
    A．医生　　　　　　B．母亲
    C．护士　　　　　　D．儿子
    E．患者

（7～8题共用题干）

患者，女性，70岁，因胃溃疡入院治疗。

7. 护患关系建立的时间是
    A．患者入院 24 h 内
    B．患者入院 12 h 内
    C．护患双方第一次见面时
    D．收集资料时
    E．护患双方熟悉后

8. 护患关系合作信任期的主要任务是
    A．建立信任关系
    B．双方进一步熟悉
    C．了解护患关系的满意程度
    D．对护患关系进行评价
    E．应用护理程序解决患者的各种身心问题

（9～10题共用题干）

患者李某，女性，70岁，因重症感冒入院治疗，患者入院后一直对医务人员说，自己的病很严重，要求给予特殊的看护和治疗，并对其家属过度依赖。

9. 患者的这种行为属于
    A．患者角色行为消退
    B．患者角色行为冲突
    C．患者角色行为强化
    D．患者角色行为缺如
    E．患者角色行为适应

10. 入院后两天患者得知炎症导致白细胞升高，把自己的病与白血病相混淆，极度恐惧。护士了解情况后，及时和患者进行沟通，此时护士最适合使用
    A．指导性语言　　　B．解释性语言
    C．暗示性语言　　　D．安慰性语言
    E．鼓励性语言

（编者：尤会）

第四章 护理相关理论与护理模式

【知识要点】

一、护理相关理论

1. 系统理论：① 系统的概念；② 系统的分类；③ 系统的基本属性；④ 系统理论与护理。

2. 人的需要层次理论：

(1) 需要的概念。

(2) 人类基本需要理论：五个层次。

(3) 马斯洛基本需要层次理论在护理中的应用

3. 压力与适应理论：

(1) 压力：压力、压力源、压力反应。

(2) 适应：主动适应是人的最卓越的特性。人类的适应可分为四个层次。

(3) 对压力的防卫：三线防卫。

(4) 压力与适应理论在护理工作中的应用。

二、护理模式

1. 奥瑞姆的自理模式：

(1) 自我护理结构。

(2) 自理缺陷结构。

(3) 护理系统结构：依据患者自理需要和自理能力的不同采取 3 种不同的护理系统。

(4) 自理模式对护理工作的指导意义。

2. 罗伊的适应模式：

(1) 罗伊适应模式的基本内容：输入、应对机制、效应器、输出。

(2) 罗伊适应模式对护理工作的指导意义。

【课前预习】

一、基础复习

1. 护患沟通的日常用语。

2. 利用非语言沟通收集资料。

二、预习目标

1. 适应的层次包括：＿＿＿＿＿＿、＿＿＿＿＿＿、＿＿＿＿＿＿、＿＿＿＿＿＿。

2. 马斯洛基本需要层次理论的内容：＿＿＿＿＿＿、＿＿＿＿＿＿、＿＿＿＿＿＿、

＿＿＿＿＿＿、＿＿＿＿＿＿。

【课后巩固】

一、名词解释

需要   压力

二、填空题

1. 护理相关理论中，美国人本主义心理学家_____提出人类基本需要层次理论。

2. 首先将压力的概念用于生物医学领域，被称为"压力之父"的是加拿大的生理心理学家_____。

3. 医院中常见的压力源有：_____、_____、_____、_____、_____。

4. 对压力的防卫有：① 第一线防卫_____，② 第二线防卫_____，③ 第三线防卫_____。

5. 对压力的二线防卫中自力救助时，用于减轻压力的四种方法是：_____；_____；_____；_____。

6. 奥瑞姆的自理模式包括三个相关理论结构，即_____、_____、_____。

7. 奥瑞姆提出护士应依据患者的自理需要和自理能力的不同采取 3 种不同的护理系统，即：_____、_____、_____。

8. 罗伊认为生理调节和认知调节的结果主要反应在四个方面的效应器上，即：_____、_____、_____、_____。

【综合练习】

A2 型题

1. 患者，男，70 岁。2 年前诊断为慢性胃炎，由于病情反复，病程迁延，自述常因疾病造成心情焦虑，"常为小事发脾气"。对此，不恰当的回答是
   A．"您认为是胃炎引起了您的焦虑吗？"
   B．"您不必为胃炎过于焦虑不安"
   C．"您是因为胃炎可能癌变才觉得焦虑吗？"
   D．"我们可以想办法避免那些让您生气的小事"
   E．"我们可以想一些办法来缓解您身心的不适"

2. 李某，男，50 岁，因外伤严重失血，脉搏、呼吸加快，机体的这种代偿属于
   A．生理适应   B．心理适应
   C．社会适应   D．文化适应
   E．技术适应

3. 患儿，男，10 岁。以大叶性肺炎收入院。入院当晚，护士正在巡视病房。此时患儿对护士说："你们都是坏人，把我的爸爸妈妈赶走了，平时都是他们陪我入睡的。"护士的正确回答是
   A．"根据医院的管理规定，在住院期间，你的父母都不能在这里陪你。"
   B．"如果你乖乖地睡觉，我就找人给你买好吃的。"
   C．"你再闹的话，我就给你扎针了。"
   D．"你想爸爸妈妈了吧？我陪你说说话吧。"
   E．"爸爸妈妈一会就来，你先睡吧。"

4. 患者，女，38 岁。缩窄性心包炎 1 年，拟择日行心包切除术。夜班护士发现患者失眠，心率 120 次/min，双手颤抖。沟通中患者表示深恐手术发生意外，但又因病情重不敢不行手术。护士采取的措施不妥的是
   A．向患者介绍手术成功的病例

B．告诉患者手术没有任何风险

C．向患者说明手术目的

D．教会患者使用放松技术

E．鼓励家属在探视时给予心理支持

5．护士对抑郁症患者进行健康宣教时，患者表示不耐烦，此时护士的最佳反应是

A．"你该认真听讲，不然你的病会更重的。"

B．"如果你不想听，我陪您坐一会儿吧。"

C．"你这样孤独对你没有好处，这是为你好。"

D．"不听可不行，护士长会来检查的。"

E．"不想听也行，我把宣传材料放在这里，您一会自己看吧。"

A3/A4 型题

（1～2 题共用题干）

刘某，女性，45 岁，教师，因工作劳累致"心绞痛"发作而急诊入院。（按马斯洛"人的基本需要层次论"来说明）

1．患者目前需要满足哪一层次需要

A．生理　　　　　　B．安全

C．爱与归属　　　　D．尊重

E．自我实现

2．患者病情严重，家属低声哭泣，此时护士流露同情和支持的目光，并拥抱家属，轻拍其背，护患沟通的层次达到

A．一般性交谈　　　B．陈述事实

C．交流意见和感情　D．沟通的高峰

E．静默无语

（3～4 题共用题干）

患者尚某，住院后对来探视的家人抱怨说，病房里没有报纸看、没有收音机听，也无人聊天，感觉特别寂寞。

3．引起尚先生心理抱怨的压力源可能是

A．环境陌生　　　　B．疾病威胁

C．不被重视　　　　D．丧失自尊

E．缺少信息

4．尚先生请求护士将同病室的患者介绍与她认识，这是属于满足

A．生理的需要

B．安全的需要

C．爱和归属的需要

D．尊重的需要

E．自我实现的需要

（5～8 题共用题干）

患者，男性，55 岁，急性心肌梗死发作，胸口压榨性疼痛、濒死感、大汗。后经医院救治疼痛缓解，病情稳定，可完成部分自理活动。医生建议其行冠状动脉搭桥手术。

5．患者在心肌梗死急性发作时。护士应首先满足

A．生理的需要

B．安全的需要

C．爱与归属的需要

D．尊重的需要

E．自我实现的需要

6．根据奥瑞姆的自理模式，患者在心肌梗死急性发作时，护士应提供的护理补偿系统是

A．治疗系统

B．辅助系统

C．支持教育系统

D．部分补偿系统

E．全补偿系统

7．患者病情平稳后，部分自理能力恢复，此时根据奥瑞姆的自理模式，护士应给予患者的护理补偿系统是

A．全补偿系统

B．部分补偿系统

C．支持教育系统

D．辅助系统

E．治疗系统

8．奥瑞姆自理理论的核心是

A．自我护理结构

B．自理缺陷结构

C．护理系统结构

D．护理实践

E．以人为本

（编者：尤会）

第五章　护理程序

【知识要点】

一、护理程序概述

1. 护理程序的概念：

(1) 护理程序。

(2) 护理程序的理论基础：护理程序是在系统论、人的基本需要层次论、信息交流论、解决问题论等基础上构建而成的。系统论构成了护理程序的理论框架。

2. 护理程序的发展背景。

3. 护理程序的意义。

二、护理程序的步骤

护理程序可分为五个步骤，即评估、诊断、计划、实施、评价。

1. 护理评估：评估是护理程序的开始，始终贯穿于护理程序的每一个阶段。包括几个方面：

(1) 收集资料：① 收集资料的目的。② 资料的内容。③ 资料的来源：护理对象是资料的主要来源。④ 资料的种类：分主观资料和客观资料。⑤ 收集资料的方法：有四种。

(2) 核实资料。

(3) 整理资料。

(4) 分析资料。

(5) 记录资料。

2. 护理诊断：

(1) 护理诊断的概念。

(2) 护理诊断的分类。

(3) 护理诊断的组成：由名称、定义、诊断依据、相关因素四部分组成。

(4) 护理诊断的陈述。三要素：P—问题，E—病因，S—症状和体征。

① 三部分陈述：P:S+E，常用于现存的护理诊断。

② 二部分陈述：P:E 或 S:E，常用于现存或潜在的护理诊断。

③ 一部分陈述：P，常用于健康的护理诊断。

(5) 护理诊断与医护合作性问题。

(6) 护理诊断与医疗诊断的区别。

(7) 书写护理诊断的注意事项。

3. 护理计划：是确定护理目标并制订护理措施的过程，一般分成 4 个步骤进行。

(1) 排列护理诊断顺序：① 按首优、中优、次优排序；② 按马斯洛需要层次理论排序。

(2) 排序原则：优先解决危及护理对象生命的问题。

(3) 设定预期目标：即最理想的护理效果。

① 护理目标的分类：可分为长期目标和短期目标。

② 目标的陈述方式：主语+谓语+行为标准+条件状语+评价时间。

③ 目标的陈述要求。

(4) 制订护理措施：

① 护理措施的类型：独立性、协作性、依赖性。

② 护理措施的内容。

③ 制定护理措施的注意事项。

(5) 护理计划成文：将护理诊断、护理目标、护理措施等按一定格式书写成文，即构成护理计划。

4. 护理实施：是为达成护理目标而将计划中的内容付诸行动的过程。

(1) 实施的方法：① 护士直接为患者提供护理；② 与其他医务人员合作；③ 教育护理对象及其家属共同参与实施。

(2) 实施的步骤：① 准备：做什么、谁去做、怎么做、何时做。② 执行。③ 记录。④ 实施过程中的注意事项。

5. 护理评价：是将实施护理计划后患者的健康状况与预期目标进行比较并作出判断的过程。评价是护理程序的最后一步，贯穿于护理活动的全过程。

(1) 评价方式：① 护士自我评价；② 护士长与护理教师检查评定；③ 护理查房。

(2) 评价内容：① 护理过程的评价。② 护理效果的评价。③ 评价目标实现程度：完全实现、部分实现、未实现。

(3) 评价步骤：① 收集资料。② 判断效果。③ 分析原因。④ 修订计划：停止、继续、取消、修订。

【课前预习】

一、基础复习

1. 护理工作的方式。

2. 护患沟通技巧。

二、预习目标

1. 护理程序由_____、_____、_____、_____、_____五个步骤组成。

2. 护理措施的类型有_____护理措施，_____护理措施，_____护理措施。

3. 护理诊断的陈述方式包括三个结构要素：P—_____，E—_____，S—_____，简称 PSE 公式。

【课后巩固】

一、名词解释

护理程序　　护理诊断　　护理评估

二、填空题

1. 护理程序的理论框架是_____。

2. 整理分析资料是将所收集到的资料进行_____、_____、_____和_____的过程。

3. _____是护理程序的最初阶段，是护士通过与患者交谈、观察、护理体检等方法，有目的、有计划地收集资料，为护理活动提供可靠依据的过程。

4. 资料的最主要来源是_____。

5. 收集资料的方法有：① _____、② _____、③ _____、④ _____四种。

6. 对患者进行心理社会评估采用的最主要方法是① _____ 、② _____ 。

7. 护理记录常采用 PIO 格式，其中 P 表示_____，I 表示_____，O 表示_____。

8. 护理目标陈述要求包括：① 目标是护理活动的_____；② 目标具有明确的针对性，一个目标针对_____个护理诊断，一个护理诊断可有_____个目标；③ 目标需切实可行，属于_____范畴；④ 目标与医嘱_____；⑤ 目标应具体，可_____和_____。

9. 评价的步骤包括_____、_____、_____、_____。

10. 主观资料是指_____，如疼痛、麻木、乏力、瘙痒、恶心等。

11. 客观资料是指_____，如黄疸、发绀、咽部充血、生命体征等。

12. _____资料的记录使用患者的原话；_____资料的记录使用医学术语。

13. 护理评估阶段的工作包括_____、_____、_____。

14. 护理诊断的对象包括_____、_____、_____三个层次。

15. 护理诊断由_____、_____、_____、_____四个部分组成。

16. 护理诊断的分类为_____护理诊断、_____护理诊断、_____护理诊断、_____护理诊断。

17. 护理诊断的依据分为_____和_____。

18. 护理计划阶段的工作内容包括：① _____、② _____、③ _____、④ _____。

19. 按照轻重缓急排列护理诊断的顺序，可将护理诊断分为_____、_____、_____三类。

20. 排列护理诊断顺序的原则是：① 优先解决_____问题；② 按需要层次理论先解决_____问题；③ 后解决_____问题；④ 优先处理_____问题，不忽视_____问题。

21. 护理计划是针对_____制订的具体护理措施，是_____的指南。

22. 预期目标的陈述中，主语是指_____，也可以是_____一部分。

23. 预期目标可分为_____和_____。

24. 实施的步骤可分为_____、_____、_____三步。

【综合练习】

A1/A2 型题

1. 患者，女性，40 岁，因夜间阵发性呼吸困难 5 天入院，入院后诊断为二尖瓣狭窄，入院评估时发现患者呈"二尖瓣面容"，收集上述资料的方法属于
   A. 视觉观察法
   B. 触觉观察法
   C. 听觉观察法
   D. 嗅觉观察法
   E. 味觉观察法

2. 患者，女性，因头痛、头晕入院，护士为其进行评估收集到下列资料。其中属于客观资料的是
   A. 头痛
   B. 咽部充血
   C. 头晕
   D. 睡眠不好、多梦
   E. 感到恶心

3. 刘某，女，32 岁，因卵巢肿瘤住院手术，整日愁眉不展，不思饮食。护士通过交谈，为患者进行心理护理，交谈开始，护士用

下列哪一种提问较合适

A．看来您有心事，能与我谈谈吗

B．您知道患什么病吗

C．您为什么经常流泪

D．您情绪不好，是害怕手术吗

E．您近来心情不愉快，是吗

4．下列属于医护合作性问题的是

A．便秘：与长期卧床有关

B．知识缺乏：与缺乏高血压病自我护理知识有关

C．有皮肤完整性受损的危险：与长期卧床有关

D．潜在并发症：脑出血

E．睡眠形态紊乱：与环境陌生有关

5．患者，女性，31 岁。测体温 39 ℃，医嘱即刻肌内注射复方氨基比林 2 ml，护士执行此项医嘱属于

A．非护理措施

B．独立性护理措施

C．协作性护理措施

D．依赖性护理措施

E．预防性护理措施

6．张先生，60 岁，身体状况良好，刚从某事业单位退休，因一时不能适应退休后的生活，心情较为烦躁，希望能为社区服务做些力所能及的工作，以使生活有意义。社区护士为其确立的护理诊断是"寻求健康行为"，此属于

A．现存的护理诊断

B．潜在的护理诊断

C．可能的护理诊断

D．健康的护理诊断

E．医护合作问题

7．根据患者健康问题的轻重缓急，将多个护理诊断按紧迫性的次序进行排序，可依据

A．一般系统论

B．基本需要层次论

C．沟通理论

D．应激与适应理论

E．自理模式

8．患者，男性，60 岁，发热、咳嗽。查体：体温 39.2 ℃，脉搏 90 次/min，呼吸 18 次/min。听诊：肺部少量湿啰音。X 胸透：肺纹理增粗。正确的护理目标是

A．2 日内护士协助患者维持体温在 38 ℃ 以下

B．2 日内在护士指导下患者维持体温在 38 ℃ 以下

C．2 日内维持患者体温在 38 ℃ 以下

D．2 日内在降温措施辅助下患者体温在 38 ℃ 以下

E．2 日内帮助患者恢复体温正常

9．患者，男性，35 岁，因颅脑外伤入院。护士评估患者后认为患者存在以下健康问题，应优先解决的是

A．皮肤完整性受损

B．有窒息的危险

C．语言沟通障碍

D．营养失调

E．知识缺乏

10．患者，女性，45 岁，4 月 10 日因胆石症收入院。在院期间饮食、作息、排泄均正常，手术拟于 4 月 18 日进行。4 月 16 日值班护士巡视时发现其晚上入睡困难，夜间常醒来，且多次询问护士做手术是不是很痛，手术有无危险。对于该患者目前的情况，正确的护理问题是

A．睡眠型态紊乱：与生理功能改变有关

B．睡眠型态紊乱：与即将手术，心理负担过重有关

C．睡眠型态紊乱：与护士夜间巡视有关

D．睡眠型态紊乱：与环境的改变有关

E．睡眠型态紊乱：与入睡困难、夜间常醒有关

A3/A4 型题

（1~2 题共用题干）

谢某，男，66 岁，患 1 型糖尿病 5 年，经住院治疗后症状缓解，出院回家休息。患者现在认为症状已缓解，不需要用药物治疗。

1．**此时患者最适合的护理诊断是**

A．潜在的血糖升高的危险

B．感染的危险

C．知识的缺乏

D．食欲亢进

E．不合作

2．下列护理目标陈述正确的是

　　A．每次餐前 30 min 注射胰岛素

　　B．保持血糖正常

　　C．患者每月到医院复查

　　D．教会患者自己注射胰岛素

　　E．2 日内能正确说出自己的疾病以及所需药物名称

（3～4 题共用题干）

　　赵某，男，32 岁，因腹痛、腹泻，诊断为急性肠炎入院。护理体检：神萎，T 37.2 ℃，粪便呈水样。

3．在收集的资料中，属于主观资料的是

　　A．体温 39.5 ℃

　　B．呕吐物中有酸臭味，量约 300 ml

　　C．腹部脐周阵发性隐痛 3 h

　　D．粪便稀黄，含有少量脓血，镜检见有大量的弧菌

　　E．痛苦面容，精神状态差

4．对该患者作出的护理诊断描述正确的是

　　A．腹泻弧菌感染

　　B．高热

　　C．食欲下降：与呕吐有关

　　D．排泄形态改变：腹泻，与饮食不当有关

　　E．急性肠炎：高热、呕吐、腹泻

（5～7 题共用题干）

　　李先生，70 岁，患"肺源性心脏病"，体温 39.5 ℃，痰液黏稠，不易咳出。

5．存在的健康问题中，需要优先解决的是

　　A．便秘

　　B．活动无耐力

　　C．语言沟通障碍

D．清理呼吸道无效

E．皮肤完整性受损

6．"体温过高"这一护理诊断的主要诊断依据是

　　A．皮肤发红　　　　B．呼吸频率增快

　　C．心动过速　　　　D．体温升高

　　E．出汗

7．护士小秦为其整理病案，其中不属于护理病案的一项是

　　A．入院护理评估单

　　B．病程记录单

　　C．护理计划单

　　D．健康教育计划单

　　E．护理记录单

（8～10 题共用题干）

　　男性，70 岁，高血压病 20 年，昨日剧烈头痛，口角歪斜，左侧肢体偏瘫。查：血压 25.3/19.2 kPa（190/120 mmHg），脉搏 60 次/min，左侧肢体肌张力Ⅲ级，大、小便失禁。

8．患者的首优问题是

　　A．剧烈头痛

　　B．生活自理能力下降

　　C．血压过高

　　D．尿失禁

　　E．大便失禁

9．患者的次优问题是

　　A．生活自理能力下降

　　B．大便失禁

　　C．吞咽困难

　　D．尿失禁

　　E．下肢静脉血栓

10．患者近期的潜在健康问题是

　　A．肌肉萎缩

　　B．下肢静脉血栓

　　C．肾结石

　　D．便秘

　　E．皮肤完整性受损

（编者：尤会）

第二篇

基础护理技术

第六章 医院与住院环境

第一、二节 医院、门诊部

【知识要点】

一、医 院

1. 医院的概念。
2. 医院的性质和任务：① 性质。② 任务：以医疗工作为中心。
3. 医院的种类：三级十等。
4. 医院的组织结构。大致分为三大系统：医疗部门、医疗辅助部门和行政后勤部门。

二、门诊部

1. 门诊：
(1) 门诊的设置与布局：要求方便患者，布局合理，设施安全，标志醒目，环境整洁、安静。
(2) 门诊的护理工作：① 预检分诊；② 安排候诊和就诊；③ 健康教育；④ 实施治疗，如各种注射、换药、灌肠、导尿、穿刺等；⑤ 消毒隔离；⑥ 保健门诊，如健康体检、疾病筛查、预防接种等。

2. 急诊：
(1) 急诊的设置和布局：急诊科应标志醒目，宽敞、明亮、整洁，便于患者就诊和救治。
(2) 急诊的护理工作：
① 预检分诊。预检护士要掌握急诊就诊标准，即一问、二看、三检查、四分诊。
② 抢救工作：急救物品应做到"五定"；严格按照抢救程序、操作规程实施抢救；做好抢救记录；严格执行查对制度。
③ 病情观察：留观室观察时间一般为 3～7 天。

【课前预习】

1. 按照国家卫健委《医院分级管理标准》，将医院分为_____级_____等。
2. 急诊的一切抢救物品要求做到_____，即① _____、② _____、③ _____、④ _____、⑤ _____。急救物品完好率要求达到_____%。

3. 急诊预检护士必须掌握急诊就诊的标准，做到_____、_____、_____、_____。

【课后巩固】

一、名词解释
医院

二、填空题

1. 医院的任务包括_____、_____、_____、_____，其中心任务是_____。

2. 医院的种类，按收治范围划分，可分为_____医院、_____医院；按特定任务，可分为_____医院、_____医院、_____医院；按所有制划分为_____医院、_____医院、_____医院；按经营目的，可分为_____医院、_____医院等。

3. 门诊的护理工作包括：① _____、② _____、③ _____、④ _____、⑤ _____、⑥ _____。

4. 门诊护士要随时观察候诊患者的病情变化，当有_____等患者，应立即安排就诊或送急诊处理；当有_____患者，可适当调整就诊顺序，提早就诊。

5. 在抢救过程中，凡是口头医嘱必须向医生_____一遍，_____确认无误后再执行，抢救完毕后，请医生及时补写_____。各种抢救药品的空药瓶、空安瓿、输血袋等需经_____核对后方可弃去。

6. 急诊留观室观察时间一般为_____天。

三、简答题

1. 简述门诊的护理工作包括哪些？
2. 危重患者急诊时在医师未到之前，护士应做哪些紧急处理？

【综合练习】

A2 型题

1. 章先生，34 岁，矿工，工龄 15 年，近日咳嗽，感觉胸痛，呼吸困难，X 线检查可见肺部有片状阴影，怀疑矽肺。为进一步诊治，该患者应转入的医院是
   A．一级医院　　　B．综合医院
   C．企业医院　　　D．全民所有制医院
   E．职业病医院

2. 小潘是某医院门诊候诊室护士，她的工作职责不包括

   A．按挂号顺序安排就诊
   B．扼要了解病情
   C．随时观察候诊者的病情变化
   D．科普宣教
   E．候诊者多时应帮助医生一起诊治

3. 李先生，自感全身不适前来就诊。门诊护士巡视时发现他面色苍白，出冷汗，呼吸急促，主诉腹痛剧烈。门诊护士应采取的措施是

A．安排李先生提前就诊

B．让李先生就地平卧休息

C．为李先生测量脉搏、血压

D．安慰患者，仔细观察

E．让医生加快诊治速度

4．张先生，45 岁，因上消化道大出血被送至急诊室。值班护士在医生未到达前首先应

　　A．记录患者入院时间和病情变化

　　B．向家属了解病史，耐心解释

　　C．通知住院处，办理入院手续

　　D．监测生命体征，建立静脉通路

　　E．注射止血药物，抽血标本配血

5．患者，男性，45 岁，因右上腹慢性疼痛来医院就诊。对前来就诊的患者，门诊护士首先应

　　A．查阅病历资料　　B．预检分诊

　　C．卫生指导　　　　D．心理安慰

　　E．用药指导

6．护士在候诊室巡视时，发现一患者精神不振，诉说肝区隐痛，疲乏，食欲差，巩膜黄染。护士应

　　A．转急诊室诊治

　　B．安排提前就诊

　　C．将患者转隔离门诊

　　D．给患者测量生命体征

　　E．安慰患者，不要着急焦虑

7．患者，男，51 岁。因刀刺伤到医院急诊就诊，护士在记录抢救时间时不包括

　　A．患者到达时间　　B．医生到达时间

　　C．用药执行时间　　D．交接班时间

E．吸氧停止时间

8．急诊室负责预检分诊的护士小王，突然接诊十余位食物中毒的患者，小王应立即

　　A．实施抢救

　　B．通知护士长和医务部

　　C．通知值班医师和抢救室护士

　　D．报告保卫部门

　　E．通知科主任

9．急诊室如遇有法律纠纷、刑事案件、交通事故等事件应迅速报告

　　A．保卫部门

　　B．人事科

　　C．医务科

　　D．科教科

　　E．院长办公室

10．黄先生，52 岁，因心慌、心前区不适来就诊。王护士在巡视候诊患者时发现该患者面色苍白，呼吸困难，前去询问无应答，查脉搏 50 次/min，呼吸 24 次/min。对该患者应

　　A．协助医生做检查

　　B．做疫情报告

　　C．到隔离门诊就诊

　　D．按挂号顺序就诊

　　E．立即送抢救室抢救

11．王某，6 岁，因溺水，心搏、呼吸骤停，送急诊室，护士不需实施的措施是

　　A．开放气道　　　　B．人工呼吸

　　C．配血　　　　　　D．胸外心脏按压

　　E．做好抢救记录

A3/A4 型题

（1~2 题共用题干）

患者李某，突发脑中风送急诊科，因暂无床位被收入急诊观察室。

1．患者在急诊观察室的留住时间为

　　A．1~2 天　　　　B．3~7 天

　　C．4~6 天　　　　D．2~5 天

E．5~8 天

2．患者留观期间，护士的工作内容不包括

　　A．建立病案记录病情

　　B．认真执行医嘱

　　C．做好晨晚间护理

　　D．指导患者功能锻炼

E．做好家属的管理工作

（3~4题共用题干）

李某，6岁，因溺水，心跳、呼吸骤停，送急诊室。

3．护士采取措施不恰当的是

A．开放气道 B．人工呼吸

C．立即给药 D．胸外心脏按压

E．做好抢救记录

4．配合医生抢救时，凡是口头医嘱应

A．立即执行

B．仔细听清后立即执行

C．不予执行

D．先记录后执行

E．必须向医生复诵一遍，双方确认无误后再执行

第三节　病　区

🧑‍🏫【知识要点】

一、病区的设置和布局

每个病区设 30~40 张床位，每间病室设 1~6 张床位，两床之间距离不少于 1 m。

二、病区环境的管理

1. 社会环境：

(1) 建立良好的人际关系：建立良好的护患关系和群体关系。

(2) 医院规章制度。

2. 物理环境：

(1) 整洁：病区护理单元和医疗护理操作环境应整洁。

(2) 安静：WHO 规定，白天病区较理想的声音强度为 35~40 dB；医护人员为了减少噪声要做到"四轻"：说话轻、走路轻、操作轻、关门轻。

(3) 舒适：

① 空间：每间病室 1~6 张床或单间，两床间距不少于 1 m。

② 温度：一般病室适宜的温度为 18~22 ℃；婴儿室、手术室、危重病房、产房等以 22~24 ℃ 为宜。

③ 相对湿度：病室的湿度以 50%~60% 为宜。

(4) 通风：病室应每日定时开窗通风，每次 30 min 左右。

(5) 光线：病室采光分为自然光源和人工光源。

(6) 装饰：简洁美观。

(7) 安全：① 避免各种原因所致躯体损伤；② 预防医院内感染；③ 避免医源性损伤。

三、病床单位及设备

铺床法：见表 6-1。

表 6-1 铺床法

铺床法	目 的	操作要点及注意事项
1. 备用床的整理	保持病室整洁、美观,准备接收新患者。	① 移开床旁桌距床头约 20 cm。 ② 移床旁椅到床尾正中,距床尾约 15 cm。 ③ 枕套开口背门。 ④ 注意事项: · 如有患者进行治疗、护理或进餐时应暂停铺床; · 动作轻稳,以免尘土飞扬; · 遵循节力原则:操作前备齐用物,按顺序放置,身体尽量靠近床边,上身保持直立,两膝稍弯曲,两脚左右或前后分开以降低重心,扩大支撑面,使用肘部力量。
2. 暂空床的整理	① 保持病室整洁,迎接新患者。 ② 供暂时离床的患者使用。	① 床头盖被向内反折 1/4,再扇形三折于床尾。 ② 根据病情需要加铺橡胶单、中单:橡胶单、中单上端距床头 45~50 cm。
3. 麻醉床的整理	① 便于接收和护理麻醉手术后的患者。 ② 使患者安全、舒适,预防并发症。 ③ 保证被褥不被血液或呕吐物等污染。	① 盖被纵向扇形三折于床边一侧,开口向门。 ② 根据病情在床中、床头或床尾铺橡胶单及中单。 ③ 枕头横立于床头,开口背门。 ④ 麻醉护理盘放于床旁桌上,床旁椅放于盖被折叠侧。 ⑤ 麻醉护理盘按需准备。 ⑥ 注意事项:铺麻醉床时,应全部换为清洁被单。

【课前预习】

1. 临床上根据铺床目的的不同,分为_____床、_____床和_____床。

2. 根据 WHO 规定的噪声标准,白天病区的噪声强度应控制在____dB,以保持病区安静。工作人员为了减少噪声要做到_____,即_____、_____、_____和_____。

3. 环境管理包括_____和_____。

【课后巩固】

一、填空题

1. 病区的布局应该合理,每个病区最好设_____张病床,每间病室设_____张病床,病床之间的距离至少为_____。

2. 适宜的温、湿度可使患者感到舒适,一般病室的温度要求保持在_____,新生儿及老年人室内温度以_____为宜;病室的湿度以_____为宜。湿度_____,蒸发作用减慢,抑制出汗,患者感到湿闷不适,尿量增加,加重肾脏负担;湿度_____,空气干燥,患者感到呼吸道黏膜干燥、口干、咽痛,对气管切开或呼吸道感染患者尤为不利。

3. 病室的通风换气可使患者感到舒适,一般每次通风时间为_____。

4. 铺床时移开床旁桌距床约_____cm,移床旁椅至床尾正中,距床尾约_____cm。

5. 铺暂空床的目的是:① 保持病室_____;② 迎接_____;③ 供_____患者使用。

6. 铺麻醉床的目的是：① 便于_____；② 使患者_____，预防_____；③ 保护被褥_____。

二、简答题

1. 病区为减少噪声，护士应做到哪"四轻"？
2. 铺床时应如何遵循节力原则？

【综合练习】

A2 型题

1. 患者，女，50 岁，因糖尿病入院。为了给她创造一个良好的休养环境，以下做法不妥的是
   A．入院时要热情接待
   B．给患者介绍同病室病友
   C．告诉患者入院后必须遵守病房规定，对其周围环境的布置没有自主权
   D．加强与家属沟通
   E．适当劝阻和限制亲属在非探视时间探视患者

2. 患者，39 岁，破伤风收入院，神志清楚，全身肌肉阵发性痉挛、抽搐。下列病室环境中不符合病情要求的是
   A．护理工作人员做到"四轻"
   B．门窗、桌椅脚钉上橡皮垫
   C．保持室温在 18～20 ℃
   D．病室空气新鲜、光线充足
   E．病室相对湿度为 50%～60%

3. 患儿，女，8 个月，因发热、惊厥到医院治疗，患儿病房最适宜的温度和相对湿度为
   A．14～16 ℃，15%～25%
   B．16～18 ℃，30%～40%
   C．18～22 ℃，50%～60%
   D．22～24 ℃，50%～60%
   E．24～26 ℃，60%～70%

4. 护士甲，怀着满腔的热情投入到护理工作中，属于维护医院良好社会环境的措施是
   A．病室保持适宜的温度和湿度
   B．护士仪表大方，服装整洁
   C．避免噪声，保持安静
   D．建立良好护患关系

   E．病室摆放绿色植物

5. 患者，男性，77 岁，因脑出血入院，患者大小便失禁，需加铺橡胶单，其上端距床头约
   A．35～40 cm　　　　B．40～44 cm
   C．45～50 cm　　　　D．50～53 cm
   E．50～55 cm

6. 护士每天定时为病室通风，个别患者不太理解，护士向患者解释通风的主要目的不包括
   A．调节室内的湿度
   B．调节室内的温度
   C．降低二氧化碳浓度
   D．减少室内微生物密度
   E．使紫外线进入室内起杀菌作用

7. 患儿张某，7 岁，利用暑假入院手术治疗慢性扁桃体炎。手术在全麻下进行，下列准备工作中哪些不必要
   A．铺麻醉床　　　B．备麻醉护理盘
   C．备氧气　　　　D．备热水袋
   E．备输液架

8. 李先生，70 岁，因呼吸功能减退，行气管切开术，机械通气辅助呼吸，患者的病室环境应特别注意
   A．调节适宜的温度、湿度
   B．保持安静
   C．加强通风
   D．合理采光
   E．适当绿化

9. 患者刘某，男，67 岁，因肺炎入院治疗，目前患者高热、躁动不安，对于该患者的护理措施不正确的是

A．加床挡保护，避免坠床

B．无人陪护时给予患者冰袋降温

C．病室温度调节在 20 ℃ 左右

D．保持病室内光线充足

E．洗手间放置防滑垫

10．王先生，67 岁，一周前因肺炎入院。该患者有高血压病史 10 余年。王先生所在病房靠近马路正在扩建，机器昼夜轰鸣。王先生感眩晕、恶心、失眠等症状加重，血压波动大。该患者出现症状加重的原因可能是

A．长期噪声的影响　　B．室内温度过高

C．室内通风不佳　　　D．室内湿度过高

E．室内采光不佳

11．护士小王，准备迎接一位新入院的肺炎患者，她需要为患者准备

A．备用床

B．暂空床

C．备用床加橡胶单、中单

D．麻醉床

E．手术床

12．护士小张将患者方某所住病室室温调节至 30 ℃，相对湿度 75%，此时对患者的影响是

A．水分蒸发快，散热增加

B．水分蒸发慢，散热增加

C．闷热难受

D．咽喉疼痛

E．肌肉紧张而产生不安

A3/A4 型题

（1～5 题共用题干）

患者杜某，女，40 岁，因乳腺癌在全麻下行乳腺摘除手术，术后回到病房。

1．护士应为患者准备的床位是

A．备用床　　　　B．暂空床

C．麻醉床　　　　D．专护床

E．手术床

2．以下对铺此床目的的描述中，不妥的是

A．便于接收和护理麻醉手术后的患者

B．预防并发症

C．保护床上用物不被血或呕吐物污染

D．使患者安全、舒适

E．保持病室的美观整洁

3．铺床时不符合节力原则的是

A．将用物备齐

B．按使用顺序排列

C．铺床时身体尽量靠近床

D．上身保持一定弯度

E．两腿前后分开稍弯曲

4．护士操作中不妥的步骤是

A．换铺清洁被单

B．按要求将橡胶单和中单铺于床头、床中部

C．盖被纵向三折于门同侧床边

D．枕横立于床头，开口背门

E．椅子置于门对侧床边

5．术后恢复期，患者离床活动时，护士应将病床变为

A．备用床　　　　B．暂空床

C．麻醉床　　　　D．专护床

E．手术床

（6～10 题共用题干）

王女士，68 岁，因脑梗死入院，且呼吸功能减退，行气管切开术。护士为患者调控医院物理环境。

6．适宜的病室温度应为

A．16～18 ℃　　　B．18～20 ℃

C．18～22 ℃　　　D．22～24 ℃

E．24～26 ℃

7．病室湿度应保持在

A．50%～60%　　　B．45%～55%

C．35%～45%　　　D．30%～40%

E．20%～30%

8．为保持病室安静，声音不得超过

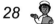

A．15 dB
B．20 dB
C．30 dB
D．35～40 dB
E．45～50 dB

9. 适宜的病室色调为
   A．奶黄色
   B．橘色
   C．黑色
   D．红色
   E．紫色

（10～11题共用题干）

患者，女，65岁，因心绞痛入院。护士巡视时发现她面色苍白，皮肤湿冷，脉搏细速，呼吸急促。主诉心前区疼痛。

10. 护士应采取的措施不包括
    A．为患者测量脉搏血压

B．嘱患者深呼吸多休息，安慰患者仔细观察
C．立刻通知医生
D．为患者吸氧，建立静脉通道
E．准备抢救药物

11. 患者经抢救后脱离危险，但夜间休息欠佳。为了保持环境安静，为患者提供良好的休息空间，以下不妥的是
    A．推平车进门，先开门后推车
    B．医务人员讲话应附耳细语
    C．轮椅要定时注润滑油
    D．医务人员应穿软底鞋
    E．病室门应钉橡胶垫

（编者：李静）

第七章　患者入院和出院的护理

第一、二节　入院护理和出院护理

【知识要点】

一、入院护理

1. 入院程序：

(1) 办理入院手续：持医生签发的住院证到住院处办理住院手续。

(2) 实施卫生处置：急、危重症患者、即将分娩者、体质虚弱者可酌情免浴。

(3) 护送患者入病区：护送途中，注意安全和保暖，不中断必要治疗。

2. 入病区后的初步护理：

(1) 一般患者的护理：① 准备床单位；② 迎接新患者；③ 通知医生；④ 测量生命体征并记录；⑤ 建立住院病历，填写护理表格；⑥ 介绍与指导；⑦正确执行医嘱；⑧ 入院护理评估；

(2) 急诊患者的护理：① 准备床单位；② 做好抢救准备：准备急救药品与器材，通知医生；③ 认真进行交接；④ 配合抢救。

3. 分级护理：根据对患者病情以及自理能力的评估结果，分为特级护理及一、二、三级护理。

二、出院护理

1. 出院前护理：① 通知患者及家属；② 评估身心需要；③ 健康指导；④ 征求意见。

2. 出院时护理：

(1) 执行出院医嘱：① 停止一切医嘱：红色笔；② 撤去卡片；③ 填写出院时间；④ 填写出院登记本；⑤ 指导出院服药；⑥ 办理出院手续。

(2) 填写出院护理记录单。

(3) 护送患者出病区。

3. 出院后的护理：① 整理出院病历；② 病室及床单位处理。

【课前预习】

1. 值班护士接住院处通知后，应根据患者病情需要立即准备床单位，一般患者应将备用床改为_____床；危重患者应安置在_____，根据病情加铺橡胶单和中单；急诊手术患者应铺_____床。对于急、危重症和手术患者应备好_____；传染病或疑似传染病患者应安置在＿＿＿＿＿＿＿＿＿。

2. 患者入院后，护士应在体温单的＿＿＿＿＿＿＿＿相应时间栏内，用＿＿＿＿＿＿＿＿＿＿填写入院时间；用＿＿＿＿＿＿＿＿笔逐项填写住院病历及各种表格眉栏。

【课后巩固】

一、名词解释

分级护理

二、填空题

1. 办理住院手续时，患者或家属凭医生签发的＿＿＿＿＿＿＿＿到住院处办理手续，对于急、危重症患者，可先＿＿＿＿＿＿＿＿＿再补办入院手续。

2. 病情危重，需随时观察以便进行抢救的患者，如严重创伤、复杂疑难的大手术后、器官移植、大面积烧伤等适用于＿＿＿＿＿＿＿＿，设立＿＿＿＿＿＿＿＿护理；病情危重，需绝对卧床休息的患者，如各种大手术后、休克、昏迷、瘫痪、高热、大出血、肝肾衰竭及早产儿等适用于＿＿＿＿＿＿＿护理，应＿＿＿＿＿＿＿巡视患者一次；病情较重，生活不能自理的患者，如大手术后病情稳定、慢性病不宜多活动者，适用于＿＿＿＿＿护理，应＿＿＿＿＿巡视患者一次。

3. 一般患者入病区后的初步护理，应首先＿＿＿＿＿＿＿＿＿＿＿＿＿＿＿＿＿＿。

4. 护士护送患者入病区时，注意＿＿＿＿＿＿＿＿＿，不可停止必要的＿＿＿＿＿＿＿＿。

5. 住院病案首页应是＿＿＿＿＿＿＿＿＿，出院病案首页应是＿＿＿＿＿＿＿＿＿＿。

6. 患者出院后，撤去床上的污被服，放入污衣袋，根据＿＿＿＿＿＿＿＿＿＿＿进行＿＿＿＿＿和＿＿＿＿＿；传染病患者的床单位及病室，均按照＿＿＿＿＿＿＿＿＿进行处理。

三、简答题

1. 病区护士应如何接待新入院患者，应做哪些介绍？

2. 如何为患者实施出院前的护理？

3. 患者出院时，护士应怎样执行出院医嘱？

4. 患者出院后，病室和床单位应做哪些处理？

【综合练习】

A2 型题

1. 患者，女，45 岁，慢性心力衰竭全身水肿。经诊疗需要入院观察，住院处办理入院手续的根据是
   A．单位介绍信　　　B．门诊病历
   C．以往病历　　　　D．住院证
   E．医保卡

2. 王某因肺结核入院，护士为其安排床位时应
   A．根据患者意愿安排
   B．安排在隔离室内
   C．安排在护士站旁
   D．安排在抢救室内
   E．根据病情需要选择床位

3. 李某，女，65 岁，因外伤性休克入院，入院后护士首先应

A．填写各种卡片

B．通知营养室，准备膳食

C．询问病史，评估发病过程

D．通知医生，配合抢救，测量生命体征

E．填写病历中有关眉栏

4. 李先生，67 岁，因肺心病发生Ⅱ型呼吸衰竭，急诊入院，急诊室已给予输液、吸氧，现准备用平车送入病房，护送途中护士应注意

A．拔管暂停输液、吸氧

B．暂停吸氧，输液继续

C．暂停输液，吸氧继续

D．继续输液、吸氧，避免中断

E．暂停护送，待缺氧症状好转后再送入病房

5. 李某，男，34 岁，因支气管哮喘发作，被迫端坐，听诊有哮鸣音，患者入院应

A．安置在危重病房

B．安置在普通病房

C．安置在隔离病房

D．安置在治疗室

E．安置在处置室

6. 患者，女性，40 岁，胃溃疡，计划于 2 天后行胃大部切除术，目前应对该患者实施的护理级别是

A．一级护理　　　B．二级护理

C．不需护理　　　D．特别护理

E．三级护理

7. 女性，53 岁，因哮喘急性发作，急诊入院。护士在入院初步护理中，下列哪项不妥

A．护士自我介绍，消除陌生感

B．立即给患者氧气吸入

C．安慰患者，减轻焦虑

D．详细介绍环境及规章制度

E．通知医生，给予诊治

8. 某患者上消化道出血，急诊入院。患者烦躁不安，面色苍白，四肢厥冷，BP 75/45 mmHg，P 110 次/min，入院护理的首要步骤是

A．热情接待，耐心介绍环境和制度

B．询问病史，了解护理问题

C．置休克卧位，测生命体征，输液，通知医生

D．准备急救物品，等待值班医生

E．填写各种表格，完成护理入院评估单

9. 患者，男，43 岁，因工厂锅炉爆炸造成全身 87%Ⅲ度烧伤入院，护士给予相应等级护理时，下列哪项不正确

A．24 h 专人看护

B．遵医嘱正确实施治疗措施

C．准确记录出入液量

D．及时书写护理记录单

E．正确实施基础护理和专科护理

10. 某患者，细菌性痢疾，出院时，对该患者床单位处理错误的是

A．污被服撤下，送洗

B．被褥曝晒 6 h

C．床、床旁桌椅用洗涤剂擦洗

D．脸盆、痰杯用消毒液浸泡

E．铺备用床

11. 患者，男，35 岁。急性肠胃炎住院治疗一周后，医生通知患者出院，出院前，护士应给予患者的健康教育不包括

A．饮食注意事项

B．用药注意事项

C．注意休息

D．心理护理

E．患者出院后的工作建议

12. 患者，男性，45 岁。上呼吸道感染未痊愈，自动要求出院，护士应做好的工作不包括

A．在出院医嘱上注明"自动出院"

B．根据出院医嘱，通知患者和家属

C．征求患者及家属对医院的工作意见

D．教会家属静脉输液技术，以便后续治疗

E．指导患者出院后在饮食、服药等方面的注意事项

A3/A4 型题

（1~2 题共用题干）

患者吴某，因外伤引起脾破裂急诊入院，患者烦躁不安，面色苍白，四肢厥冷，血压 80/50 mmHg，脉搏 120 次/min。

1. **急诊科护士应立即**
   - A．行卫生处置
   - B．通知医师，并做好术前准备
   - C．通知病区值班护士
   - D．介绍医院的规章制度
   - E．置休克卧位，测生命体征及身高、体重

2. **当患者术后回外科病房前，病区护士应**
   - A．将备用床改为暂空床
   - B．枕头平放于床头，开口背门
   - C．移椅子置于床尾
   - D．将备用床改为麻醉床
   - E．待患者回病房后再备麻醉盘

（3~5 题共用题干）

患者，男，65 岁，因颅脑出血急诊入院，入院时：意识丧失，大小便失禁，双侧瞳孔不等大，鼾声呼吸，血压 200/130 mmHg。

3. **病房护士收治患者，下列做法不正确的是**
   - A．准备麻醉床
   - B．建立静脉通路
   - C．给予 20% 甘露醇 150 ml 快速静滴
   - D．通知医生，配合抢救
   - E．询问配送人员患者病史

4. **该患者的护理级别为**
   - A．特级护理　　　　B．一级护理

   - C．二级护理　　　　D．三级护理
   - E．四级护理

5. **护士巡视该患者的时间宜为**
   - A．24 h 专人护理
   - B．每 15~30 min 巡视一次
   - C．每 1 h 巡视一次
   - D．每 2 h 巡视一次
   - E．每 3 h 巡视一次

（6~7 题共用题干）

患者，男，45 岁，因肺心病入院治疗 1 周后，病情无明显好转，但因无力承担治疗费用，要求出院。

6. **下列说法不正确的是**
   - A．医生直接开具"自动出院"医嘱
   - B．由患者本人填写"自动出院"字据，医生开出院医嘱
   - C．护士根据患者要求，通知医生开具出院医嘱
   - D．护士给予患者出院后的饮食、用药休息等指导
   - E．填写出院护理评估单。

7. **患者出院后，护士对其病室及床单位的处理不妥当的是**
   - A．患者用过的棉胎、床垫日光曝晒 6h
   - B．铺备用床
   - C．立刻迎接下一位新患者入住该床单位
   - D．病床、床旁桌椅与地面用消毒液擦拭
   - E．用空气消毒机对病室进行消毒

第三节　运送患者的护理技术

【知识要点】

一、轮椅运送技术（见表 7-1）

表 7-1　轮椅运送技术

适应证	操作要点	注意事项
1. 运送能坐起但不能行走的患者。 2. 协助患者离床活动，促进血液循环及体力恢复。	① 轮椅后背与床尾齐平，翻起脚踏板，面向床头。 ② 固定车闸，扶患者坐在轮椅上。 ③ 翻下踏板，松开车闸，推患者至目的地。 ④ 协助下轮椅：椅背齐床尾，固定车闸，翻起踏板。	① 使用前：检查性能。 ② 推行中：注意保护患者安全。 ③ 寒冷季节：注意保暖。

二、平车运送技术（见表 7-2）

表 7-2　平车运送法

平车运送法	适应证	操作要点
1. 挪动法	病情允许、能在床上配合的患者。	① 平车紧靠床边，大轮靠床头，固定。 ② 上车顺序：上半身、臀部、下肢（移回床时顺序相反）。
2. 一人搬运法	体重较轻或儿科患者，且病情允许的患者。	① 平车至床尾，大轮端与床尾呈钝角，固定平车轮。 ② 护士一臂自患者腋下伸至对侧肩部外侧，另一臂伸至患者大腿下。 ③ 嘱患者双臂交叉于护士颈部，移至平车上。
3. 两人搬运法	病情较轻、但自己不能活动且体重又较重的患者。	① 平车至床尾，大轮端与床尾呈钝角，固定。 ② 患者双手交叉置于胸腹部。 ③ 护士甲：一手托患者头、颈、肩部，另一手托患者腰部。护士乙：一手托患者臀部，另一手托患者腘窝处。 ④ 两名护士：同时托起患者，移至平车上。
4. 三人搬运法	病情较轻、但自己不能活动且体重超重的患者。	① 平车至床尾，大轮端与床尾呈钝角，固定。 ② 护士甲：托住头、颈、肩及背部。 ③ 护士乙：托住腰和臀部。 ④ 护士丙：托住过腘窝和小腿。
5. 四人搬运法	颈、腰椎骨折或病情较重的患者。	① 平车紧靠床边，大轮靠床头，固定。 ② 护士甲：站床头，托住头、颈、肩部。 ③ 护士乙：站床尾，托住患者双腿。 ④ 护士丙和丁：分别站在病床与平车两侧，抓住患者腰、臀下中单四角。

注意事项：
① 搬运前要仔细检查平车，确保患者安全。
② 搬运时注意节力。
③ 运送过程中的注意事项：
· 患者头部应卧于大轮端。
· 护士站在患者头侧，有利于观察病情。
· 平车上、下坡时，患者的头部应在高处。
· 有引流管以及输液管时，应固定妥当并保持通畅。
· 运送骨折患者，平车上应垫木板，并将骨折部位固定好。
· 运送过程中要保持车速平稳。
· 推车进出门时，不可用车撞门。
· 注意保暖。

三、担架运送技术

【课前预习】

1. 用平车运送患者，选用挪动法，大轮端靠近_____，小轮端靠近_____；选用一人搬运法_____与_____呈_____。

2. 用轮椅接送患者时，把轮椅推至床旁后，放置的位置是轮椅背与床尾_____，面向_____。

【课后巩固】

一、填空题

1. 用平车运送患者时，应注意：① 车速适宜，护士在患者_____，便于_____；② 上下坡时患者头部应在_____，主要目的是避免引起不适；③ 骨折患者平车上需_____；④ 颅脑损伤、颌面部外伤及昏迷患者，头应_____；⑤ 进出门时先将门打开，不可用车撞门；⑥ 注意_____。

2. 护送行走困难的患者出院，最佳的方法是用_____运送患者。

3. 护士采取挪动法协助患者从床上向平车移动时，身体移动顺序为_____；回床时身体移动顺序为_____。

4. 一人搬运法适用于_____。将平车推至床尾，使平车____端与床尾呈____角。护士一只手自患者_____伸至_____，另一只手伸至患者_____下，患者_____交叉依附于护士颈后，护士抱起患者移向平车。

5. 两人搬运法适用于_____。将平车推至床尾，使平车_____端与床尾呈_____角。甲一只手臂托住患者的_____，另一只手臂托住患者的_____；乙一只手臂托住患者的_____，另一只手臂托住患者的_____合力抬起，患者身体稍向_____侧倾斜，同时移步轻放平车。

6. 三人搬运法适用于_____。将平车推至床尾，使平车____端与床尾呈____角。甲托住患者的_____，乙托住患者的_____，丙托住患者的_____，合力抬起，患者身体稍向_____侧倾斜，同时移步轻放平车。

7. 四人搬运法适用于_____。将平车与病床____向紧靠。甲站于_____，托住患者的_____；乙站于_____，托住患者的_____；丙和丁分别站于病床和平车的_____。四人合力同时抬起患者放于平车上。

8. 用轮椅接送患者时，把轮椅推至床旁后，放置的位置是轮椅背与____平齐，面向____。

9. 护送坐轮椅的患者，为防止跌倒，患者应扶_____，身体尽量向_____靠。

二、简答题

1. 简述平车运送患者过程中的注意事项包括哪些？

2. 用轮椅运送患者时，护士如何保证患者的安全？

【综合练习】

A2 型题

1. 护士小张和小王将不能自理的患者刘某由床上移至平车上外出治疗，护士移动患者时的正确做法是
    A．两人弯腰抱住患者移动
    B．两人在同侧托抱起患者，尽量靠近自己身体后移动
    C．两人双腿并拢用力抬起患者逐渐移动
    D．两人手臂伸直，托住患者移动
    E．两人一人托起头部、一人托起脚部移动

2. 张某，颈椎骨折，现需搬运至平车上，平车与床的位置是
    A．平车头端与床尾相接
    B．平车头端与床头呈钝角
    C．平车头端与床尾呈钝角
    D．平车头端与床尾呈锐角
    E．平车头端与床头平齐

3. 患者张某，因颈椎骨折行骨牵引，现需将其搬运送至检查室拍片，下列说法不正确的是
    A．搬运时保持头部处于中立位
    B．平车大轮端靠床头
    C．放松牵引再搬运
    D．采用四人搬运法
    E．推行时，患者头部卧于大轮端

4. 李某，男，56 岁。车祸伤致大出血。现立即用平车送入手术室抢救，护士用平车运送患者途中不妥的是
    A．不可用车撞门
    B．平车上垫木板
    C．平车上下坡时，患者头部卧于小轮端
    D．平车上下坡时，患者头部卧于大轮端
    E．观察患者面色、呼吸及脉搏

5. 贫血患儿，4 岁，护士小王通过轮椅运送入院，下坡时，小王应做到
    A．患者的头及背向后靠
    B．轮椅往前倾
    C．拉上手闸
    D．为患者加上安全带
    E．护理人员走在轮椅前面

6. 患者王某，颅脑损伤，将患者搬至平车时，应保持患者头部
    A．处于中立位   B．偏向一侧
    C．面部朝上   D．面部朝下
    E．左右旋转

7. 患者，女，35 岁，体重 80 kg，意识清楚，为择期剖宫产，准备去手术室，应选择
    A．轮椅运送
    B．平车挪动法
    C．平车一人搬运法
    D．平车四人搬运法
    E．平车两人或三人搬运法

A3/A4 型题

（1～3 题共用题干）

患者，女，65 岁，体重 55 kg。突发车祸急诊入院，现已休克，并可见左上肢骨折。

1. 病区护士迎接患者，首先应
    A．通知医生，配合抢救
    B．通知患者家属
    C．填写入院评估单
    D．通知病房护士
    E．给予止血、扩容药物治疗

2. 病房护士巡视患者的时间应为
    A．24 h 全程监护
    B．每 15～30 min 巡视一次
    C．每 1 h 巡视一次
    D．每 2 h 巡视一次

E．每天巡视 3 次

3．护士将该患者移至床上的方法为

　A．挪动法　　　　　B．一人搬运法

　C．二人搬运法　　　D．三人搬运法

　E．四人搬运法

（4~7 题共用题干）

　　患者王某，因截瘫长期卧床，近日持续住院治疗。

4．护士在接到患者入院通知时应如何准备床单位

　A．根据病情需要选择床位

　B．将其安排在危重病室

　C．将其安排在护士办公室边

　D．按其要求安排床位

E．将其安置在隔离室

5．用平车搬运患者时，以下哪种做法不妥

　A．腰椎骨折患者搬运时，车上垫木板

　B．下坡时，患者头在车头端

　C．输液者不可中断，防止脱落

　D．进门时不可用车撞门

　E．患者向平车移动时，应抵住病床

6．利用平车移动患者时，其头部卧于大轮端是因为

　A．大轮灵活，易转动

　B．大轮平稳

　C．大轮直径长，易滑动

　D．大轮摩擦小

　E．大轮转弯灵活

（编者：李静）

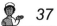

第八章 患者卧位和安全的护理

第一节 常用卧位

【知识要点】

一、卧位的概念

卧位的性质：分为主动卧位、被动卧位和被迫卧位。

二、卧位的种类（见表8-1）

表8-1 常用卧位

卧位的名称	要 求	适用范围
去枕仰卧位	去枕仰卧，枕横立于床头，头偏向一侧。	① 昏迷或全身麻醉未清醒的患者。 ② 椎管麻醉、腰椎穿刺术后6~8 h的患者。
中凹卧位（休克卧位）	头胸抬高 10°~20°，下肢抬高 20°~30°。	休克患者。
屈膝仰卧位	仰卧，两臂置身体两侧，双腿屈膝并向外稍分开。	腹部检查或导尿术、会阴冲洗的患者。
侧卧位	侧卧，一手放枕旁，一手放胸前，上腿弯曲，下腿伸直。	① 灌肠、肛门检查。 ② 配合胃镜、肠镜检查。 ③ 臀部肌内注射（上腿伸直，下腿弯曲）。 ④ 与仰卧位交替预防压疮。
半坐卧位	先摇起床头支架30°~50°，再摇起膝下支架；放平时先放膝下支架，再放床头支架。	① 心肺疾患引起呼吸困难的患者。 ② 胸、腹、盆腔手术后或有炎症的患者。 ③ 腹部手术后患者。 ④ 某些面部及颈部手术后患者。 ⑤ 疾病恢复期体质虚弱的患者。
端坐位	摇起床头支架70°~80°，膝下支架呈15°~20°，患者背部也可向后靠。	急性肺水肿、心包积液及支气管哮喘发作时的患者。
俯卧位	俯卧，两臂屈肘放于头两侧，两腿伸直，在胸、腹、髋部及踝部各放一软枕，头偏向一侧。	① 腰、背部检查，配合胰、胆管造影。 ② 腰、背、臀部有伤口或脊椎术后。 ③ 胃肠胀气所致腹痛。

续表

卧位的名称	要　求	适用范围
头低足高位	患者仰卧,枕头横立于床头,床尾垫高 15~30 cm。	① 十二指肠引流。 ② 肺部分泌物引流。 ③ 妊娠时胎膜早破。 ④ 跟骨牵引或胫骨牵引。
头高足低位	患者仰卧,枕头横立于床尾,床头垫高 15~30 cm。	① 颈椎骨折患者进行颅骨牵引。 ② 减轻颅内压,预防脑水肿。 ③ 开颅手术后患者。
膝胸卧位	患者跪卧,小腿平放,大腿与床面垂直,两腿稍分开,胸部贴床面,腹部悬空,臀部抬起,头偏向一侧,两臂屈肘置于头两侧,头偏向一侧。	① 矫正子宫后倾或胎位不正。 ② 促进产后子宫复原。 ③ 肛门、直肠、乙状结肠的检查和治疗。
截石卧位	患者仰卧于检查台上,两腿分开并放于支腿架上,臀部齐床沿,两手放于胸前或身体两侧。	① 会阴与肛门部位检查、治疗或手术。 ② 产妇分娩时,人工流产,引产手术。

【课前预习】

按卧位的自主性分类可分为:_____卧位、_____卧位、_____卧位。按卧位平稳性分类可分为_____卧位,_____卧位。

【课后巩固】

一、名词解释
被动卧位　　被迫卧位

二、填空题
1. 去枕仰卧位适用于_____、_____的患者。

2. 中凹卧位的适用范围:_____患者,要求头胸抬高_____,抬高头胸部,有利于_____;下肢抬高_____,有利于_____,从而缓解休克症状。

3. 侧卧位的适用范围:_____、_____,侧卧位与平卧位交替使用,可预防_____。

4. 臀大肌注射患者采取侧卧位时,应指导患者_____伸直,_____弯曲。

5. 半坐卧位适用于_____、_____、_____、_____的患者,要求先摇起_____呈_____,再摇起_____。放平时先放下_____,再放下_____。

6. 腹腔、盆腔手术后或有炎症的患者取半坐卧位,可使_____流入盆腔,感染局限化,同时可防止感染向上蔓延引起_____;腹部手术后的患者应减轻腹

_____的张力，避免疼痛，有利于切口愈合。

7. 端坐位适用于_____、_____、_____的患者。要求床头抬高_____。

8. 膝胸卧位适用于_____、_____、_____的检查和治疗，以及_____，亦可以_____。方法是要求患者____卧，两小腿_____床上，稍分开，大腿与床面_____，胸部_____，腹部_____，臀部_____，头偏一侧，两臂屈肘，置于头的两侧。

9. 为椎管内麻醉或脊髓腔穿刺后的患者取_____，可防止颅内压_____引起头痛。

10. 头低足高位要求将床尾架垫高_____，十二指肠引流术，采取此卧位并同时_____，利于_____；_____禁用此卧位。

三、简答题

1. 半坐卧位的适用范围有哪些？
2. 为什么休克患者要采用中凹卧位？

【综合练习】

A2 型题

1. 患者，男性，45 岁。腰麻下胫腓骨切开复位内固定术，术后回病房。应采取的卧位是
   A．去枕仰卧位　　　　B．屈膝仰卧位
   C．中凹卧位　　　　　D．半坐卧位
   E．平卧位

2. 患者，男性，45 岁，患胃溃疡 5 年。现出现腹部不适、恶心，继而呕吐大量鲜血。查体：呼吸急促，脉搏细速，血压60/40 mmHg。护士应安置患者取
   A．平卧位　　　　　　B．侧卧位
   C．屈膝仰卧位　　　　D．中凹卧位
   E．头低足高位

3. 患者，女性，55 岁，反复咳嗽、咳痰 10 年余，最近 2 天因劳累后心悸、气促。入院时有明显发绀，呼吸困难，护士应协助患者取
   A．半坐卧位　　　　　B．平卧位
   C．侧卧位　　　　　　D．头高足低位
   E．头低足高位

4. 患者黄女士，68 岁，患慢性肺心病近 8 年，近日咳嗽咳痰加重，明显发绀，护士给予半坐卧位，其目的是
   A．使回心血量增加
   B．使肺部感染局限
   C．使膈肌下降，扩大胸腔容量
   D．减轻咽部刺激及咳嗽
   E．减少局部出血

5. 患者，男性，68 岁，有冠心病史，疑患直肠癌，准备进行直肠指检，护士应指导患者采取
   A．仰卧位　　　　　　B．俯卧位
   C．侧卧位　　　　　　D．蹲位
   E．膝胸位

6. 李某，34 岁，行剖宫产术，术前准备作留置导尿，护士在操作时应该为患者安置的体位是
   A．右侧卧位　　　　　B．头低足高位
   C．去枕仰卧位　　　　D．膝胸位
   E．屈膝仰卧位

7. 患者，男性，58 岁，车祸致头部重创，脑组织水肿，为减轻颅内压，应采取
   A．俯卧位　　　　　　B．去枕仰卧位
   C．侧卧位　　　　　　D．头低足高位
   E．头高足低位

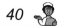

8. 患者李某，甲状腺功能亢进，手术治疗后，采取半坐卧的主要目的是
   A．减轻局部出血
   B．预防感染
   C．避免疼痛
   D．有利于伤口愈合
   E．改善呼吸困难

9. 刘先生，昏迷，护士将其安置为去枕仰卧位，头偏向一侧，其目的是
   A．有利于观察病情
   B．减轻对枕骨的压迫，防止压疮的发生
   C．引流分泌物，保持呼吸道通畅
   D．保持颈部活动灵活
   E．便于头部固定，避免颈椎骨折

10. 某患者，为进行脑脊液检查行腰椎穿刺，穿刺后 6 h 内护士让患者采取去枕仰卧位，应向其解释采取该体位的目的是
    A．防止颅内压增高
    B．防止脑缺血
    C．防止颅内压降低
    D．预防颅内感染
    E．有利于脑部血液循环

11. 患者，女性，28 岁，妊娠 32 周，胎位臀位，护士应指导患者采取的体位是
    A．头低足高位　　　B．膝胸卧位
    C．截石位　　　　　D．端坐卧位
    E．半坐卧位

12. 患者胡某，男性，发热、咳嗽、胸痛，喜左侧卧位，诉此卧位时胸痛减轻。此卧位属于
    A．主动卧位　　　　B．被动卧位
    C．被迫卧位　　　　D．稳定性卧位
    E．习惯性卧位

A3/A4 型题

（1~2 题共用题干）

患者，女性，50 岁，因交通意外导致颈椎骨折，右侧面部擦伤，失血约 1 000 ml，经救治后病情稳定，今日已行颅骨牵引治疗。

1. 患者的体位应为
   A．去枕仰卧位　　　B．侧卧位
   C．头高足低位　　　D．中凹卧位
   E．头低足高位

2. 采取该体位的目的是
   A．改善颈部血液循环
   B．减轻头面部疼痛
   C．改善呼吸
   D．预防颅内压降低
   E．用作反牵引力

（3~5 题共用题干）

患者王某，男，78 岁，椎管麻醉下行胆囊切除术。

3. 患者回病室后应采取的体位是
   A．屈膝仰卧位 4 h
   B．去枕平卧位 4 h
   C．中凹位 6 h
   D．去枕平卧位 6 h
   E．去枕平卧位 2 h

4. 患者术后第 3 天，诉伤口疼痛难忍，护士应指导患者采取的体位是
   A．仰卧屈膝位　　　B．右侧卧位
   C．头高足低位　　　D．端坐卧位
   E．半坐卧位

5. 采取此种体位的目的是
   A．减少切口缝合处张力、疼痛
   B．减少心脏负担，有利于气体交换
   C．利于脓液、血液的引流
   D．减少局部出血
   E．有利于增进食欲

（6~9 题共用题干）

患者，女性，32 岁。妇科检查发现子宫后倾。

6. 有利于矫正子宫后倾的体位是
   A．去枕仰卧位　　　B．中凹卧位
   C．侧卧位　　　　　D．膝胸位
   E．截石位

7. 若该女性孕 34 周时发生胎膜早破，为防止脐带脱垂，应采用

　　A．截石位　　　　　B．膝胸位

　　C．头低足高位　　　D．头高足低位

　　E．去枕仰卧位

8. 若该女性自然分娩，可采用

　　A．去枕仰卧位　　　B．头高足低位

　　C．头低足高位　　　D．膝胸位

　　E．截石位

9. 若为促进产后子宫复原，该女性可采用

　　A．截石位　　　　　B．膝胸位

　　C．头低足高位　　　D．头高足低位

　　E．去枕仰卧位

第二、三节　协助患者更换卧位法、保护具的应用

【知识要点】

一、协助患者更换卧位法

1. 协助患者翻身侧卧法：

(1) 目的：

① 协助不能起床的患者更换卧位。

② 预防压疮、坠积性肺炎等并发症。

③ 满足检查、治疗、护理的需要。

(2) 操作要点：

① 一人法：用于体重较轻的患者。患者仰卧，手放于腹部，两腿屈曲，按照肩、臀、双下肢顺序将患者移向护士侧，一手扶肩，一手扶膝部，轻推患者转向护士对侧。

② 两人法：用于体重较重或病情较重的患者。两护士站于患者同侧，一人托住患者的颈肩部及腰部，另一人托住臀部及腘窝，两人同时抬起患者移向近侧，并分别扶住患者肩、腰、臀及膝部，同时轻推患者翻转向对侧。

(3) 注意事项：

① 遵循节力原则。

② 确保患者安全舒适：协助患者翻身时，不可拖、拉、推、拽，防止皮肤擦伤。

③ 确定翻身间隔时间：一般每 2 h 翻身一次，必要时增加翻身次数。

④ 正确安置手术及特殊患者：

· 应先换药再翻身。

· 颅脑术后患者，头部转动过剧可引起脑疝，应卧于健侧或平卧。

· 骨牵引的患者，翻身时不可放松牵引。

· 先正确安置各种导管再翻身，翻身后保持导管通畅。

· 石膏固定或伤口较大的患者，应防止患处受压。

· 危重患者及特殊治疗患者，翻身必须遵医嘱执行。

2. 协助患者移向床头法：

(1) 目的：协助已滑向床尾而自己又不能移动的患者移向床头。

(2) 操作要点：

① 一人法：用于体重较轻的患者。放平床头支架，将枕头横立于床头，患者仰卧屈膝，双手握住床头栏杆，护士一手托起患者肩部，另一手托起患者臀部，同时嘱患者两脚蹬床面，挺身上移至床头，移回枕头。

② 两人法：用于体重较重或病情较重的患者。患者仰卧屈膝，两护士分别站在床的两侧，交叉托住患者的颈肩部及臀部，同时抬起患者移向床头；也可两位护士站在床的同侧，一人托住颈、肩及腰部，另一人托住臀部及腘窝部，同法移向床头，移回枕头。

(3) 注意事项：

① 翻身前确定适合患者的移动方法。

② 注意节力原则。

③ 先将导管安置妥当，翻身后保持导管通畅。

④ 操作中注意保护患者的皮肤。

二、保护具的应用

1. 保护具的种类：

(1) 床挡：多功能、半自动床挡、木杆床挡。

(2) 约束带：宽绷带、肩部约束带、膝部约束带、尼龙搭扣约束带。

(3) 支被架。

2. 保护具的应用：

(1) 应用保护具的目的：

① 防止小儿或高热、谵妄、昏迷、躁动或危重患者等因意识不清或虚弱等原因而发生坠床、撞伤、抓伤等意外，保证其安全。

② 确保治疗、护理工作的顺利进行。

(2) 操作要点：

① 床挡：主要用于保护患者，预防坠床。

② 约束带：主要用于躁动或精神病患者，以限制身体或肢体活动。

· 宽绷带：固定手腕及踝部。

· 肩部约束带：固定肩部，以限制患者坐起。

· 膝部约束带：固定膝部，以限制患者下肢活动。

· 尼龙搭扣约束带：固定手腕、上臂、膝部及踝部。

③ 支被架：主要用于肢体瘫痪、极度虚弱的患者或烧伤患者暴露疗法时保暖。

(3) 注意事项：

① 严格掌握保护具的使用指征，取得患者及家属理解与配合，以保护患者自尊。

② 制动性保护具只能短期使用，每 2 h 松解一次，使患者肢体处于功能位。

③ 使用约束带松紧适宜，局部必须垫衬垫，每 15min 观察局部皮肤颜色一次。

④ 做好使用记录：包括使用原因、使用时间、观察结果、护理措施及停止使用时间。

⑤ 确保患者能随时与医务人员取得联系，保障患者安全。

【课前预习】

1. 保护具的应用注意事项：保护制动只能_____期使用，需定时松解，每_____ 一次，使患者保持肢体处于_____位。用约束带应局部置衬垫，松紧合适。经常观察皮肤颜色，每

_____min 一次。

2. 长期卧床的患者应定时翻身，一般情况下每_____ 一次，如发现皮肤有红肿或破损时，应及时处理，并缩短间隔时间。

3. 为术后患者翻身，如果伤口敷料已脱落或浸湿，应先_____后翻身；颅脑手术后的患者应注意一般只能卧于_____或_____。

【课后巩固】

一、填空题

1. 协助患者移向床头：① 一人法，适用于体重较轻的患者，放平_____支架，枕头横立床头，避免碰伤患者，患者应取_____位，双手握住床头栏杆，护士一只手托住患者的_____，另一只手托住患者的_____，嘱两脚蹬床面；② 两人法，适用于体重较重或病情较重患者，放平_____支架，枕头横立床头，患者取_____位，两位护士分别站在床的_____，交叉托住患者的_____和_____，同时抬起患者移向床头，两位护士也可以站在同侧，一人托住患者的_____及_____部，另一人托住患者的_____和_____部，同时抬起患者移向床头。

2. 协助患者翻身侧卧的操作方法：① 一人法，用于体重较轻患者，患者取_____位，两手放于_____部，护士一只手托_____部，另一只手扶_____部，轻推患者转向对侧，使其背向护士，按侧卧位法安置好患者；② 两人法，用于体重较重或病情较重患者，两位护士站在床的同侧，一人托住患者的_____部和_____部，另一人托住患者的_____和_____处，两人同时抬起患者移向自己，也可以两位护士分别托住患者的_____和_____部，轻推患者转向对侧，按侧卧位法安置好患者。

二、简答题

1. 危重患者在使用保护具时应注意什么？
2. 帮助患者更换卧位的注意事项有哪些？

【综合练习】

A2 型题

1. 患者，男性，46 岁。颅内血肿清除术后第 2 天，护士需为患者更换卧位，下列操作中错误的是

    A．将导管固定妥当后再翻身
    B．让患者卧于患侧
    C．先换药，再翻身
    D．注意节力原则
    E．两人协助患者翻身

2. 患儿，男，3 岁，双脚不慎被开水烫伤，可考虑为其选用的保护具是

    A．床挡
    B．支被架
    C．肩部约束带
    D．膝部约束带
    E．踝部约束带

3. 患者，男性，65 岁，因大面积脑出血后行去骨瓣减压术，术后只能卧于健侧的目的是

    A．防止呕吐
    B．减轻疼痛
    C．便于观察伤口
    D．防止脑疝形成
    E．减轻切口缝合处的张力

4. 患儿，女，5岁，双下肢不慎被烧伤，Ⅱ度烧伤，烧伤面积达 15%，入院经评估后需要使用保护具，以下措施中错误的是
　　A．使用前要取得患者及家属的理解，做好解释工作
　　B．保护性制动只能短期使用
　　C．将患者的双上肢外展固定于身体两侧
　　D．约束带下应放衬垫，松紧适宜
　　E．经常观察约束部位皮肤的颜色和温度

5. 患者李女士，75岁，体重约 40 kg，某护士独自为患者翻身时，下面操作不正确的是

A3/A4 型题

（1~3题共用题干）

黄先生，24岁，有机农药中毒，神志不清，躁动不安，以急诊收入院。

1. 因静脉输液，需用宽绷带限制患者手腕的活动，宽绷带应打成
　　A．方结　　　　　B．滑结
　　C．双套结　　　　D．单套结
　　E．外科结

2. 使用保护具时，不正确的操作是
　　A．使用前向家属解释
　　B．安置好舒适的卧位，常更换卧位
　　C．扎紧约束带，定期做按摩
　　D．将枕横立于床头，以免头部撞伤
　　E．床挡必须两侧同时使用

3. 使用宽绷带约束时，应重点观察
　　A．衬垫是否垫好
　　B．约束带是否太松
　　C．局部皮肤颜色
　　D．神志是否清楚
　　E．卧位是否舒适

（4~5题共用题干）

患者章某，男性，80岁，患有老年痴呆症，此次因胆道梗阻入院进行手术治疗，术后带有"T"形引流管。

4. 为患者翻身侧卧，下列正确的方法是
　　A．翻身前夹闭引流管

A．让患者仰卧，两手放于腹部
B．让患者两腿屈曲
C．将患者两下肢移向护士侧
D．将患者肩部移向护士侧
E．一手扶肩，一手扶膝，轻推患者，使其面对护士

6. 患者李女士，颅脑出血后意识不清，躁动不止，下列哪种约束方法可以限制患者坐起
　　A．约束腕部　　　　B．约束踝部
　　C．固定膝部　　　　D．固定肘部
　　E．固定肩部

B．两人翻身时着力点分别位于肩、腰、臀、膝部
C．翻身后再更换伤口敷料
D．翻身后将患者上腿稍伸直，下腿弯曲
E．在患者两膝之间夹上软枕

5. 患者使用约束带时，应保证患者的肢体处于
　　A．治疗的强迫位置
　　B．常易变化的位置
　　C．患者喜欢的位置
　　D．功能位置
　　E．生理运动位置

（6~7共用题干）

患者，男性，68岁，体重 68 kg，患有冠心病，近期确诊胃癌。

6. 患者在做胃镜时采取的体位是
　　A．仰卧位　　　　B．侧卧位
　　C．膝胸卧位　　　D．截石位
　　E．半坐卧位

7. 患者行胃大部分切除术后第 3 天，卧床时身体滑向床尾，护士将其移向床头，下列做法正确的是
　　A．尽快完成，不必向患者解释清楚
　　B．移动之前应放松床轮，松开被盖
　　C．两人协助时站于患者同侧
　　D．移动时患者采取去枕平卧位
　　E．搬运时让患者尽可能靠近护士

（编者：李静）

第九章　医院感染的预防和控制

第一节　医院感染与清洁、消毒、灭菌

【知识要点】

一、医院感染的概念和分类

1. 医院感染的概念。

2. 医院感染的分类：① 内源性感染（又称自身感染）；② 外源性感染（又称交叉感染）。

二、医院感染发生的主要因素

1. 机体内在因素。　　2. 机体外在因素。

三、医院感染的形成

三个基本条件：感染源、传播途径、易感宿主。

四、医院感染的预防和控制

四个要点。

五、清洁、消毒、灭菌的概念

1. 清洁。　　2. 消毒。　　3. 灭菌。

六、消毒灭菌的方法

1. 物理消毒灭菌法：

(1) 热力消毒灭菌法：可分为干热法和湿热法。具体使用方法见表 9-1。

表 9-1　热力消毒灭菌法

类　别	用　途	方　法	注意事项
1. 燃烧法	① 无保留价值的物品。 ② 需急用的某些金属器械和搪瓷类物品。	① 无保留值的物品,可直接焚烧。 ② 金属器械可在火焰上烧灼 20 s。 ③ 搪瓷类容器可倒入少量 95% 以上乙醇,点火燃烧至熄灭。	① 远离易燃、易爆物品。 ② 贵重器械及锐利刀剪禁用燃烧法。 ③ 中途不可添加乙醇或用嘴吹灭明火。
2. 干烤法	适用于高温下不损坏、不变质、不蒸发的物品。	① 消毒：箱温 120～140 ℃,时间 10～20 min。 ② 灭菌：箱温 160 ℃,时间 2 h；箱温 170 ℃,时间 1 h；箱温 180 ℃, 时间 30 min。	① 干烤前,先将物品刷洗干净,玻璃器皿需干燥。 ② 放物量不超过箱体高度的 2/3 满,勿与烤箱底部及四壁接触。 ③ 灭菌中途不宜打开烤箱重新放入物品。 ④ 灭菌后待温度降至 40 ℃ 以下再打开烤箱。

续表

类 别	用 途	方 法	注意事项
3．煮沸消毒法	适用于耐高温、耐湿的物品，不能用于外科手术器械的灭菌。	① 水沸后计时，5～10 min 杀灭细菌繁殖体。 ② 加入浓度 1%～2% 的碳酸氢钠，沸点可达 105 ℃，增强杀菌及去污防锈的作用。	① 物品洗净后全部浸没；打开器械的轴节或物品的盖子；空腔导管腔内灌满水；大小及形状相同的容器不能重叠。 ② 玻璃类器具、橡胶类器具、锐器用纱布包好，玻璃类器具在冷水或温水时放入；橡胶类器具水沸后放入。 ③ 中途加入物品，应再次水沸后重新计时。 ④ 海拔每增高 300 m，煮沸时间延长 2 min。
4．压力蒸汽灭菌法（是临床使用最广、效果最可靠的首选灭菌方法）	适用于耐高温、耐高压和耐潮湿的物品。	① 手提式压力蒸汽灭菌器：压力 103～137 kPa，温度 121～126 ℃，时间 20～30 min。 ② 预真空压力蒸汽灭菌器：压力 205.8 kPa，温度 132 ℃，时间 4～5 min。	① 物品应清洗、干燥。 ② 物品包体积不得超过 30 cm×30 cm×25 cm，预真空压力蒸汽灭菌器物品包体积不得超过 30 cm×30 cm×50 cm。 ③ 布类物品放于金属、搪瓷物品之上。 ④ 容器应有孔，灭菌前将孔打开，灭菌后关上。
5．低温蒸汽消毒法和流通蒸汽消毒法	适用于不耐高热的物品，如塑料制品或用于酒类、乳类消毒。	① 低温蒸汽消毒法：温度为 73～80 ℃，时间 10～15 min。 ② 流通蒸汽消毒法：温度 100 ℃ 左右，时间 15～30 min。	计时应从水沸腾时开始。

(2) 光照消毒法（又称辐射消毒），见表 9-2。

表 9-2　光照消毒法

类 别	用 途	方 法	注意事项
1．日光曝晒法	用于床垫、棉被、毛毯、书籍、衣服等物品的消毒。	日光下曝晒 6 h。	每隔 2 h 翻动 1 次。
2．臭氧灭菌灯消毒法	用于空气、医院污水、诊疗用水、物品表面的消毒。	关闭门窗，人员离开现场。	人员在消毒结束后 30 min 方可进入。
3．紫外线灯管消毒法	用于空气、水和物品表面的消毒。	① 空气消毒：距离不超过 2 m，时间 30～60 min。 ② 物品消毒：距离为 25～60 cm，每个表面照射时间为 20～30 min。	① 每 2 周用无水乙醇擦拭灯管 1 次。 ② 室内温度为 20～40 ℃，相对湿度 40%～60%。 ③ 保护患者的眼睛及皮肤。 ④ 灯管使用时间超过 1 000 h 应更换。 ⑤ 消毒时间从灯亮 5～7 min 后开始计时。

(3) 电离辐射灭菌法（又称冷灭菌）。

(4) 空气净化：① 自然通风，每日通风换气 2 次，每次 25～30 min；② 空气过滤除菌。

(5) 超声波消毒法。

(6) 微波消毒灭菌法：不能用于金属物品的消毒。

(7) 机械除菌法：不能杀灭病原微生物。

2. 化学消毒灭菌法：

(1) 使用种类：按消毒效力可分为灭菌剂、高水平消毒剂、中水平消毒剂、低水平消毒剂。

(2) 使用原则：

① 消毒物品洗净、擦干。

② 选择合适的消毒剂。

③ 掌握使用方法、有效浓度、消毒时间。

④ 物品全部浸没，轴节打开、套盖掀开、管腔灌满消毒液。

⑤ 消毒剂中不能放置纱布、棉花等。

⑥ 使用前用无菌等渗盐水冲净，气体消毒的物品待气体散发后使用。

⑦ 定期检测、更换，采用挥发性消毒剂应加盖。

(3) 使用方法：① 浸泡法；② 擦拭法；③ 喷雾法；④ 熏蒸法（见表 9-3）；⑤ 环氧乙烷气体密闭消毒灭菌法。

(4) 常用化学消毒剂及使用方法。

表 9-3　熏蒸法

消毒剂	用　　法
纯乳酸	空气消毒：0.12 ml/m³
2% 过氧乙酸	空气消毒：8 ml/m³
食醋	流感、流脑病室消毒：5～10 ml/m³
37%～40% 甲醛	熏蒸柜物品消毒：40～60 ml/m³ 加高锰酸钾 20～40 g/m³

七、手卫生

1. 基本概念。　　　　2. 手卫生的管理。　　　　3. 手卫生设施。

4. 洗手：七步洗手法。　　　　5. 卫生手消毒。

八、医院的清洁、消毒、灭菌工作

【课前预习】

一、基础复习

感染链。

二、预习目标

1. 感染链包括①_____、②_____、③_____三个环节。

2. 临床应用最广、效果最可靠的物理消毒灭菌法是_____。

3. 医院常用消毒灭菌法包括_____和_____消毒灭菌法两大类。

📖【课后巩固】

一、名词解释

医院感染　　外源性感染　　内源性感染　　清洁　　消毒　　灭菌

二、填空题

1. 消毒和灭菌的区别在于能不能杀灭_____。

2. 煮沸消毒法经_____min，可杀死细菌繁殖体；为了增强杀菌和_____的作用，可加入_____，沸点可达_____℃。

3. 煮沸消毒法应从_____后开始计算消毒时间，若中途添加物品，则从_____后重新计时。玻璃类应于_____时放入；橡胶类应于_____后放入。

4. 下排式压力蒸汽灭菌器的工作参数是：压力达_____kPa，温度达_____℃，时间达_____min。预真空压力蒸汽灭菌器的工作参数是：压力达_____kPa，温度达_____℃，时间达_____min。

5. 压力蒸汽灭菌物品需对灭菌效果进行监测，最可靠的监测方法是_____，最常用的监测方法是_____。

6. 日光曝晒法是将物品直接放于日光下曝晒，一般曝晒_____h，每隔_____h翻动一次。

7. 紫外线灯的最佳杀菌波长是_____；紫外线用于室内空气消毒时，有效距离应不超过_____，照射时间为_____；用于物品表面消毒时，有效距离不应超过_____，照射时间为_____。消毒时间应从_____后开始计时。如需要再次使用，须间隔_____的时间。

8. 用漂白粉干粉处理肝炎患者的粪便，其漂白粉与粪便的比例为_____。

9. 对金属有腐蚀作用的化学消毒剂有_____、_____、_____；常用于皮肤消毒的化学消毒剂有_____、_____、_____；不能用于黏膜消毒的化学消毒剂有_____、_____；需现配现用的化学消毒有_____、_____、_____、_____和_____。

三、简答题

1. 医院感染的诊断标准有哪些？
2. 简述化学消毒剂的使用原则。

📖【综合练习】

A1/A2 型题

1. 医院内感染的主要因素不包括
   A．医院内病原体来源广泛
   B．易感人群增多
   C．有效控制大量新型抗生素的开发和使用
   D．各种侵入性诊疗手断增多
   E．医务人员对医院内感染的严重性认识不足

2. 江某，右下肢受伤后，未得到正确的处理，导致破伤风。为其伤口换药后污染敷料的处理方法是
   A．过氧乙酸浸泡后清洗
   B．高压灭菌后再清洗
   C．丢入污物桶再集中处理
   D．日光下曝晒后再清洗

E．送焚烧炉焚烧

3. 患者张某因猩红热入院治疗，其床旁固定使用的体温计消毒应选用

A．苯扎溴铵（新洁尔灭）

B．甲醛　　　　　C．乙醇

D．氯己定　　　　E．环氧乙烷

4. 患者，女性，45 岁。上腹部不适，医嘱胃镜检查。胃镜消毒宜选用的化学消毒法是

A．浸泡法　　　　B．擦拭法

C．喷雾法　　　　D．熏蒸法

E．干粉搅拌法

5. 某患儿，脐带处理不当导致感染破伤风，护士为其脐带换药，更换下来的敷料采用燃烧法焚烧。需准备的乙醇浓度是

A．35%　　　　　B．45%

C．55%　　　　　D．75%

E．95%

6. 患者，女性，43 岁。诊断为"细菌性痢疾"收住入院。患者的餐具、便器常用的消毒方法是

A．压力蒸汽灭菌　　B．消毒剂擦拭

C．紫外线消毒　　　D．消毒液浸泡

E．日光曝晒

7. 患者，女性，55 岁，上呼吸道感染痊愈出院，其使用的毛毯应

A．送洗衣房清洗

B．高压蒸汽消毒

C．日光曝晒 6 h

D．乳酸熏蒸法消毒

E．紫外线照射 1 h

8. 患者，男，54 岁，上呼吸道感染出院，护士用紫外线消毒空气时，紫外线灯管及其照射有效距离和时间是

A．< 60 cm，> 15 min

B．< 1 m，> 20 min

C．< 1.5 m，> 25 min

D．< 2 m，> 30 min

E．<1.5 m，> 30 min

9. 患儿陈某，因被确诊流脑转入传染病房，其原住病房需用食醋空气消毒，病房高 4 m、宽 4 m、长 5 m，食醋的用量是

A．50 ml　　　　B．100 ml

C．200 ml　　　　D．300 ml

E．400 ml

10. 患者王某，急性腹膜炎入住三人间病房，无其他疾病，手术后康复出院，护士应采用的消毒方法是

A．仅更换清洁的大单、被罩及枕套即可

B．用消毒剂擦拭患者使用过的家具及地面

C．用紫外线灯进行空气消毒

D．将同病室的其他患者转移出病室后对病室空气进行熏蒸消毒

E．无须处理和更换床垫

11. 患者，男性，患乙型肝炎住院，他换下的布类衣服不宜采用下列哪种消毒灭菌法

A．煮沸消毒

B．消毒剂浸泡

C．环氧乙烷气体消毒

D．高压蒸汽灭菌

E．微波消毒

12. 患者，男性，28 岁，因低热、呼吸困难、胸痛就医，诊断为浸润型肺结核，经住院治疗痊愈后准备出院。其带来的随身听应采用何种方法消毒

A．微波消毒　　　B．高压蒸汽消毒

C．日光曝晒　　　D．环氧乙烷消毒

E．紫外线消毒

A3/A4 型题

（1~3 题共用题干）

患者，男，57 岁，被诊断为肺结核，住感染病区，护士为其实施晚间护理。

1. 护士佩戴口罩时，要让口罩紧贴面部和完

全覆盖

A．口腔和鼻子　　　B．口腔和下颌

C．口鼻和下颌　　　D．口腔

E．鼻子

2．护士使用口罩的方法，错误的是

A．口罩应罩住口鼻

B．使用纱布口罩应 4～8 h 更换

C．不可用污染的手接触口罩

D．口罩取下后，将污染面向外折叠，放入小袋内

E．使用过程中有污染或潮湿应立即更换

3．护士穿隔离衣时，手被污染开始于

A．取隔离衣时　　　　B．穿隔离衣时

C．系领扣时　　　　　D．系袖扣时

E．系腰带时

（4～5 题共用题干）

患者女性，59 岁，诊断为"乙型肝炎"。

4．用漂白粉消毒患者粪便，正确的方法是

A．粪便 5 份加漂白粉 2 份，搅拌后放置 1 h

B．粪便 5 份加漂白粉 1 份，搅拌后放置 1 h

C．粪便 5 份加漂白粉 2 份，搅拌后放置 30 min

D．粪便 5 份加漂白粉 1 份，搅拌后放置 2 h

E．粪便 5 份加漂白粉 2 份，搅拌后放置 2 h

5．消毒患者的工作证，正确的方法是

A．0.05% 含氯消毒液喷洒，10 min

B．日光暴晒 6 h

C．0.02% 含氯消毒液浸泡，30 min

D．0.02% 含氯消毒液擦拭，30 min

E．0.2% 含氯消毒液擦拭，30 min

（6～8 题共用题干）

患儿，8 岁。诊断为"急性阑尾炎"，需急诊行"阑尾切除术"。现采用预真空快速压力蒸汽灭菌法对手术器械进行灭菌。

6．其灭菌时间需

A．2 min　　　　　　B．3 min

C．5 min　　　　　　D．10 min

E．15 min

7．灭菌时应注意

A．由于时间紧急，物品可不必清洗，直

接消毒

B．灭菌物品体积不可超过 50 cm×50 cm×40 cm

C．存放灭菌物品的有孔容器，灭菌前应将孔打开，灭菌后关上

D．灭菌包之间应留有空隙，布类物品应放于金属物品和搪瓷物品之间

E．灭菌后，物品迅速取出使用

8．监测灭菌效果，最可靠的方法是

A．化学指示卡在 121 ℃、10 min 后颜色改变，表明灭菌合格

B．化学指示胶带在 126 ℃、4 min 后颜色改变，表明灭菌合格

C．化学指示卡在 126 ℃、4 min 后颜色改变，表明灭菌合格

D．化学指示胶带在 121 ℃、10 min 后颜色改变，表明灭菌合格

E．检测菌株经灭菌后培养，全部菌片均无细菌生长，表明灭菌合格

（9～10 题共用题干）

患者，女性，52 岁。"宫颈癌"根治术后 2 周。患者拟行化疗，选择经周围静脉的中心静脉穿刺（PICC）。

9．一次性 PICC 穿刺包的消毒灭菌宜选择

A．压力蒸汽灭菌法

B．微波消毒灭菌法

C．环氧乙烷气体密闭消毒灭菌法

D．紫外线照射消毒法

E．化学灭菌剂浸泡法

10．进行穿刺部位皮肤消毒时应选择

A．0.2% 过氧乙酸　　B．0.1% 氯已定

C．95% 乙醇　　　　D．0.5% 碘伏

E．2% 碘酊

（11～12 题共用题干）

某患者行上颌窦癌术 3 个月后出现癌转移，口腔内有脓性分泌物，细菌培养结果为铜

绿假单胞菌感染。

11. 口腔护理后，用物的正确处理方法是

　　A．过氧乙酸浸泡后清洗

　　B．高压灭菌后再清洗

　　C．先刷洗干净再消毒

　　D．日光下曝晒后清洗

　　E．使用一次性用物及时弃去

12. 擦拭口腔后棉球的处理方法是

　　A．消毒液浸泡后弃去

　　B．日光下曝晒后弃去

　　C．丢入污物桶后再集中处理

　　D．撒上漂白粉后弃去

　　E．送焚烧炉焚烧

第二节　无菌技术

【知识要点】

一、概　念

1. 无菌技术。　　2. 无菌物品。　　3. 无菌区域。

4. 非无菌物品。　　5. 非无菌区域。

二、无菌技术操作原则

1. 操作前的准备：① 环境；② 工作人员。

2. 无菌物品管理要求规范有序：

(1) 无菌物品与非无菌物品分开放置，标志明显。

(2) 无菌物品存放在无菌包或无菌容器内。

(3) 无菌包或无菌容器外须注明物品名称、灭菌日期，并按灭菌日期先后排放。

(4) 无菌物品可保存 7 天，过期或受潮须重新灭菌。

3. 无菌操作室必须树立并加强无菌观念：

(1) 面向无菌区：

① 身体与无菌区保持一定距离。

② 手臂保持在腰部水平以上或操作台面以上。

③ 不可跨越无菌区，不可触及无菌物品。

④ 不可面对无菌区说话、咳嗽及打喷嚏。

(2) 取用无菌物品：

① 必须使用无菌持物钳（镊）。

② 无菌物品取出，即使未用，也不可再放回无菌容器。

③ 无菌物品不可在空气中暴露过久。

④ 无菌物品已被污染或疑有污染时，应更换或重新灭菌。

⑤ 一份无菌物品仅供一位患者使用一次，以防交叉感染。

三、基本操作法

1. 无菌持物钳的使用方法：见表9-4。

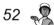

表 9-4　无菌持物钳的使用方法

操作步骤	要点说明
1．检查	有效日期。
2．取钳	① 钳端闭合，垂直取出。 ② 钳端不可触及容器边缘及消毒液液面以上的容器内壁。 ③ 手不可触及消毒液浸泡的部位。
3．用钳	保持钳端向下。
4．放回钳	① 闭合钳端，垂直向下放回容器内。 ② 打开轴节浸泡消毒，消毒液面浸没轴节以上 2～3 cm 或钳的 1/2。
5．记录	记录打开日期、时间并签名，4 h 有效。

注意事项：
① 无菌持物钳只能夹取无菌物品，不可夹取油纱布、换药和消毒皮肤。
② 需到远处夹取无菌物品时，连同容器一起搬移。
③ 无菌持物钳使用后应立即放回。
④ 定期消毒：
· 浸泡存放，一般病房每周更换一次，使用频率高的科室每日更换。
· 干燥存放，每 4～8 h 更换一次。

2．无菌容器的使用方法：见表 9-5。

表 9-5　无菌容器的使用方法

操作步骤	要点说明
1．检查	名称、灭菌日期、化学指示胶带。
2．开盖	① 盖的内面应向上放置在桌上，或内面向下拿在手中。 ② 手不可触及盖的边缘及内面。
3．取物	无菌持物钳和无菌物品均不可触及容器边缘。
4．盖盖	① 取物后立即将无菌容器盖盖严。 ② 盖盖时，应先将盖的内面向下，再移至容器口中方盖严。
5．移动	手持无菌容器时应托住容器底部，不可触及无菌容器内壁和边缘。
6．记录	记录开启日期、时间并签名，24 h 有效。

注意事项：
① 无菌物品一旦取出，不可再放回无菌容器内。
② 应定期灭菌，有效期一般为 7 天；一经打开，使用时间不超过 24 h。

3．无菌溶液的取用方法：见表 9-6。

表 9-6　无菌溶液的取用方法

操作步骤	要点说明
1．清洁检查	擦净灰尘，核对瓶签、瓶盖、瓶身、溶液质量。
2．开盖取塞	撬开瓶盖，消毒瓶塞后打开。
3．倒液	握住溶液瓶标签面，冲洗瓶口，倒溶液至无菌容器中。
4．盖瓶塞	无菌溶液未用完，应立即塞好瓶塞。
5．记录	注明开瓶日期及时间（未污染可保存 24 h）。

注意事项：
① 任何物品不可伸入无菌瓶内蘸取或直接接触瓶口倒液。
② 已倒出的溶液不可再倒回瓶内。

4. 无菌包的使用方法：见表 9-7。

表 9-7 无菌包的使用方法

操作步骤	要点说明
1. 准备	① 将需灭菌的物品放于包布中央，包好扎紧。 ② 包外粘贴化学指示胶带，标签上注明物品名称、灭菌日期。 ③ 灭菌处理后即成无菌包。
2. 打开	检查名称、灭菌日期、化学指示胶带颜色、有无潮湿和破损。
3. 开包取物	① 手只能接触包布外面。 ② 用无菌持物钳夹取。 ③ 取包内全部物品，可将无菌包托在手上打开。
4. 包扎	① 包内物品一次未用完，按原折痕包盖，"一"字形扎好包带。 ② 注明开包日期及时间（未污染可保存 24 h）。
注意事项： ① 操作时，手臂不可跨越无菌区。 ② 无菌包过期、浸湿或包内物品被污染时，须重新灭菌。	

5. 铺无菌盘的方法：见表 9-8。

表 9-8 铺无菌盘的方法

操作步骤	要点说明
1. 检查、开包、取巾	按无菌包的使用方法进行。
2. 铺巾	无菌治疗巾双层铺于治疗盘上，将上层向远端呈扇形折叠，开口边缘向外。
3. 放物	将无菌物品放入无菌区内。
4. 覆盖	① 拉平扇形折叠层，盖于无菌物品上，上下两层边缘对齐。 ② 近侧开口处边缘向上折两次，两侧边缘各向下折一次。
5. 记录	注明铺盘的名称及日期、时间。
注意事项： ① 铺盘区域及治疗盘应清洁干燥。 ② 操作中不可跨越无菌区，手不可触及无菌巾的内面。 ③ 无菌盘有效期不超过 4 h。	

6. 无菌手套的使用方法：见表 9-9。

表 9-9 无菌手套的使用方法

操作步骤	要点说明
1. 查对	核对号码、灭菌日期，有无潮湿及破损。
2. 打开手套包	同"无菌包开包方法"。
4. 取手套	① 未戴手套的手不可触及手套的外面。 ② 已戴手套的手不可触及未戴手套的手及另一手套的内面（非无菌面）。
5. 调整	双手推擦使手指与手套贴合。
6. 冲洗	
7. 脱手套	翻转脱下
注意事项： ① 手套外面为无菌区，不可触及任何非无菌物品。 ② 若手套破损或不慎污染，应立即更换。 ③ 戴手套后双手应保持在腰部以上、视线范围内。	

【课前预习】

一、基础复习

1. 医院感染。

2. 预防和控制医院感染的措施。

二、预习目标

1. 无菌技术是指在_____操作过程中，保持_____或_____不被污染，防止一切_____的一系列操作技术和管理方法。

2. 无菌包的有效期是_____；已开启的无菌溶液可保存_____；铺好的无菌盘有效时限不超过_____。

【课后巩固】

一、名词解释

无菌技术　　无菌物品　　无菌区域　　非无菌物品　　非无菌区域

二、填空题

1. 用无菌持物钳夹取无菌物品；操作中疑有污染或有污染，应予_____；操作者应_____向无菌区域，手臂须保持在_____上，不可_____无菌区；无菌物品和非无菌物品应_____放置，并有明显标志。

2. 浸泡无菌持物钳时，液面需浸没轴节以上_____cm；浸泡无菌镊时，液面需浸没镊子的_____。取用无菌持物钳时，应钳端_____取出，保持钳端_____，不可触及_____及_____。

3. 打开无菌容器盖时，盖的内面应_____放置在桌上，或内面_____拿在手中，手持无菌容器应托住_____部，手不可触及_____。无菌容器应每_____灭菌一次。

4. 取用无菌溶液首先应核对_____，手不可触及_____及_____；取用无菌溶液时，先倒出少量溶液的目的是_____，倾倒溶液时应注意_____对掌心，倾倒完之后需记录_____；_____的溶液不可再倒回瓶内。

5. 打开无菌包时，首先核对_____、_____、_____、_____；开包时，手不可触及包的_____面，从包内取用无菌物品时不可跨越_____区域；无菌包内物品未使用完时，需注明_____；无菌包被打湿或包内物品被污染时，应_____。

6. 戴无菌手套时，未戴手套的手不可触及手套的_____，戴了手套的手不可触及手套的_____；脱手套时，应从手套口_____脱下。

三、简答题

简述无菌技术操作原则。

【综合练习】

A2 型题

1. 护士小王，为破伤风患者换药时发现手套破裂，正确的处理方法是
   - A．立即更换
   - B．用胶布将破裂处粘好
   - C．用乙醇棉球擦拭手套
   - D．用无菌纱布将破裂处缠好
   - E．再加套一副手套

2. 患者，女性，32 岁。护士为其执行导尿并留置导尿管术，戴无菌手套的正确方法是
   - A．戴手套前，不一定要洗手，但一定要修剪指甲
   - B．戴手套前，先检查手套的号码和有效期
   - C．未戴手套的手可触及手套的外面，已戴手套的手可触及另一手套的内面
   - D．戴好手套后两手应置于胸部以上水平
   - E．如发现手套破损，应立即加戴一只手套

3. 护士小刘在练习铺无菌治疗盘，不正确的操作是
   - A．用无菌持物钳夹取治疗巾
   - B．注意使治疗巾边缘对齐
   - C．治疗巾开口部分及两侧反折
   - D．避免潮湿和暴露过久
   - E．铺好以后注明有效时间为 6 h

4. 患者，男性，11 岁。体育课跑步摔倒，膝部皮肤擦伤，护士取用无菌生理盐水为其冲洗伤口，不妥的是
   - A．核对瓶签
   - B．检查瓶盖无松动，瓶子无裂缝，溶液无沉淀、浑浊及变色
   - C．倒液时标签朝下
   - D．先倒出少量溶液冲洗瓶口，再由原处倒出溶液至无菌容器中
   - E．如已打开的无菌溶液瓶未污染，可保存 24 h

5. 护士小张在取无菌包时不小心把包打湿，此时正确处理包的方法是
   - A．晒干后用
   - B．烤干后用
   - C．立即用完
   - D．24 h 用完
   - E．重新灭菌

6. 护士小黄在进行戴无菌手套的练习，老师应予纠正的步骤是
   - A．戴手套前先洗手、戴口罩和帽子
   - B．核对标签上的手套号码和灭菌日期
   - C．戴好手套的手持另一只手套的内面戴好
   - D．戴好手套后两手置腰部水平以上
   - E．脱手套时，将手套口翻转脱下

第三节 隔离技术

 【知识要点】

一、隔离的概念

二、隔离病区的管理

1. 隔离区域的划分及隔离要求：

(1) 隔离区域的划分：① 清洁区；② 潜在污染区；③ 污染区；④ 两通道；⑤ 缓冲间；⑥ 负压病区。

(2) 隔离要求：

① 污染源不得进入清洁区。

② 污染源不得接触半污染区的墙面及物品。

③ 污染区物品未经消毒不得带出；工作人员进出需做好防护及消毒。

④ 患者安置：以患者为单位；以病种为单位。

2. 隔离区域的设置：

(1) 医院建筑区域划分：低危险区、中危险区、高危险区、极高危险区。

(2) 传染病医院：与居民区及公共场所隔离。

(3) 隔离室：

① 经呼吸道传播疾病患者的隔离区：两通道、三区间、负压病房。

② 感染性疾病的病区。

③ 门诊。

三、隔离管理的原则

1. 隔离单位布局合理。

2. 隔离病房和病室门前标志明确，卫生设施齐全。

3. 严格执行操作流程，防止交叉感染：

① 工作人员进出应做好防护。

② 接触患者或污染物品后应消毒双手。

③ 各种操作应集中进行。

④ 严格探视和陪伴制度。

⑤ 患者和医务人员通过走廊时不接触墙、家具。

⑥ 标本应放在指定位置。

4. 物品处置及环境消毒：

① 空气及物品每日消毒。

② 患者接触过及落地物品视为污染。

③ 患者衣物及钱币等经消毒后方能带走。

④ 患者的呕吐物、分泌物、排泄物经消毒后方能排放。

⑤ 装污染物品袋需有明确标志。

5. 重视心理护理，实施隔离教育。

6. 掌握解除隔离的标准及终末处理：

(1) 传染病分泌物三次培养结果均为阴性或已渡过隔离期、医生开出医嘱后，方可解除隔离。

(2) 终末处理的概念。

(3) 患者的终末消毒处理：

① 出院或转科：沐浴、更换清洁衣服，个人用物须消毒处理后方可带出。

② 死亡：消毒液擦拭尸体，并用浸透消毒液的棉球填塞孔道，伤口更换敷料，一次性尸单包裹，送传染科太平间。

(4) 患者单位的终末消毒：

① 被服：先消毒再清洗。

② 病室：用紫外线灯照射或用消毒液熏蒸消毒，家具、地面、墙面等用消毒液擦拭。

四、隔离种类

1. 严密隔离：适用于霍乱、鼠疫、传染性非典型肺炎、禽流感。

2. 空气传播的隔离：适用于肺结核、水痘。

3. 消化道隔离：适用于伤寒、菌痢、甲肝、戊肝。

4. 接触隔离：适用于破伤风、气性坏疽、狂犬病。

5. 飞沫传播的隔离：适用于百日咳、白喉、流感、流脑。

6. 血液、体液隔离：适用于乙肝、丙肝、艾滋病、梅毒。

7. 昆虫隔离：适用于乙脑、疟疾、流行性出血热、斑疹伤寒。

8. 保护性隔离：适用于严重烧伤、早产儿、白血病、脏器移植患者。

五、常用隔离技术

1. 口罩的使用：

(1) 口罩应遮住口鼻，不可用污染的手接触口罩。

(2) 洗手、摘下口罩，摘下后将污染面向内折叠放入小袋内，不可挂在胸前。

(3) 口罩潮湿应立即更换。若接触严密隔离的患者应每次更换。纱布口罩使用 2～4 h 应更换；一次性口罩使用不超过 4 h。

2. 避污纸的使用：使用避污纸时，应从页面抓取，不可掀页撕取。

3. 穿脱隔离衣：

(1) 目的：① 保护工作人员和患者，使其免受病原体的侵袭；② 防止病原体的传播，避免交叉感染。

(2) 穿隔离衣：① 卷袖过肘（冬季卷过前臂中部）；② 取衣；③ 穿衣袖；④ 系领口（污染的袖口不可触及面部、衣领、工作帽）；⑤ 扎袖口（此时手已被污染）；⑥ 系腰带（手不可触及隔离衣内面）。

(3) 脱隔离衣：① 解腰带；② 解袖口；③ 消毒双手（隔离衣不可污染洗手设备）；④ 解领口；⑤ 脱衣袖；⑥ 脱衣服；⑦ 挂衣钩。

(4) 注意事项：

① 穿隔离衣前备齐操作用物。

② 隔离衣长短合适、无破损，能完全覆盖工作服。

③ 保持隔离衣内面及衣领清洁。

④ 穿隔离衣后不得进入清洁区。

⑤ 隔离衣应每日更换，如有潮湿或被污染应立即更换。

⑦ 脱下的隔离衣，如挂在半污染区应清洁面向外，挂在污染区则污染面向外。

4. 手的清洁与消毒：

(1) 洗手：

① 适用范围：a. 进入和离开病房前；b. 接触清洁物品前、处理污染物品后；c. 无菌操作前后；d. 接触伤口前后；e. 护理患者前后；f. 上厕所前后。

② 七步洗手法。

(2) 消毒手：

① 顺序：前臂、腕关节、手背、手掌、指缝及指甲。

② 时间：每只手刷 30 s，刷洗两遍，共 2 min。

③ 流水冲洗时，腕部要低于肘部，使污水流向指尖。

【课前预习】

一、基础复习

1. 传染源。　　2. 传播途径。　　3. 易感人群。

二、预习目标

1. 隔离是将＿＿＿＿＿＿＿＿＿＿安置在指定地点或特殊环境中，暂时避免和周围人群接触，以达到＿＿＿＿＿＿＿＿＿、＿＿＿＿＿＿＿＿＿、＿＿＿＿＿＿＿＿＿＿的目的。

2. 隔离的种类包括＿＿＿＿＿＿＿隔离、＿＿＿＿＿＿＿隔离、＿＿＿＿＿＿＿隔离、＿＿＿＿＿＿＿隔离、＿＿＿＿＿＿隔离、＿＿＿＿＿＿隔离、＿＿＿＿＿＿隔离、＿＿＿＿＿＿隔离。

3. 终末消毒是对＿＿＿＿＿＿＿＿、＿＿＿＿＿＿＿＿、＿＿＿＿＿＿＿的患者及其所住＿＿＿＿＿＿＿、床＿＿＿＿＿＿＿等进行的消毒处理。

【课后巩固】

一、名词解释

隔离　　清洁区　　半污染区　　污染区

二、填空题

1. 隔离区域主要分为＿＿＿＿＿＿＿＿、＿＿＿＿＿＿＿和＿＿＿＿＿＿＿；更衣室、库房、值班室属于＿＿＿＿＿区，医护办公室、病区走廊、化验室属于＿＿＿＿＿＿区，病房、厕所属于＿＿＿＿＿＿区。

2. 患者的传染性分泌物＿＿＿＿＿次培养结果均为＿＿＿＿＿或确已度过＿＿＿＿＿＿，医生开出医嘱后，方可解除隔离。

3. 根据病原菌传播途径不同实施相应的隔离措施。鼠疫、霍乱、非典应执行＿＿＿＿＿＿隔离；肺结核、流脑、百日咳应执行＿＿＿＿＿＿隔离；细菌性痢疾、甲肝、伤寒应执行＿＿＿＿＿＿隔离；破伤风、气性坏疽、狂犬病等应执行＿＿＿＿＿＿隔离；乙肝、艾滋病、梅毒等应执行＿＿＿＿＿＿隔离；乙型脑炎、疟疾、斑疹伤寒、流行性出血热等应执行＿＿＿＿＿＿隔离；严重烧伤、早产儿、白血病、脏器移植及免疫缺陷的患者应执行＿＿＿＿＿＿隔离。

4. 接触传染病患者后刷洗双手的顺序是：① ＿＿＿＿＿、② ＿＿＿＿＿、③ ＿＿＿＿＿、④ ＿＿＿＿＿、⑤ 手指、⑥ ＿＿＿＿＿、⑦ ＿＿＿＿＿；每只手刷洗＿＿＿＿ s，刷洗两遍，共＿＿＿min。

5. 穿脱隔离衣时要避免污染＿＿＿＿＿＿和＿＿＿＿＿＿；穿隔离衣后不得进入＿＿＿＿＿＿；脱隔离衣时首先应解＿＿＿＿＿＿＿，消毒双手后应解＿＿＿＿＿＿＿；隔离衣挂在半污染区时，应＿＿＿＿＿＿面向外，隔离衣挂在污染区时，应＿＿＿＿＿＿面向外；隔离衣应＿＿＿＿＿更换。

6. 取避污纸时，应从＿＿＿＿＿＿＿＿＿＿抓取。

三、简答题

简述隔离管理原则。

【综合练习】

A2 型题

1. 李女士，30 岁，高热，腹泻，诊断为细菌性痢疾。对其应采取
   - A．严密隔离
   - B．消化道隔离
   - C．昆虫隔离
   - D．接触隔离
   - E．保护性隔离

2. 患者刘某，因"肺结核"入院，对其使用过的餐具应先用
   - A．高压蒸汽灭菌
   - B．喷雾法消毒
   - C．擦拭法消毒
   - D．熏蒸法消毒
   - E．浸泡法消毒

3. 患儿，男，6 岁。因水痘入院，护士告知其家长隔离区域的划分，属于半污染区的是
   - A．药房
   - B．治疗室
   - C．配膳室
   - D．患者浴室
   - E．病区内走廊

4. 患者，女，23 岁。诊断为"甲型肝炎"收住入院。护士护理患者穿过的隔离衣，视为清洁部位的是
   - A．胸前
   - B．领口
   - C．背部
   - D．袖子
   - E．腰带以下

5. 在传染病区工作的某护士，做了如下工作，其中违反了隔离原则的做法是
   - A．脚垫要用消毒液浸湿
   - B．隔离单位的标记要醒目
   - C．穿隔离衣后不进入治疗室
   - D．使用过的物品冲洗后立即消毒
   - E．患者用过的物品不放于清洁区

6. 患者，男性，33 岁。诊断为"乙型肝炎"，住感染病区。护士应告诉患者不能进入
   - A．病房
   - B．医护值班室
   - C．外走廊
   - D．化验室
   - E．患者卫生间

7. 患者，女性，10 天前下田大脚趾不慎被玻璃划伤，近两天发热、厌食、说话受限、咀嚼困难、苦笑面容，急诊入院。该患者应给予的隔离方式是
   - A．严密隔离
   - B．呼吸道隔离
   - C．消化道隔离
   - D．接触性隔离
   - E．保护性隔离

8. 患者，男性，因感染性腹泻入院，护士在接过患者递过的体温计时，使用避污纸，取用的正确方法是
   - A．掀页撕取
   - B．由别人代递
   - C．在页面抓取
   - D．须掀起页面再抓取
   - E．随便撕取，无影响

9. 患儿，4 岁，因麻疹入院治疗，应将其安置在
   - A．危重病房
   - B．普通病房
   - C．隔离病房
   - D．急诊病房
   - E．心电监护病房

10. 患者杨某，经化疗后白细胞 2.0×10^9/L，对该患者应进行
    - A．严格隔离
    - B．接触隔离
    - C．消化道隔离
    - D．呼吸道隔离
    - E．保护性隔离

A3/A4 型题

（1～2 题共用题干）

患者，男性，27 岁，因乏力、厌食、恶心、肝大、血清 ALT 升高就医，诊断为乙型肝炎，进行住院治疗。

1. 护士为患者抽取血标本后，刷洗双手的正确顺序是
   - A．前臂、腕部、手背、手掌、手指、指缝、指甲
   - B．手指、指缝、手背、手掌、腕部、前臂
   - C．前臂、腕部、手背、指甲、手掌、手指
   - D．前臂、腕部、手背、手指、手掌、指缝、指甲

E．手掌、腕部、手背、手指、前臂、指甲

2. 入院指导时告知患者，病区的清洁区是

 A．病室   B．配膳室

 C．病区走廊   D．化验室

 E．患者浴室

（3～4题共用题干）

 患者，男性，36岁。诊断为"病毒性肝炎"收住入院。

3. 操作后脱下的隔离衣，处理正确的是

 A．污染面向内挂于衣橱内

 B．污染面向内挂于病区走廊

 C．污染面向外挂于衣橱内

 D．污染面向外挂于病区走廊

 E．污染面向外挂于病室内

4. 患者病愈出院后，患者单位的终末消毒不妥的是

 A．将被服放入污衣袋，先清洗再消毒

 B．病室消毒时，摊开被褥、打开床旁桌

 C．病室消毒时，关闭门窗

 D．病室空气消毒后，开窗通风

 E．用漂白粉溶液擦拭家具、地面和墙面

（5～6题共用题干）

 患者，男性，20岁。足底刺伤后发生破伤风。入院时患者频繁抽搐。

5. 在安排病床时应注意

 A．便于家属探视、交谈

 B．避免声、光刺激

 C．靠近监护室

 D．保持病室清洁

 E．加强安全防护措施

6. 以下对患者病床单位的终末处理，不妥的是

 A．用过的物品统一进行高压蒸汽灭菌消毒

 B．关闭门窗，打开床旁桌，摊开棉被，竖起床垫，用消毒液熏蒸消毒

 C．用消毒液擦拭家具及地面

 D．被服类放入污物袋，消毒后再清洗

 E．床垫、棉被和枕芯等送消毒室进行处理

（7～8题共用题干）

 患者，男性，32岁，近日出现乏力、纳减、恶心、厌油、发热及黄疸，到医院就诊，诊断为：急性黄疸性肝炎，住院治疗。

7. 此时的护理措施以下哪项不妥

 A．接触患者穿隔离衣

 B．患者的剩饭立即倒掉

 C．护理患者前后要洗手

 D．患者的大便要用漂白粉混合搅拌后倒掉

 E．给予低脂饮食

8. 护理患者后，消毒双手最好的方法是

 A．70%乙醇

 B．0.01% 新洁尔灭

 C．1% 氯胺

 D．0.2% 过氧乙酸

 E．0.02% 洗必泰

（9～12题共用题干）

 患者刘某，胸痛、咳嗽、低烧 20 余天，诊断为肺结核而住进传染病区。

9. 对患者应执行

 A．呼吸道隔离   B．消化道隔离

 C．接触隔离   D．昆虫隔离

 E．保护性隔离

10. 护士进入传染病区，穿脱隔离衣的操作步骤正确的是

 A．双手伸入袖内后扣袖口

 B．扣好领扣后系腰带

 C．将腰带交叉在背后打结

 D．消毒手后，先解领扣

 E．将隔离衣内面向外，挂传染病室内

11. 在传染病区使用口罩，符合要求的是

 A．口罩应遮住口部

 B．污染的手只能触摸口罩外面

 C．取下口罩后外面向外折叠

 D．口罩潮湿应晾干再用

 E．脱下口罩后勿挂在胸前

（编者：刘晓宇）

第十章　生命体征的评估及护理

第一节　体温的评估及护理

【知识要点】

一、正常体温及生理性变化

1. 正常体温：

(1) 口腔舌下温度：36.3 ~ 37.2 ℃（37 ℃）。

(2) 腋下温度：36 ~ 37 ℃（36.5 ℃）。

(3) 直肠温度：36.5 ~ 37.7 ℃（37.5 ℃）。

2. 生理性变化：

(1) 昼夜：清晨 2 ~ 6 时最低，午后 1 ~ 6 时最高。

(2) 年龄：儿童高于成人，成人高于老年人。

(3) 性别：女性较男性稍高。

(4) 运动。

(5) 药物。

(6) 其他。

二、异常体温的评估及护理

1. 体温过高：

(1) 临床分级：① 低热；② 中热；③ 高热；④ 超高热。

(2) 发热过程：见表 10-1。

表 10-1　发热的临床过程特征比较

发热的过程	特　点	临床表现	方式
体温上升期	产热 > 散热	畏寒，皮肤苍白发冷，有时伴寒战。	骤升 渐升
高热持续期	产热和散热在较高水平趋于平衡。	颜面潮红，皮肤灼热，口唇干燥，呼吸深快，尿量减少。	持续数小时至数周
退热期	散热 > 产热	大量出汗，皮肤温度下降。	骤退 渐退

(3) 常见热型：有稽留热、弛张热、间歇热和不规则热四种。

(4) 护理措施：

① 降低体温：体温超过 39.0 ℃，可用冰袋冷敷头部；体温超过 39.5 ℃ 时，可用乙醇或温水擦浴、大动脉冷敷。降温 30 min 后，应复测体温。

② 加强病情观察：每隔 4 h 测量体温 1 次，待体温恢复正常 3 天后，改为每日 2 次。

③ 补充营养和水分：高热量、高蛋白、高维生素、易消化的流质或半流质食物；鼓励患者多饮水，每日摄入量 2 500 ~ 3 000 ml。

④ 保证休息：发热时应减少活动，适当休息；高热绝对卧床。

⑤ 预防并发症：口腔护理，皮肤护理，预防压疮等。

⑥ 心理护理。

2. 体温过低（体温低于 35 ℃ 以下者）：

(1) 临床分级：① 轻度；② 中度；③ 重度；④ 致死温度。

(2) 临床表现：皮肤苍白、四肢冰冷、轻度颤抖、心跳呼吸减慢、血压下降、躁动不安，严重者可出现昏迷。

(3) 护理措施：

① 保暖措施：室温保持为 22 ~ 24 ℃；对老人、小儿及昏迷患者，要注意防止烫伤。

② 观察病情：每小时测量体温 1 次。

③ 病因治疗。

④ 做好抢救准备。

三、体温测量技术

1. 体温计的种类及构造：共三种，最常用的是水银体温计。水银体温计包括口表、腋表、肛表。

2. 体温计的消毒与检查：

(1) 体温计的消毒：常用的消毒液有 75% 乙醇、1% 过氧乙酸、含氯消毒剂等。

① 使用后，分 2 次浸泡于 2 个不同的消毒液容器内。

② 浸泡时间：第一次 5 min；第二次 30 min。

③ 消毒液和冷开水须每日更换，盛放的容器及离心机应每周消毒一次。

(2) 体温计的检查：体温计甩至 35 ℃ 以下，放入 40 ℃ 的水中，3 min 后取出，读数误差在 0.2 ℃ 以上、玻璃柱出现裂隙或水银柱自行下降，则不可使用。

3. 体温测量：见表 10-2。

表 10-2　根据患者病情选择合适的测量体温方法

测量体温的方法	测量部位及操作要点	时间
口腔测温法	将口表水银端斜含于舌下热窝，用鼻呼吸。	3 min
腋下测温法	擦干腋窝汗液，将腋表水银端放于腋窝正中，患者屈臂过胸，夹紧体温计。	10 min
直肠测温法	患者侧卧、俯卧或屈膝仰卧位，润滑肛表水银端，轻轻插入肛门 3 ~ 4 cm。	3 min

4. 注意事项：

(1) 测量体温前、后应清点体温计数量。

(2) 口腔测量法：

① 婴幼儿、精神异常、昏迷、口腔疾病、口鼻腔手术或呼吸困难及不能合作的患者不宜测口温。

② 进食或吸烟，面部冷、热敷者需间隔 30 min 后测口温。

(3) 腋下测温法：

① 消瘦不能夹紧体温计，腋下出汗较多，腋下有炎症、创伤、手术，肩关节受伤的患者不宜测腋温。

② 腋窝局部冷、热敷需间隔 30 min 后再测量腋温。

(4) 直肠测温法：

① 直肠或肛门手术、腹泻以及心肌梗死的患者不宜测肛温。

② 坐浴或灌肠后需间隔 30 min 后才可测肛温。

(5) 患者不慎咬碎体温计时：立即清除口腔内的玻璃碎屑；口服牛奶或蛋清以延缓汞的吸收；如病情许可，可口服大量粗纤维食物（如芹菜）。

(6) 体温与病情不符时，重新测量。

(7) 婴幼儿、昏迷、危重患者及精神异常者测体温时，应有专人守护。

(8) 防止交叉感染；传染患者的体温计应固定使用。

【课前预习】

一、基础复习

1. 体温的产生。　2. 体温调节中枢。

二、预习目标

1. 稽留热指体温持续在_____，达数日或数周，24 h 波动范围_____，常见于_____、_____；弛张热指体温在_____ 以上，24 h 体温差_____，最低体温仍_____正常水平，常见于_____、_____、_____等；间歇热指体温骤升至_____以上，持续数小时或更长，然后下降至_____或_____，经过一个间歇，体温又升高，并反复发作，即_____和_____交替有规律地出现，常见于_____。

2. 物理降温时，体温超过_____可用冰袋冷敷头部，体温超过_____时用乙醇擦浴，降温后_____ min 测量体温观察效果。

3. 体温计不慎被咬碎，首先应_____，然后口服_____或_____以延缓汞的吸收，病情允许可服用_____食物以促进汞的排出。

【课后巩固】

一、名词解释

稽留热　　弛张热　　间歇热　　体温不升

二、填空题

1. 口温正常范围为_____，肛温正常范围为_____，腋温正常范围为_____。

2. 低热：_____；中度热：_____；高热：_____；超高热：_____。

3. 发热过程分为三期，即：①_____期，其特点是_____；

② ＿＿＿＿＿＿＿＿＿期，其特点是＿＿＿＿＿＿＿＿＿＿＿＿＿＿＿＿＿＿＿＿＿＿＿＿＿＿＿＿＿＿＿＿＿＿＿＿＿＿；

③ ＿＿＿＿＿＿＿期，其特点是＿＿＿＿＿＿＿＿＿＿＿＿＿＿＿＿＿＿＿＿＿＿＿＿＿＿＿＿＿＿＿＿＿＿＿＿＿＿＿。

4. 测量口腔温度时，将体温表置于＿＿＿＿＿＿，测量时间＿＿＿＿＿min；测腋温时，将体温表置于＿＿＿＿＿＿＿，测量时间＿＿＿＿＿＿＿min；测肛温时，润滑肛表汞端后，将体温表插入肛门＿＿＿＿＿＿cm，测量时间＿＿＿＿min。

5. ＿＿＿＿＿、＿＿＿＿＿、＿＿＿＿＿、＿＿＿＿＿、＿＿＿＿＿或＿＿＿＿＿＿＿＿＿＿＿＿＿＿＿不宜测口腔温度，刚进食或面部热敷后，应间隔＿＿＿＿＿＿＿min后测量。

6. ＿＿＿＿＿＿＿＿＿＿＿、＿＿＿＿＿＿＿＿＿＿＿、＿＿＿＿＿＿＿＿＿＿患者不宜测直肠温度，坐浴或灌肠者须待＿＿＿＿＿＿min后测量。

三、简答题

1. 如何检测体温计？

2. 如何护理高热患者？

【综合练习】

A2 型题

1. 张先生，29 岁，持续高热 3 周，护士在评估过程中，发现患者体温降至 36.6 ℃，患者神志清醒，请分析退热期的特点

   A．产热多于散热

   B．散热大而产热少

   C．产热和散热趋于平衡

   D．散热增加，产热趋于正常

   E．散热和产热在较高水平上平衡

2. 患者，男，28 岁，高烧 1 天入院。护士为其测量体温发现：患者早上 8 时体温在 39.0 ℃左右，下午 4 时达 39.8 ℃。此热型符合

   A．弛张热　　　　B．间歇热

   C．不规则热　　　D．稽留热

   E．波浪热

3. 患者，男性，18 岁，3 h 前受凉后出现高热，体温上升达 40.5 ℃，面色潮红，皮肤灼热，无汗，呼吸脉搏增快。该患者的临床表现属于发热过程中的哪一期

   A．低热上升期　　B．高热上升期

   C．高热持续期　　D．中度热上升期

   E．过高热持续期

4. 患者，女性，50 岁，因肺炎入院，体温 39.5 ℃，在退热过程中护士应注意监测患者出现下列哪种情况

   A．低温　　　　　B．虚脱

   C．皮肤潮红　　　D．呼吸加快

   E．畏寒

5. 郭女士，60 岁。结肠癌入院 3 个月，现患者出现大量腹水，全身水肿，呼吸急促，端坐呼吸，近 1 周出现癌性发热。该患者出现的发热热型属于

   A．稽留热　　　　B．弛张热

   C．回归热　　　　D．间歇热

   E．不规则热

6. 李某，患肺炎。入院时体温 40 ℃。为观察体温的变化，常规测量体温的时间为

   A．每隔 8 h　　　B．每隔 6 h

   C．每隔 4 h　　　D．每天 1 次

   E．每小时 1 次

7. 王女士，因全身衰竭入院。入院时体温 35 ℃，护士为其提供的护理措施中不当的是

   A．提高室温

   B．增加患者的活动量

   C．密切观察病情

   D．足部放热水袋

   E．加盖被

8. 患者，男性，20 岁，患肺结核。护士为其测量体温后，应使用哪种方法消毒体温计
   A．煮沸消毒
   B．2% 碘酊擦拭
   C．75% 乙醇浸泡
   D．0.1% 氯己定浸泡
   E．戊二醛浸泡

9. 护士小张在检查体温计时，体温计误差为多少时应该判为不合格
   A．0.1 °C 以上　　　　B．0.2 °C 以上
   C．0.3 °C 以上　　　　D．0.4 °C 以上
   E．0.5 °C 以上，

10. 患者，男性，25 岁，因中暑体温上升高达 40 °C，面色潮红，皮肤灼热，无汗，呼吸脉搏增快，护士为其进行物理降温，请问物理降温后应间隔多长时间测量体温
    A．5 min　　　　　　B．10 min

C．20 min　　　　　　D．30 min
E．60 min

11. 患儿，男，5 岁。测口温时不慎将体温计咬碎，护士应立即
    A．让患者口服牛奶
    B．催吐
    C．让患者服缓泻剂
    D．清除患者口腔内玻璃碎屑
    E．为患者洗胃

12. 患者，女，1 岁 3 个月，因秋季腹泻入院治疗，护士为其测量体温时正确的措施是
    A．可测量直肠温度
    B．测温时间为 10 min
    C．可测量口腔温度
    D．嘱患儿闭口用鼻呼吸
    E．测温时间为 3 min

A3/A4 型题

（1~3 题共用题干）

田女士患肺炎已 4 天，持续发热，每日口腔温度波动范围在 37.5~40 °C，并伴有脉搏、呼吸增快，食欲减退等症状。

1. 该患者的热型是
   A．间隙热　　　　B．弛张热
   C．波浪热　　　　D．稽留热
   E．不规则热

2. 一日患者大量出汗、血压下降、脉搏细数、四肢湿冷，护士判断患者可能出现
   A．高热上升期表现
   B．高热持续期表现
   C．退热期渐退表现
   D．退热期骤退表现
   E．退热期虚脱表现

3. 针对患者的问题，护理措施不正确的是
   A．给予高热量、高蛋白、高维生素、高脂饮食
   B．鼓励多饮水
   C．随时擦干汗液，更换衣服和床单
   D．注意保暖

E．心理护理，尽量满足患者的需要

（4~7 题共用题干）

周先生，肺炎患者，口温 39.5 °C，脉率 120 次/min，颜面潮红，皮肤灼热，伴有尿量减少。

4. 该患者的发热程度为
   A．低热　　　　B．中度热
   C．高热　　　　D．超高热
   E．正常体温

5. 对于该患者的护理措施不适当的是
   A．保持皮肤清洁
   B．等渗盐水口腔护理
   C．鼓励患者多饮水
   D．每 1 h 测量体温一次
   E．酌情给予乙醇擦浴

6. 测量患者口腔温度时，以下操作正确的是
   A．患者进食后可立即测量
   B．将体温计放于患者舌下热窝
   C．测量时间 10 min
   D．嘱患者咬紧体温计
   E．患者可用口鼻呼吸

7. 患者不慎咬破体温计，护士首先应采取的措施是
- A．了解咬破体温计的原因
- B．检查体温计破损程度
- C．清除口腔内的玻璃碎屑
- D．让患者喝 500 ml 牛奶
- E．给予电动吸引洗胃

（8~9 题共用题干）

患者女，59 岁。持续高热 3 天，每 4 h 测 1 次体温，都在 39.1 ℃ 以上，最高 40 ℃

8. 该患者的热型属于
- A．弛张热
- B．稽留热
- C．间歇热
- D．不规则热
- E．波浪热

9. 护理该患者，正确的措施是
- A．每日测体温 4 次
- B．体温超过 39.2 ℃，给予乙醇拭浴
- C．药物降温 1 h 后复测体温
- D．鼓励患者多饮水、多运动
- E．如患者有寒战，应注意保暖

第二节　脉搏、呼吸的评估及护理

【知识要点】

一、脉搏的评估及护理

1. 正常脉搏及生理性变化：
(1) 脉率：60~100 次/min，受年龄、性别、体型、活动、药物和食物的影响。
(2) 脉律：均匀规则，间隔时间相等。
(3) 脉搏的强弱：强弱相同。
(4) 动脉壁的情况：光滑、柔软，有一定的弹性。
2. 异常脉搏的评估及护理：
(1) 异常脉搏：见表 10-3。

表 10-3　异常脉搏的评估

观察项目	异常变化	常见患者
脉率异常	速脉：安静时，成人脉率超过 100 次/min。	发热、甲状腺功能亢进、心衰、大出血前期、疼痛等。
	缓脉：安静时，成人脉率低于 60 次/min。	颅内压增高、房室传导阻滞、甲状腺功能减退等。
节律异常	间歇脉（又称过早搏动或期前收缩），其中： ① 二联律：隔一个正常搏动出现一次期前收缩。 ② 三联律：隔两个正常搏动出现一次期前收缩。	各种心脏病或洋地黄中毒，偶尔见于少数健康人等。
	① 脉搏短绌，又叫绌脉：同一单位时间内，脉率小于心率。 ② 心律完全不规则，心率快慢不一，心音强弱不等。	心房纤颤。

续表

观察项目	异常变化		常见患者
强弱异常	洪脉：强大而有力。		高热、甲状腺功能亢进等。
	丝脉：细弱无力。		主动脉狭窄、大出血、休克、全身衰竭等。
	交替脉：节律正常而强弱交替出现。		高血压性心脏病、冠状动脉粥样硬化性心脏病等。
	水冲脉：急促有力，如潮起潮落。		主动脉瓣关闭不全、先天性动脉导管未闭、甲亢等。
	奇脉：平静吸气时脉搏明显减弱或消失。		心包积液、缩窄性心包炎。
动脉壁异常	·弹性消失，呈条索状或结节状，如按琴弦上。		动脉硬化等。

(2) 护理措施：① 休息与活动；② 加强观察；③ 急救准备；④ 心理护理；⑤ 健康指导。

3. 脉搏测量技术：

(1) 测量部位：最常选择的部位是桡动脉。

(2) 测量方法：

① 核对、解释。

② 体位：患者取坐位或卧位。

③ 触诊姿势：护士用食指、中指、无名指触诊。

④ 时间：正常脉搏触诊 30 s，所测数值乘以 2；脉搏异常或危重患者等应测 1 min。

⑤ 脉搏短绌的测量：由两位护士同时测量，一人听心率并发"起、止"口令，另一人测脉率，测 1 min。

⑥ 记录：次/min。绌脉：心率/脉率/min。

4. 注意事项：

(1) 选择合适的测量部位：常用桡动脉。

(2) 不可用拇指诊脉。

(3) 为偏瘫患者测脉搏，应测健侧肢体。

(4) 注意观察脉律、脉搏强弱、动脉壁弹性。

二、呼吸的评估及护理

1. 正常呼吸及生理性变化：16～20 次/min，受年龄、性别、运动、情绪等影响。

2. 异常呼吸的评估及护理：

(1) 异常呼吸：见表 10-4。

表 10-4 异常呼吸的评估

观察项目	异常变化		常见患者
频率异常	呼吸过速：安静时，成人呼吸 > 24 次/min。		高热，疼痛，甲亢、贫血。
	呼吸过缓：安静时，成人呼吸 < 12 次/min。		颅内压增高、巴比妥药物中毒。
深浅度异常	深度呼吸：呼吸深大而规则。		尿毒症、糖尿病所致代谢性酸中毒。
	浅快呼吸：呼吸浅表而不规则。		呼吸肌麻痹、濒死。

续表

观察项目	异常变化	常见患者
节律异常	潮式呼吸：又称陈-施呼吸。特点是：呼吸从浅慢开始逐渐加深加快，达到高潮后，又逐渐变浅变慢，然后暂停 5～20 s 后，重复出现以上呼吸。呈潮水涨落样，周而复始。	脑膜炎、颅内压增高、巴比妥药物中毒。
	间断呼吸：又称毕奥呼吸。特点是：呼吸和呼吸暂停现象交替出现。	颅内病变、呼吸中枢衰竭。
声音异常	蝉鸣样呼吸。	喉头水肿、痉挛或喉头有异物。
	鼾声呼吸。	深昏迷。
呼吸困难	吸气性呼吸困难：吸气困难，吸气时间延长，出现明显三凹征（胸骨上窝、锁骨上窝、肋间隙凹陷）。	喉头水肿、喉头异物。
	呼气性呼吸困难：呼气费力，呼气时间延长。	支气管哮喘、阻塞性肺气肿。
	混合型呼吸困难：吸气和呼气均感费力。	重症肺炎、广泛性肺纤维化、大量胸腔积液、大面积肺不张。

(2) 护理措施：① 加强观察；② 环境舒适；③ 充分休息；④ 保持气道通畅，清除呼吸道分泌物，给氧；⑤ 加强心理护理，消除紧张；⑥ 健康指导：指导正确呼吸及有效咳嗽的方法。

3. 呼吸测量技术：

(1) 保持诊脉姿势：护士手仍保持按在患者手腕处，分散患者注意力。

(2) 测试时间：一般患者观察 30 s，将测得数值乘以 2；呼吸异常患者观察 1 min。

(3) 记录（次/min）。

(4) 注意事项：

① 分散患者注意力，保证测量准确性。

② 幼儿宜先测呼吸再测体温。

③ 危重或呼吸微弱患者：可观察患者鼻孔前棉花被吹动的次数，计数 1 min。

【课前预习】

1. 正常成人在安静状态下脉率为_____次/min。

2. 成人在安静状态下呼吸频率为_____次/min，呼吸与脉搏之比是_____，男性及儿童以_____呼吸为主，女性以_____呼吸为主。

3. 脉搏短绌常见于_____；交替脉常见于_____、_____；丝脉常见于_____、_____、_____；奇脉常见于_____、_____。

【课后巩固】

一、名词解释

间歇脉　　脉搏短绌　　潮式呼吸　　间断呼吸　　呼吸困难

二、填空题

1. 间歇脉是指在一系列正常均匀的脉搏中出现一次_____的脉搏，其后有一较正常_____的间歇，亦称_____。见于_____或_____的患者。

2. 二联律是指每隔_____正常搏动后出现一次_____；三联律是指每隔_____正常搏动后出现一次_____。

3. 绌脉是指同一单位时间里_____少于_____，常见于_____的患者。

4. 测量脉搏时，常选择的部位是_____；正常脉搏测量时间为_____，所测脉搏数值乘以_____为脉率，异常脉搏、危重患者测量时间为_____；测量绌脉时，需由两名护士_____测量，一人听_____，一人测_____，由测_____的护士喊"开始"和"停止"，计数时间为_____，记录方式为_____/_____。

5. 偏瘫患者测脉搏时应选_____侧肢体；诊脉时应用_____指、_____指、_____指触及_____搏动处，不可用____指。

6. 呼吸增快，指成人呼吸超过____次/min，常见于_____或_____等患者；呼吸缓慢，指成人呼吸少于_____次/min，多见于_____及_____等呼吸中枢抑制的患者。

7. 潮式呼吸，又称_____，特点是呼吸由_____逐渐_____，再由_____变_____，经一段时间的呼吸_____，如此周而复始，周期约_____；常见于_____疾病，如_____、_____等患者。

8. 间断呼吸，又称_____，表现是_____与_____现象交替出现。常见于_____或_____的患者。

9. 深度呼吸常见于_____的患者；浅快呼吸常见于_____的患者。

10. 蝉鸣样呼吸见于_____、_____、_____等患者；鼾声样呼吸见于_____患者。

11. 呼吸困难是指呼吸_____、_____和_____的异常，分为_____呼吸困难、_____呼吸困难、_____呼吸困难。

12. 吸气性呼吸困难，主要是上呼吸道部分梗阻，患者_____费力，出现_____征（即_____、_____和_____凹陷），常见于_____、_____的患者。

13. 呼气性呼吸困难，主要是下呼吸道部分梗阻，患者_____费力，常见于_____和_____患者。

14. 混合性呼吸困难，_____和_____均感费力，呼吸频率_____而_____，常见于_____、_____等。

15. 测量呼吸时，保持_____手势观察患者呼吸，一起一伏为_____次，正常呼吸测量时间为_____，危重患者或婴儿测量时间为_____。

三、简答题

为何不能用拇指诊脉？

【综合练习】

A2 型题

1. 患者，陈某，女性，30 岁。因"发热"入院，护理体检时，体温 38.5 ℃，脉率 120 次/min，呼吸 20 次/min，血压 100/70 mmHg。患者脉搏为
   - A. 缓脉
   - B. 速脉
   - C. 绌脉
   - D. 丝脉
   - E. 洪脉

2. 患者，女性，27 岁，诊断为甲状腺功能亢进，患者常测到的脉搏为
   - A. 间歇脉
   - B. 二联律
   - C. 三联律
   - D. 绌脉
   - E. 洪脉

3. 王先生，65 岁，患风湿性心脏病 10 年。体检：心率 100 次/min，脉率 76 次/min，强弱不等，极不规则，此脉搏称为
   - A. 缓脉
   - B. 间歇脉
   - C. 丝脉
   - D. 绌脉
   - E. 三联律

4. 李先生，男，56 岁，患心肌炎 8 年。护士为其测量脉搏时发现在一系列正常均匀的脉搏中，出现一次提前而较弱的脉搏，其后有一较正常延长的间歇，此脉搏为
   - A. 间歇脉
   - B. 二联律
   - C. 丝脉
   - D. 绌脉
   - E. 缓脉

5. 患者，女，55 岁，因颅内压增高出现喷射性呕吐。该患者可出现的脉搏异常是
   - A. 间歇脉
   - B. 缓脉
   - C. 三联律
   - D. 绌脉
   - E. 速脉

6. 患者徐某，因车祸受伤大量失血，急诊入院。护士为其测量生命体征，有关脉搏测量的方法错误的选项是
   - A. 护士用食指、中指和无名指的指端按在桡动脉上，计数 1 min
   - B. 诊脉时，如有异常，再重复测量 1、2 次，以求准确
   - C. 当脉搏细弱数不清时，可用听诊器听心尖搏动，计数 1min 心率代替脉率
   - D. 如患者心率和脉率不一致时，护士应先测心率，再测脉率，各测 1 min
   - E. 诊脉时，不可用拇指，因拇指小动脉搏动与患者脉搏易造成混淆

7. 郑先生，48 岁，心源性哮喘患者，主诉呼气费力，呼气时间显著长于吸气，该患者最可能出现哪种呼吸异常
   - A. 吸气性呼吸困难
   - B. 呼气性呼吸困难
   - C. 混合性呼吸困难
   - D. 深度呼吸
   - E. 浅度呼吸

8. 患者陈某。因哮喘急性发作。经注射解除支气管痉挛药后效果不佳，此时应首要注意
   - A. 让患者休息
   - B. 心理安慰
   - C. 调整患者卧位
   - D. 进行保健指导
   - E. 采集呼吸道标本

9. 患者，男，56 岁，患有糖尿病酮症酸中毒，患者的呼吸表现应为
   - A. 吸气时间延长
   - B. 深大而规则
   - C. 浅表而不规则
   - D. 浅表而规则
   - E. 深大而不规则

10. 李女士，70 岁。因服用过量巴比妥药物入院。住院期间，患者表现为呼吸和呼吸暂停现象交替出现。在有规律地呼吸几次后，突然停止呼吸，间隔一段时间后，又开始呼吸。如此反复交替出现。此呼吸称为
    - A. 陈—施呼吸
    - B. 毕奥呼吸
    - C. 浮浅性呼吸
    - D. 鼾声呼吸
    - E. 库斯莫氏呼吸

11. 患者，男，23 岁，安眠药中毒后意识模糊不清，呼吸微弱、浅而慢，不易观察，护士应采取的测量方法是
    - A. 以 1/4 的脉率计算
    - B. 测脉率后观察胸腹起伏次数
    - C. 听呼吸音响计数
    - D. 用手感觉呼吸气流通过计数
    - E. 用少许棉花置于患者鼻孔前观察棉花纤维飘动次数计算呼吸频率

A3/A4 型题

（1~3 题共用题干）

李先生，65 岁，以"冠心病、心房纤颤、高血压"收治入院，测血压 150/100 mmHg。

1. 在测量脉搏时，有可能出现
- A．二联律
- B．三联律
- C．绌脉
- D．奇脉
- E．洪脉

2. 此脉搏属于
- A．频率异常
- B．节律异常
- C．强弱异常
- D．动脉壁异常
- E．次数异常

3. 测量绌脉的正确方法是
- A．先测脉率后测心率
- B．一人测脉率，另一人计时
- C．一人测脉率、心率，另一人计时
- D．一人发起口令，另一人同时测脉率和心率
- E．一人听心率发起测量口令，另一人测脉搏，同时测 1 min

（4~6 题共用题干）

3 岁患儿，不慎将一粒花生米误入气管，出现三凹征。

4. 该患儿呼吸困难的类型是
- A．浅表性呼吸困难
- B．混合性呼吸困难
- C．呼气性呼吸困难
- D．节律性呼吸困难
- E．吸气性呼吸困难

5. 其不可能出现的临床表现是
- A．吸气费力
- B．呼气费力
- C．口唇发绀
- D．烦躁不安
- E．鼻翼翕动

6. 对该患儿的护理不正确的是
- A．心理护理，消除紧张、恐惧心理
- B．清除异物，保持呼吸道通畅
- C．给予氧气吸入
- D．调低室内温度和湿度
- E．安置合适体位，保证休息，减少耗氧量

（7~8 题共用题干）

王女士，58 岁，尿毒症晚期，昏迷，呼吸表现为由浅慢到深快再到浅慢，经过一段时间呼吸暂停，又一次开始如上的周期性呼吸。

7. 该呼吸的形式是
- A．呼吸过度
- B．潮式呼吸
- C．间停呼吸
- D．点头呼吸
- E．叹息样呼吸

8. 该呼吸形式的产生机理是
- A．肺牵引反射
- B．本体感应反应
- C．防御性反应
- D．$PaCO_2$ 升高导致的化学性调节
- E．代谢产物刺激

第三节　血压的观察和护理

【知识要点】

一、正常血压及其生理性变化

1. 正常血压：

(1) 收缩压：90 ~ 139 mmHg（12 ~ 18.5 kPa）。

(2) 舒张压：60 ~ 89 mmHg（8 ~ 11.8 kPa）。

(3) 脉压：30～40 mmHg（4～5.3 kPa）。

2. 生理变化：

(1) 年龄：血压随年龄的增长而逐渐增高。

(2) 性别：同龄女性血压比男性偏低。更年期后，女性血压与男性差别较小。

(3) 昼夜和睡眠：清晨血压最低，傍晚血压最高，睡眠不佳，血压升高。

(4) 环境：寒冷刺激下，血压可略升高；高温刺激下，血压可略下降。

(5) 体位：卧位血压 < 座位血压 < 立位血压。

(6) 测量部位：一般右上肢血压高于左上肢；下肢血压比上肢高。

(7) 其他：紧张、恐惧、害怕、兴奋及疼痛等精神状态的改变，均可导致血压升高。

二、异常血压的评估及护理

1. 异常血压：

(1) 高血压：成人收缩压≥140 mmHg 和（或）舒张压≥90 mmHg。

(2) 低血压：成人血压 < 90/60 mmHg。常见于大量失血、休克、急性心力衰竭等。

(3) 脉压异常：脉压增大或脉压减小。

2. 护理措施：① 监测血压；② 合理饮食（低盐、低脂、低胆固醇、高纤维饮食）；③ 劳逸结合；④ 良好环境；⑤ 心理护理；⑥ 健康指导。

三、血压测量技术

1. 血压计的种类和构造：水银血压计（分为台式、立式两种），弹簧表式血压计，电子血压计等。

2. 血压测量技术：见表 10-5。

(1) 测量部位：常用部位有上肢肱动脉、下肢腘动脉。

(2) 测量前：

① 嘱患者休息 15～30 min。

② 检查血压计是否符合要求：袖带宽窄合适，玻璃管无裂隙，管道连接正确，水银充足，橡胶管和输气球不漏气。

表 10-5　血压测量技术

操作流程	操作步骤
核对解释	核对床号、姓名，解释目的和注意事项。
体位正确	上肢血压：坐位平第四肋；仰卧位平腋中线。
	下肢血压：仰卧位、俯卧位或侧卧位。
缠袖带	上肢血压：袖带下缘距肘窝 2～3 cm。
	下肢血压：袖带下缘距腘窝 3～5 cm。
置听诊器	放于肱动脉或腘动脉搏动最明显处。
输气	充气至肱（腘）动脉搏动音消失，再上升 20～30 mmHg。
放气	速度为 4 mmHg/s。

续表

操作流程	操作步骤
测量血压	当从听诊器中听到第一声搏动音时汞柱上所指刻度，即为收缩压；随后搏动声逐渐增强，当搏动音突然变弱或消失时汞柱所指刻度为舒张压。
整理	驱除袖带内余气，将血压计向右倾斜 45° 角时关闭水银槽开关。
记录	收缩压/舒张压 mmHg（kPa）。

注意事项：

① 定期检查、校对血压计。

② 四定：定时间，定部位，定体位，定血压计。

③ 偏瘫患者选择健侧肢体测量。

④ 重复测量须将袖带内的气体驱尽，使汞柱降至"0"点，稍待片刻，再进行测量。

⑤ 排除影响血压测量值的干扰因素：

· 袖带过宽，血压偏低；反之，偏高。

· 肱动脉高于心脏水平，血压偏低；反之，偏高。

· 袖带过紧，血压偏低；反之，偏高。

· 视线高于水银柱弯月面，血压偏低；反之，偏高。

· 水银不足，血压偏低。

【课前预习】

1. 成人收缩压的正常范围是_____mmHg，舒张压的正常范围是_____mmHg，脉压为_____mmHg。

2. 高血压，指收缩压≥_____ mmHg，舒张压≥_____ mmHg；低血压，指血压低于_____mmHg，多见于_____、_____。

3. 为了准确观察患者的血压，测量时应尽量做到四定，即：① _____、② _____、③ _____、④ _____。

【课后巩固】

一、名词解释

高血压　　低血压

二、填空题

1. 血压随年龄的增长而_____；更年期以前女性血压_____男性；傍晚血压_____清晨；寒冷环境中血压可_____，高温环境中血压可_____；下肢血压_____上肢血压_____mmHg，右上肢 _____左上肢_____mmHg。

2. 脉压差增大，指脉压 > _____mmHg，见于_____、_____等；脉压差减少，指脉压 < _____mmHg，见于_____、_____等。

3. 测血压时，_____与_____位于同一水平，即坐位时，平_____肋，仰卧位时，平_____线；缠袖带时，袖带下缘距肘窝_____cm；充气时，应至_____搏动音消失后再升高_____mmHg；放气时，应以每秒_____mmHg 速度放，闻及第一声搏动音时汞柱所指刻度为＿＿＿＿＿压，当搏动音突然减弱或消失，此时汞柱所指刻度为＿＿＿＿压；整理血压计时应将血压计右倾＿＿＿＿°再关闭开关；血压的记录方式是＿＿＿＿＿。

4. 为偏瘫患者测血压，应选择＿＿＿＿侧肢体。

三、简答题

影响血压测量的干扰因素有哪些?

【综合练习】

A2 型题

1. 张先生，40 岁，主诉头晕，测收缩压 158 mmHg，舒张压 90 mmHg，应考虑
   A．高血压
   B．低血压
   C．临界高血压
   D．收缩压偏低，舒张压正常
   E．舒张压偏低，收缩压正常

2. 患者，女，43 岁，因车祸致内出血。下列血压测量结果中支持低血压诊断的是
   A．收缩压为 105 mmHg，舒张压为 85 mmHg
   B．收缩压为 100 mmHg，舒张压为 75 mmHg
   C．收缩压为 95 mmHg，舒张压为 65 mmHg
   D．收缩压为 90 mmHg，舒张压为 60 mmHg
   E．收缩压为 85 mmHg，舒张压为 45 mmHg

3. 患者，男，65 岁，因急性脑梗死致右侧肢体偏瘫。为其测量血压时应选择健侧肢体测量的主要原因是
   A．健侧肢体能配合操作
   B．减轻患者患侧的疼痛
   C．患侧循环不良以致血压不准
   D．使操作简单迅速
   E．没有任何原因

4. 朱先生，65 岁，高血压、冠心病史 5 年，入院血压 195/135 mmHg，经治疗后稍有下降，但时有波动，患者精神紧张焦虑，以下护理中不妥的操作是
   A．测得血压值偏高时应保持镇静
   B．安慰患者，保持稳定乐观的情绪
   C．向患者介绍高血压的保健知识
   D．测完与原基础血压对照后做好解释
   E．将血压计刻度面向患者以便患者观察

5. 朱女士，高血压病，为其测量血压时正确的做法是
   A．若采取立位测量，手臂应平第六肋间
   B．听到变音时汞柱所指刻度即为舒张压
   C．缓慢放气，速度 4 mmHg/s
   D．放气时听到最强音时汞柱所指刻度即为收缩压
   E．听到舒张压后保持放气速度，直到汞柱回到零位

6. 张女士，患高血压，右侧肢体偏瘫，医嘱每日测血压 4 次，下列不妥的选项是
   A．固定血压计
   B．固定专人测量
   C．测左上肢血压
   D．定时测量血压
   E．卧位测量时，使肱动脉平腋中线

7. 患者，女，33 岁，单位体检测量血压时发现血压较以往偏高，在测量过程中可能出现的错误是
   A．血压计袖带宽度太宽
   B．血压计袖带缠绕过紧
   C．被测者手臂位置高于心脏
   D．被测者在进餐后立即测量血压
   E．测量时，放气速度太慢

8. 陈女士，66 岁，诊断为心房纤维颤动。护士为其测血压。动脉搏动微弱而不易辨清，

需重复测量。下述做法错误的是

A．将袖带内气体驱净

B．使汞柱降到"0"点

C．稍等片刻后重测

D．连续加压直到听清为止

E．测量值先读收缩压，后读舒张压

A3/A4 型题

（1～3 题共用题干）

刘先生，70 岁，因头痛、头晕入院就诊，在安静状态下测其血压为 170/100 mmHg，其他检查结果完全正常。

1. 该患者最有可能的诊断为

A．脑肿瘤
B．脑膜炎

C．脑出血
D．冠心病

E．高血压

2. 为该患者测量血压时下列哪项不妥

A．每天固定时间测量

B．每次测量使用固定的血压计

C．固定一侧上肢进行测量

D．测量血压时体位固定

E．坐位时保证肱动脉平第 2 肋软骨

3. 为该患者做健康宣教，下列内容不妥的是

A．遵医嘱服用降压药物

B．卧床休息，适度运动

C．多参加运动以保持健康

D．无盐低钠饮食

E．多吃高纤维食物，以预防便秘

（4～6 题共用题干）

患者刘某，男，40 岁，近日来头痛、恶心，有时呕吐，无发热，血压 20/12.6 kPa（150/97 mmHg），脉搏 46 次/min，心率 55 次/min，呼吸 25 次/min。

4. 根据所得的资料，此患者生命体征发生了哪些异常

A．缓脉、呼吸减慢

B．高血压、脉短绌

C．丝脉、脉短绌

D．高血压、间歇脉

E．呼吸增快、速脉

5. 为其测量血压时，应做到

A．定时间、定部位、定体位、定血压计

B．定时间、定部位、定血压计、定人员

C．定时间、定部位、定体位、定记录格式

D．定时间、定体位、定部位、定听诊器

E．定时间、定体位、定部位、定袖带

6. 测量血压时出现测量值偏高的因素有

A．血压计袖带宽度太宽

B．血压计袖带缠绕过紧

C．被测者手臂位置高于心脏

D．视线高于血压计刻度

E．血压计袖带宽度太窄

第四节 体温单的绘制

【知识要点】

一、眉栏填写

1．眉栏：用蓝墨水或碳素墨水填写。

2．"日期"栏：每页体温单的第一日应写明"年、月、日"，其余六天只写日，如中间换年或月份，应填写年、月、日或月、日。

3. "住院日数"栏：从入院当天开始连续写至出院。

4. "手术（分娩）后日数"：自手术或分娩后次日为第一日，连续写 14 天，如 7 天内进行第二次手术，则第一次手术作分母，第二次手术作分子，依次填写至第 14 天（用红笔书写）。

二、体温单的绘制方法

1. 体温单 40 ~ 42 °C 之间的填写：

(1) 填写入院、手术、分娩、转科、出院、死亡的时间。

(2) 以 24 h 制，用红色笔纵行填写。

2. 体温、脉搏曲线的绘制及呼吸的记录：

(1) 体温曲线绘制：

① 体温符号：口温用蓝●，腋温用蓝×，肛温用蓝○表示，相邻两次体温用蓝线相连。

② 物理降温：降温后的体温用红○表示，绘制在降温前体温的相应纵格内，并用红色虚线与降温前的体温相连。

③ 体温不升：在 35 °C 横线下相应时间格内用红色笔纵行记录"不升"或在 35 °C 处绘制蓝●，并在蓝●处向下划一个"↓"，长度不超过两格。

④ 体温核实：用小写"v"表示核实。

⑤ 患者拒测、外出、请假等情况，用红色笔在 40 ~ 42 °C 横线内的相应时间格内用红笔纵行填写"拒测""外出""请假"等。

(2) 脉搏（心率）曲线的绘制：

① 脉搏符号：脉搏以红"●"表示，相邻符号用红线相连。

② 脉搏短绌的绘制：心率以红"○"表示，相邻心率用红线相连。

③ 脉搏与体温重叠：先绘制体温符号，再用红笔在体温外面划红圈表示脉搏。

(3) 呼吸的记录：用蓝○表示，相邻两次呼吸用蓝线相连或将呼吸次数用红笔填写在相应的时间格内，相邻两次的呼吸上下错开记录。

3. 底栏填写：

(1) 血压：单位为"mmHg"，以分式表示。

(2) 入量：单位为"ml"，记录前一日 24 h 的总量。

(3) 尿量：单位为"ml"，记录前一日 24 h 的总尿量。导尿："C"。尿失禁："*"。

(4) 大便次数：每 24 h 填写前一日的大便次数。① 如未解大便记"0"；② 灌肠后的大便次数用"E"符号，以分数表示；③ 大便失禁记为"※"。

(5) 体重：单位为"kg"，新入院患者应测量体重并记录，住院期间每周至少记录一次。

(6) 身高。

(7) 其他。

(8) 页码：用蓝黑笔和阿拉伯数字逐页填写。

【课前预习】

1. 40 ~ 42 °C 之间：用红钢笔在相应日期和时间栏内_____行填写：①_____、②_____、③_____、④_____、⑤_____、⑥_____的时间。

2. "手术后日数"栏，以_____为第 1 日，连续写至_____日止。

第十章　生命体征的评估及护理　　77

【课后巩固】

1. 物理和药物降温后_____min 所测温度，绘制在降温前符号的同一纵格内，用_____表示，下次测得体温仍与降温前体温相连。

2. 脉搏短绌时，心率以_____表示，相邻心率用_____相连，在脉搏与心率之间用_____画线填满。

3. 呼吸以_____表示，相邻两次呼吸用_____相连。

【综合练习】

A2 型题

1. **患者，男性，50 岁，"心房纤维颤动"收入院，体温 39.2 ℃，脉搏 62 次/min，心率 100 次/min，呼吸 21 次/min。为其测量生命体征后，记录在体温单上正确的是**
   A. 脉搏用蓝●表示
   B. 心率用红●表示
   C. 降温后的温度用红●表示
   D. 呼吸用红○表示
   E. 心率用红○表示

2. **某患者大便失禁，护士需将此内容用符号形式记录在体温单上，表示大便失禁的符号是**
   A. "0"　　　　　　　　B. "×"
   C. "●"　　　　　　　　D. "E"
   E. "*"

3. **患者住院治疗已 1 周，卧床未下地活动，护士可以在患者病历首页的体温单上见到**
   A. 底栏填写的手术后天数
   B. 眉栏各项用红笔填写的内容

   C. 底栏"体重"一栏中记录为"卧床"
   D. 40~42 ℃栏内蓝色笔纵行填写手术时间
   E. 底栏用铅笔填写并注明计量单位的内容

4. **钟女士，重度衰竭，体温 34.5 ℃，体温绘制方法为**
   A. 在 35 ℃线上画红点，并在该处向下画"↓"
   B. 在 35 ℃线下用蓝笔写"不升"
   C. 在 35 ℃线下用红笔写"不升"
   D. 在 35 ℃线上用蓝笔写"不升"
   E. 在 35 ℃线上画蓝"X"，并在该处向下画"↓"

5. **患者郑某，灌肠前自行排便 1 次，灌肠后排便 4 次，正确的记录方法是**
   A. 1/E　　　　　　　　B. 4/E
   C. 5/E　　　　　　　　D. 1/4E
   E. 1-4/E

A3/A4 型题

（1~2 题共用题干）

患者，男性，24 岁，近日因扁桃体化脓急诊入院治疗，T 39.6 ℃。

1. **该患者的体温单上不记录**
   A. 体温　　　　　　B. 脉搏
   C. 呼吸　　　　　　D. 血压

   E. 神志

2. **当护士给予患者药物降温后 30 min 测得的体温，绘制符号及连线是**
   A. 红点红虚线　　　　B. 蓝点蓝虚线
   C. 红圈红虚线　　　　D. 蓝圈蓝虚线
   E. 红圈蓝虚线

（编者：向春柳）

第十一章　患者清洁的护理

第一节　口腔、头发的护理

【知识要点】

一、口腔护理评估

1. 口腔卫生状况：口唇；口腔黏膜；牙和牙龈；舌和舌苔；口腔异味。
2. 病情及自理能力。
3. 口腔保健知识。

二、口腔护理技术

1. 适用范围：
(1) 一般的口腔护理：适用于能自己完成口腔清洁的患者。
(2) 特殊口腔护理：适用于高热、昏迷、禁食、鼻饲的口腔疾患、大手术后患者。
2. 目的。
3. 操作程序：
(1) 评估。
(2) 计划：① 患者准备；② 用物准备；③ 常用漱口溶液见表11-1。
(3) 实施：见表11-2。
(4) 评价。

表 11-1　常用漱口溶液

漱口溶液	作　用	适用的口腔 pH
0.9% 氯化钠溶液（生理盐水）	清洁口腔，预防感染	中性
朵贝尔溶液（复方硼酸溶液）	轻微抑菌，清除口臭	中性
0.02% 呋喃西林溶液	清洁口腔，广谱抗菌	中性
1%～3% 过氧化氢溶液	遇有机物时放出新生氧气，抗菌除臭	偏酸性
1%～4% 碳酸氢钠溶液	碱性溶液，用于真菌感染	偏酸性
2%～3% 硼酸溶液	酸性防腐剂，抑菌	偏碱性
0.1% 醋酸溶液	用于铜绿假单胞菌感染	偏碱性
0.08% 甲硝唑溶液	用于厌氧菌感染	中性

表 11-2　特殊口腔护理的操作方法

操作步骤	要点说明
1．核对解释	解释目的、注意事项。
2．取体位	仰卧，头偏向护士或面向护士侧卧。
3．垫巾、放弯盘	治疗巾围于颌下和胸前，弯盘置于口角旁。
4．清点棉球	
5．湿润口唇	防开口时干裂出血、疼痛。
6．漱口	昏迷者禁忌漱口。
7．观察口腔	① 嘱患者张口，不能张口者用开口器。 ② 用压舌板撑开颊部，观察口腔。
8．擦洗口腔	① 牙外面：咬合上下齿，先左外侧面、后右外侧面。 ② 牙内面：张口，左上内侧面→左上咬合面→左下内侧面→左下咬合面→颊部；同法擦洗右侧。 ③ 硬腭、舌面及舌下：由内向外横向擦洗，勿触及咽部。
9．漱口、清点棉球	防止棉球遗留在口腔。
10．观察涂药	① 如有溃疡涂药于患处。 ② 口唇干裂者涂液状石蜡或唇膏。
11．整理、记录	整理用物，洗手，记录时间，评估情况，执行效果。

4．注意事项：

(1) 擦洗时动作要轻。

(2) 昏迷患者：① 禁忌漱口；② 擦洗时棉球不宜过湿；③ 止血钳夹紧棉球，每次 1 个；④ 如需用开口器，从臼齿处放入。

(3) 传染患者用物须按消毒隔离原则处理。

(4) 长期应用抗生素者，应观察口腔黏膜有无真菌感染。

(5) 活动义齿先取下，患者漱口后再戴上；暂时不用的义齿，浸于冷水杯中，每日更换一次清水。

三、口腔健康维护

1. 刷牙。　　2. 使用牙线。　　3. 义齿的清洁护理

四、头发护理评估

1. 头发及头皮情况。

2. 头发护理知识及自理能力。

3. 患者的病情及治疗情况。

五、头发护理技术

1. 床上梳头：

(1) 目的。

(2) 操作要点：

① 梳发，长发从发梢到发根逐层梳理；短发从发根梳至发梢。

② 头发纠结成团，用 30% 乙醇湿润。

③ 脱落的头发包于纸中弃于生活垃圾桶内。

2. 床上洗头：

(1) 目的。

(2) 操作要点：

① 室温：24 ℃ ± 2 ℃ 左右；水温：43 ~ 45 ℃。

② 体位：斜角仰卧，用纱遮盖患者双眼，用脱脂棉球塞入两耳。

③ 洗发：发际→头顶→枕后，用指腹揉搓。

(3) 注意事项：

① 随时观察病情变化，如发现异常应立即停止操作。

② 身体极度虚弱的患者不宜在床上洗发。

③ 注意保暖，避免着凉。

④ 避免污水溅入眼、耳内及沾湿衣服及床单。

⑤ 洗发时间不宜过长。

3. 头虱及虮灭除法

(1) 常用灭虱药液：30% 百部酊（百部 30 g 加 50% 乙醇 100 ml，再加入 100% 乙酸 1 ml，装入瓶中加盖盖严 48 h 后即可）。

(2) 操作要点：

① 防护：穿隔离衣，戴手套。

② 方法：纱布蘸百部酊将头发分层擦遍，反复揉搓 10 min 并包裹。

③ 时间：包裹 24 h。

④ 用物：凡是患者接触过的布类和隔离衣均应装入袋内，扎好袋口高压灭菌。

(3) 注意事项。

【课前预习】

一、基础复习

唾液的生理作用。

二、预习目标

1. 常用的口腔漱口溶液有：_____、_____、_____、_____、_____、_____、_____。

2. 百部酊的配制成分应为_____30 g + _____100 ml + _____1 ml。

【课后巩固】

一、填空题

1. 特殊口腔护理适用于_____、_____、_____、_____及其他生活不能自理的患者。

2. 铜绿假单胞菌感染的患者，应选用的漱口溶液是_____；真菌感染时，应选用的漱口溶液是_____；起抗菌除臭作用的漱口溶液是_____；厌氧菌感染的患者，应选的漱口溶液是_____。

3. 昏迷患者做口腔护理时，禁忌＿＿＿＿＿＿＿＿，如需使用张口器，应从＿＿＿＿＿放入，口腔护理前后应清点＿＿＿＿＿＿＿＿＿＿＿＿＿。

4. 长期使用抗生素的患者应特别注意观察口腔有无＿＿＿＿＿＿＿＿＿＿感染。

5. 床上洗发适宜的水温是＿＿＿＿＿＿＿；患者头发纠结成团，梳理时可选用＿＿＿＿＿＿；患者有头虱时，常用的灭头虱药物是＿＿＿＿＿，需擦拭＿＿＿min，戴帽包裹＿＿＿＿＿h。

二、简答题

对昏迷患者进行口腔护理应注意什么？

【综合练习】

A2 型题

1. 王先生，因血小板减少性紫癜住院治疗，护士为其做口腔护理时，发现其舌下有一小血痂，护理方法错误的是
   A. 去除血痂，涂药
   B. 用过氧化氢溶液漱口
   C. 观察口腔黏膜变化
   D. 轻轻擦拭口腔各面
   E. 观察舌苔变化

2. 王先生，34 岁，现经口气管插管，口腔 pH 中性，护士选用呋喃西林溶液为患者进行口腔护理的作用是
   A. 遇有机物放出氧分子杀菌
   B. 清洁口腔，广谱抗菌
   C. 使蛋白质凝固变性
   D. 防腐生新，促进愈合
   E. 改变细菌生长的酸碱环境

3. 陈小姐，26 岁，患白血病，长期用抗生素，护士在口腔评估的过程中，应特别注意观察口腔黏膜
   A. 有无溃疡
   B. 有无口臭
   C. 口唇是否干裂
   D. 有无真菌感染
   E. 牙龈是否肿胀出血

4. 刘先生，诊断为再生障碍性贫血，检查发现嘴唇和口腔黏膜有散在瘀点，轻触牙龈出血，为其进行口腔护理应特别注意
   A. 动作轻柔

   B. 先取下假牙
   C. 血管钳夹紧棉球
   D. 不可漱口
   E. 擦拭时勿触及咽喉壁

5. 李女士，右侧股骨骨折手术后 2 周，护士为其床上洗发的过程中，患者突然感到心慌、气促、面色苍白、出冷汗，护士应立即
   A. 调整患者卧位
   B. 嘱患者深呼吸，放松
   C. 加快速度完成洗发
   D. 请家属协助完成洗发
   E. 停止操作，通知医生

6. 刘女士，56 岁，高空坠落伤，目前处于昏迷状态，护士小刘为其做口腔护理时正确的护理措施是
   A. 协助患者漱口
   B. 从门齿至白齿擦洗牙齿各面
   C. 血管钳夹紧棉球，棉球干湿度适宜
   D. 用开口器时从门齿放入
   E. 活动义齿可放于乙醇中浸泡备用

7. 患者，男性 34 岁，因车祸致颈椎外伤，生活不能自理，为该患者床上洗发时，错误的护理措施是
   A. 将小橡胶单及大毛巾垫于枕上
   B. 患者侧卧将衣领解开
   C. 洗发时注意保护患者的颈部位置
   D. 洗发过程中观察患者面色
   E. 洗发后及时擦干头发

8. 患者，男性，78岁，因急性肺炎高热入院，为其做口腔护理时发现口腔内有溃疡，应选择的药物是
　　A．藿香散　　　　　B．抗菌素粉剂
　　B．冰硼散　　　　　D．小苏打粉
　　E．制霉菌素粉

9. 患者，男，65岁，结核病，伴全心衰竭，为其进行特殊口腔护理的时候，发现其口腔内有铜绿假单胞菌感染，护士应选择的漱口溶液是
　　A．复方硼酸溶液
　　B．1%~3%的过氧化氢溶液
　　C．1%~4%的碳酸氢钠溶液
　　D．0.1%的醋酸溶液
　　E．0.02%的呋喃西林溶液

10. 患者，女，45岁，腰椎术后第一天卧床休息，护士为其进行特殊口腔护理的时候发现其有口臭，最适合选择的漱口溶液是
　　A．生理盐水
　　B．0.1%的醋酸溶液
　　C．2%~3%的硼酸溶液
　　D．1%~2%的碳酸氢钠溶液
　　E．朵贝尔溶液

A3/A4 型题

（1~4题共用题干）

李女士，72岁，患大叶性肺炎，高热昏迷15天。患病以来一直给予大量抗生素治疗。近日发现其口腔黏膜破溃，创面上附着白色膜状物，拭去附着物后可见创面轻微出血。

1. 该患者口腔病变的原因可能是
　　A．病毒感染
　　B．真菌感染
　　C．绿脓杆菌感染
　　D．凝血功能障碍
　　E．维生素缺乏

2. 为该患者进行口腔护理时可选用的溶液是
　　A．等渗盐水
　　B．朵贝尔溶液
　　C．1%~4%碳酸氢钠
　　D．0.02%呋喃西林
　　E．0.1%醋酸

3. 为该患者进行口腔护理时，错误的操作是
　　A．漱口
　　B．用物准备齐全
　　C．每次一个棉球
　　D．张口器从白齿放入
　　E．先取下义齿

4. 对患者的假牙，正确的处理方法是
　　A．擦拭口腔黏膜后再戴上
　　B．取下假牙浸泡于清水中备用
　　C．将假牙浸泡在乙醇溶液中消毒备用
　　D．每日用热开水冲洗2次
　　E．隔日取下清洗

（5~7题共用题干）

患者赵某，男性，67岁，因车祸致胸部以下全瘫，绝对卧床状态。

5. 护士小王巡视病房的时候，发现头发已经纠结成团，欲为他湿润疏通头发，应该使用的物品是
　　A．百部酊　　　　　B．清水
　　C．生理盐水　　　　D．30%乙醇
　　E．油剂

6. 在为赵某疏通头发的时候，护士小王发现其头发中有头虱，欲配制灭头虱药液，配制方法正确的是
　　A．百部酊30g+70%乙醇100ml+纯乙酸2ml
　　B．百部酊30g+50%乙醇50ml+纯乙酸1ml
　　C．百部酊50g+50%乙醇100ml+纯乙酸2ml
　　D．百部酊30g+50%乙醇100ml+纯乙酸1ml
　　E．百部酊30g+70%乙醇50ml+纯乙酸1ml

7. 灭头虱后，用物处理不妥的是
　　A．隔离衣：高压蒸汽灭菌
　　B．治疗巾：高压蒸汽灭菌
　　C．剪下的头发：直接弃去
　　D．梳子：浸泡于消毒液中
　　E．患者衣服：煮沸消毒

第二节　皮肤和晨晚间护理

【知识要点】

一、淋浴和盆浴

淋浴和盆浴适用于病情较轻、生活能自理、全身情况良好的患者。

1. 室温 24 ℃左右，水温 41~46 ℃，不闩浴室门。

2. 进餐后 1 h 进行。

3. 注意患者安全。

4. 妊娠 7 个月以上的孕妇禁用盆浴，衰弱、创伤、患心脏病需卧床的患者，不宜淋浴和盆浴。

5. 传染病患者按隔离原则进行。

6. 盆浴时水位不可超过心脏水平。

二、床上擦浴

床上擦浴适用于病情较重，长期卧床、活动受限，生活不能自理的患者。

1. 目的：

(1) 去除污垢，保持清洁、舒适。

(2) 促进皮肤血液循环，增进其排泄功能。

(3) 观察全身皮肤有无异常。

(4) 活动肢体，使肌肉放松。

2. 操作要点：

(1) 室温：24 ℃±2 ℃左右。水温：50~52 ℃。

(2) 擦洗方法：湿毛巾涂浴皂擦→湿毛巾擦→较干湿毛巾擦→浴巾擦干。

(3) 擦洗顺序：脸颈部→上肢→胸腹部→颈背臀部→下肢→双足→会阴部。

(4) 按摩：用 50% 乙醇，按摩背部和受压部位。

(5) 穿脱衣服：

① 脱衣服：先脱近侧，后脱对侧。如有患肢，先脱健侧，后脱患侧。

② 穿衣服：先穿对侧，后穿近侧。如有患肢，先穿患侧，后穿健侧。

3. 注意事项：

(1) 遵循节力原则。

(2) 注意擦净腋窝、腹股沟等皮肤皱褶处。

(3) 防止受凉，保护自尊。

(4) 操作过程中应观察病情变化。

三、压疮的预防和护理

1. 概念：压疮是由于身体局部组织长期受压，血液循环障碍，持续缺血、缺氧、营养不良而导致的局部组织溃烂和坏死。

2. 原因：

(1) 力学因素：① 垂直压力（最主要的因素）；② 摩擦力；③ 剪切力。

(2) 理化因素刺激。

(3) 营养状况。

(4) 年龄。

(5) 其他

3. 压疮的好发部位：仰卧位——骶尾部；俯卧位——髂前上棘；坐位——坐骨结节；侧卧位——耳郭、肩峰、髋部、膝关节内外及踝部等。

4. 压疮的分期及临床表现：

(1) 淤血红润期：① 红、肿、热、麻木或触痛；② 皮肤无破损，为可逆性改变。

(2) 炎性浸润期：① 紫红色，硬结，水疱；② 水疱破溃后，显露出潮湿红润的创面，有痛感。

(3) 溃疡期：

① 轻者浅层组织感染，脓液流出，溃疡形成。

② 重者坏死组织发黑，脓性分泌物增多，有臭味，可深达骨骼，甚至出现败血症。

5. 压疮的预防：① 避免局部组织长期受压；② 避免潮湿、摩擦因素刺激；③ 增进局部血液循环；④ 改善营养状况；⑤ 加强健康教育。

6. 压疮的护理：

(1) 淤血红润期：去除病因，防止局部继续受压。

(2) 炎性浸润期：保护皮肤，避免感染：

① 未破小水泡：防止破裂感染，让其自行吸收。

② 未破大水泡：消毒局部皮肤，用无菌注射器抽出水泡内液体，涂消毒液包扎。

③ 已破小水泡：消毒创面及其周围皮肤，再用无菌湿敷料包扎。

(3) 溃疡期：解除压迫，清洁创面，充分引流，促进愈合。

四、晨晚间护理

1. 概念：晨晚间护理是护士为生活不能自理的患者，如危重、昏迷、瘫痪、高热、大手术后及年老体弱患者，于晨间及晚间所进行的生活护理。

2. 内容：包括患者的清洁护理及病床、病室的清洁。

五、卧床患者床整理及更换床单法

1. 目的：

(1) 使病床清洁、平整、舒适，预防压疮等并发症。

(2) 保持病室整洁美观。

2. 操作步骤：侧卧更换床单法（见表 11-3），适用于卧床不起、病情允许翻身的患者。

表 11-3　侧卧更换床单法

操作步骤	要点说明
1．核对解释	① 解释目的；　② 关闭门窗。
2．安置用物	① 移开床旁桌椅；　② 将清洁被服放于椅上。
3．松盖被、翻身	① 移枕至对侧。 ② 患者侧卧于床的对侧，背向护士。 ③ 防坠床、受凉、过多暴露。
4．松单、扫床	① 松开近侧各层床单。 ② 扫净各层床单上的渣屑。 ③ 中单、大单卷入患者身下，橡胶单搭于患者身上。

续表

操作步骤	要点说明
5．铺各层床单	① 按铺床法将清洁大单、中单及橡胶单铺好。 ② 协助患者平卧，转向对侧。
6．移枕翻身	① 将枕头移至对侧，再协助患者卧于铺好的一边，背向护士。 ② 观察、询问患者有无不适。
7．松、扫、撤、铺对侧各层床单	① 松开各层床单，撤去污大单、中单放于护理车下层，橡胶单搭于患者身上。 ② 扫净各层床单上的渣屑。 ③ 同法铺好各层床单，协助患者平卧。
8．换被套	① 解开污被盖的带子。将清洁被套铺于原盖被上，打开被尾1/3。 ② 将污被套内棉胎竖叠三折后"S"形折叠拉出。 ③ 装好干净被套，污被套放于护理车下层。 ④ 床尾被盖向内反折。
9．换枕套	① 托起患者头部，取出枕头，换好枕套。 ② 枕套开口背门放于患者头下。
10．整理	① 取舒适体位。　② 清理用物。
注意事项：① 保证患者安全；② 随时观察病情变化；③ 防交叉感染。	

【课前预习】

一、基础复习

皮肤结构和功能。

二、预习目标

1. 压疮是由于局部组织＿＿＿＿＿＿＿＿＿＿＿＿＿＿＿＿＿＿＿＿＿＿，发生持续
＿＿＿＿＿＿、＿＿＿＿＿＿、＿＿＿＿＿＿而导致组织＿＿＿＿＿＿＿＿＿＿＿＿＿。

2. 压疮发生的原因为＿＿＿＿＿＿＿＿＿＿、＿＿＿＿＿＿＿＿、＿＿＿＿＿＿＿、
＿＿＿＿＿＿＿＿、＿＿＿＿＿＿＿＿。

【课后巩固】

一、名词解释

压疮　　剪切力　　晨晚间护理

二、填空题

1. 沐浴时，浴盆中的水位不可超过＿＿＿＿＿，水温＿＿＿＿＿；沐浴应在进餐＿＿＿h后进行，以免影响＿＿＿＿＿＿＿＿＿＿。妊娠＿＿＿＿个月以上的孕妇禁用盆浴。

2. 擦浴时，水温应为＿＿＿＿；脱衣时，应先脱＿＿＿侧，再脱＿＿＿侧；穿衣时，应先穿＿＿＿侧，再穿＿＿＿侧；若一侧肢体有疾患，脱衣时，应先脱＿＿＿侧，再脱＿＿＿侧；穿衣时，应先穿＿＿＿侧，再穿＿＿＿侧。

3. 人取仰卧位时，压疮的好发部位有：① _____ 、② _____ 、③ _____ 、
④ _____ 、⑤ 骶_____ 、⑥ _____ ；侧卧位时，压疮的好发部位有：
① _____ 、② _____ 、③ _____ 、④ _____ 、⑤ _____ 、
⑥ _____ 、⑦ _____ ；俯卧位时，压疮的好发部位有：① _____ 、
② _____ 、③ _____ 、④ _____ 、⑤ _____ 、⑥ _____ 、
⑦ _____ 、⑧ _____ 、⑨ _____ ；坐位时，压疮易发生在_____ 。

4. 根据压疮的发展过程和严重程度，分为三期，即_____ 、_____ 、
_____ 。

5. 压疮淤血红润期主要表现为局部皮肤_____ 、_____ 、
_____ 或_____ ；炎性浸润期主要表现为受压部位呈____色，皮下产生
_____ ，表皮有_____ 形成，患者有____感；浅度溃疡期主要表现为
皮肤破溃，表皮_____ 逐渐扩大、破溃，真皮表面有_____ 色液体渗出，
感染后_____ 流出，_____ 坏死；坏死溃疡期主要表现有坏死组织
侵入_____ 层，感染可深达_____ ，坏死组织颜色_____ ，脓性分泌物_____ 。

6. 防压疮应做到"七勤一好"，即① _____ 、② _____ 、③ _____ 、
④ _____ 、⑤ _____ 、⑥ _____ ；⑦ 协助翻身时，应每____h 翻身一次，必要时每
____min 翻身一次，翻身时避免_____ ，以防擦伤皮肤。

7. 晨晚间护理是指在晨间及晚间所进行的_____护理。晨间护理一般在_____前完成。

三、简答题

1. 压疮分为几期？每期的主要临床表现及处理措施是什么？
2. 简述压疮的预防措施。

【综合练习】

A2 型题

1. 陈先生，60 岁。因呼吸困难，给予半坐卧位，导致该患者压疮发生的力学因素主要是
   A．垂直压力　　　　B．水平压力
   C．摩擦力　　　　　D．剪切力
   E．重力

2. 李先生，因股骨颈骨折，已卧床 2 个月，主诉骶骨触痛麻木，检查骶尾部皮肤局部红肿。下列护理措施不妥的是
   A．红外线照射
   B．适当增加营养
   C．减少潮湿摩擦刺激
   D．定时翻身
   E．局部可用纱布包扎

3. 张女士，65 岁，双下肢截瘫，长期卧床，为预防压疮发生，正确的护理措施是
   A．每 4 h 翻身 1 次，必要时每 2 h 翻身 1 次
   B．翻身时注意节力原则，不要将患者身体抬起
   C．为避免分泌物污染，可让患者直接卧于橡胶单上
   D．定时用 30% 乙醇进行局部或全身按摩
   E．给予高蛋白、高维生素膳食

4. 赵先生，脊髓损伤后腰部水平以下截瘫，入院时发现其骶尾部有一创面，局部黑色、组织坏死，有脓性分泌物，以下护理措施正确的是
   A．用 50% 的乙醇按摩创面和周围皮肤
   B．暴露创面，红外线每天照射一次
   C．用等渗盐水清洗创面并敷新鲜鸡蛋内膜

D．用湿纱布包扎局部创面

E．剪去坏死组织，用过氧化氢溶液清洗，置引流条

5. 李女士，重度颅脑外伤手术后第二天，为其进行晨间护理时，应特别注意的是

　　A．整理床铺

　　B．酌情开窗通风

　　C．进行心理护理

　　D．检查皮肤受压情况

　　E．头发是否整齐、美观

6. 王先生，70岁，因脑中风左侧肢体瘫痪。为预防压疮，最好的护理方法是

　　A．受压部位垫气圈

　　B．让其保持右侧卧位

　　C．鼓励他做肢体功能锻炼

　　D．每2h为他翻身按摩一次

　　E．注意观察皮肤是否有破损

7. 先生，65岁，长期卧床自理困难，最近护理时发现骶尾部皮肤发红，除去压力无法恢复原来肤色，属于压疮的

　　A．淤血红润期　　　　　B．炎性浸润期

　　C．浅度溃疡期　　　　　D．深度溃疡期

　　E．局部皮肤感染

8. 张女士，55岁，因外伤致截瘫，护士告知家属应注意预防压疮，尤其是骶尾部更易发生，家属在进行局部皮肤按摩的时候，有一些不正确的做法，请指出

　　A．用手鱼际部分按摩

　　B．鱼际部分需紧贴皮肤

　　C．用手蘸50%乙醇少许

　　D．由轻至重、由重至轻按摩

　　E．压力均匀，以皮肤变紫红为度

9. 患者，女，60岁，卧床3周，近日骶尾部皮肤破溃，护士观察后认为是压疮浅度溃疡期，其判断的典型表现为。

　　A．患者主诉骶尾部疼痛、麻木感

　　B．骶尾部皮肤呈紫红色，皮下有硬结

　　C．创面湿润，有脓性分泌物

　　D．皮肤上有大小水疱

　　E．有臭味

10. 李女士，60岁，因脑血栓后遗症长期卧床，生活不能自理，护士使用50%乙醇按摩局部皮肤的作用是

　　A．消毒皮肤　　　　　B．去除污垢

　　C．润滑皮肤　　　　　D．降低局部温度

　　E．促进血液循环

11. 胡先生，24岁，因工伤致双腿骨折，现行石膏夹板牵引。下列护理措施不妥的是

　　A．观察局部皮肤变化

　　B．认真听取患者主诉

　　C．衬垫松紧适宜

　　D．受压发红处用50%乙醇进行局部按摩

　　E．定时协助患者翻身

A3/A4型题

（1～3题共用题干）

刘先生，80岁，COPD，居家卧床2周，入院时患者主诉骶尾部疼痛，护士观察后判断为压疮炎性浸润期。

1. 支持护士判断的典型表现是

　　A．患者主诉骶尾部疼痛

　　B．局部皮肤发红、水肿

　　C．骶尾部皮肤呈紫色，皮下硬结，有水疱

　　D．创面周围发黑，有臭味

　　E．形成溃疡，有脓性分泌物

2. 对患者压疮表现，护士拟订了以下护理计划，其中不妥的一项是

　　A．定时协助翻身

　　B．无菌操作下抽出水疱内液体

　　C．将水疱表皮剪去充分引流

　　D．平卧时在身体空隙处垫海绵垫或软枕

　　E．创面涂消毒液，用无菌纱布包扎

3. 因病程较长，体质虚弱消瘦，护士在进行健康教育时应指导患者选择的饮食是

　　A．高热量、低蛋白、高维生素

　　B．高热量、高蛋白、高维生素

　　C．高脂肪、低蛋白、高维生素

　　D．高脂肪、高蛋白、高维生素

　　E．高热量、低蛋白、低维生素

（4～7题共用题干）

陈女士，65岁。昏迷，生活不能自理。护士帮助其床上擦浴。

4. 擦洗顺序正确的是

　　A．脸、颈部→上肢→胸腹部→颈、背、臀部→会阴部→下肢→双足

　　B．脸、颈部→胸腹→上肢→颈、背、臀部→会阴部→下肢→双足

　　C．脸、颈部→上肢→胸腹部→会阴部→颈、背、臀部→下肢→双足

　　D．脸、颈部→上肢→胸腹部→颈、背、臀部→下肢→双足→会阴部

　　E．脸、颈部→会阴部→上肢→胸腹部→颈、背、臀部→下肢→双足

5. 护士帮助其脱穿衣服的正确顺序是

　　A．先脱近侧，先穿近侧

　　B．先脱近侧，先穿对侧

　　C．先脱对侧，先穿对侧

　　D．先脱对侧，先穿近侧

　　E．无所谓先后

6. 以下操作中的注意事项正确的是

　　A．严禁擦洗腹股沟

　　B．开窗通风，保持病室空气流通

　　C．水盆远离身体，防止污水溅到身上

　　D．操作过程中，两腿并拢，以省力

　　E．如患者出现寒战、面色苍白等变化，立即停止擦洗

7. 为患者更换床单的方法错误的是

　　A．松开床位盖被，协助患者翻身

　　B．将枕头和患者一起移向对侧

　　C．松开近侧多层单子，卷入患者身下

　　D．扫净床垫上渣屑，依顺序进行换单

　　E．协助患者取仰卧位，更换被套

（8～11题共用题干）

张女士，80岁，肺源性心脏病，长期卧床。

8. 为该患者进行背部按摩，错误的方法是

　　A．患者侧卧，露出背部

　　B．由骶尾部开始沿脊柱按摩至头枕部

　　C．护士站在患者的一侧

　　D．从骶尾部开始，沿脊柱两侧向上按摩

至肩部

　　E．压力均匀，由轻到重，由重到轻

9. 产生压疮的主要原因是

　　A．局部组织长期受压

　　B．营养不良

　　C．偏瘫

　　D．皮肤受潮湿、摩擦等刺激

　　E．年老、体弱

10. 患者骶尾部皮肤组织转为紫红色，触摸皮下有硬结，表皮有水疱，属于压疮的

　　A．淤血红润期　　　B．炎性浸润期

　　C．浅度溃疡期　　　D．深度溃疡期

　　E．坏死期

11. 患者骶尾部表皮出现大水疱，正确的护理措施是

　　A．剪破水疱表皮，引流

　　B．用无菌注射器抽出疱内液体，不可剪去表皮

　　C．外涂抗生素，防止感染

　　D．用无菌纱布包扎水疱，减少摩擦，等其自行吸收

　　E．用乙醇局部按摩，促进血液循环和水疱吸收

（12～14题共用题干）

患者刘某，急性胆囊炎术后第2天。

12. 晨间护理的内容不包括

　　A．漱口　　　　　　B．洗脸

　　C．梳头　　　　　　D．检查局部伤口

　　E．观察睡眠情况

13. 晨间护理一般应在

　　A．交接班前　　　　B．诊疗工作前

　　C．医生查房前　　　D．诊疗工作后

　　E．医生查房后

14. 晚间护理的内容不包括

　　A．经常巡视病房，了解患者睡眠情况

　　B．洗脸、洗脚

　　C．护士做到"四轻"

　　D．检查患者的管道情况

　　E．发放口服药物

　　　　　　　　　　　　（编者：刘晓宇）

第十二章 饮食护理

第一节 医院饮食和一般饮食护理

【知识要点】

一、医院饮食

1. 基本饮食：① 普通饮食；② 软质饮食；③ 半流质饮食；④ 流质饮食。

2. 治疗饮食：是指在基本饮食的基础上，适当调节热能和营养素，以达到治疗或辅助治疗的目的，从而促进患者的康复。包括：① 高热量饮食；② 高蛋白饮食；③ 低蛋白饮食；④ 低脂肪饮食；⑤ 低胆固醇饮食；⑥ 低盐饮食；⑦ 无盐低钠饮食；⑧ 高膳食纤维饮食；⑨ 少渣饮食。

3. 试验饮食：是指在特定的时间内，通过对饮食内容的调整，达到协助诊断疾病和保证检查结果正确的目的。

(1) 隐血试验饮食：试验期 3 天。

① 目的：用于配合大便潜血试验，以协助诊断消化道有无出血。

② 方法：试验前 3 天禁食肉类、动物血、肝脏、含铁剂药物以及绿色蔬菜，以免产生假阳性反应。可食用牛奶、豆制品、白菜、冬瓜、土豆、粉丝、马铃薯等。

(2) 胆囊造影饮食：试验期 2 天。

① 目的：用于需要造影检查有无胆囊、胆管及肝胆管疾病的患者。

② 方法：

· 造影前一日午餐：进食高脂肪饮食。

· 造影前一日晚餐：进食无脂肪、低蛋白、高糖类、清淡的饮食，晚餐后口服造影剂，禁食、禁饮至次日早上。

· 造影检查当日：禁食早餐，第一次摄 X 片，如果胆囊显影良好，再让患者进食高脂肪餐。

(3) 甲状腺 ^{131}I 试验饮食：试验期 2 周。

① 目的：协助检查诊断甲状腺功能。

② 方法：试验期间禁食含碘的食物和药物，如海带、海蜇、海参、紫菜、鱼、虾、加碘食盐等。

二、一般饮食护理

1. 影响饮食与营养的因素：① 生理因素；② 病理因素；③ 心理、社会因素。

2. 患者一般饮食护理：

(1) 进食前护理：

① 饮食指导。护士根据确定的饮食种类向患者进行解释和指导，以取得患者和家属的配合。

② 环境准备：创造清洁、卫生、整齐、空气清新、轻松愉快的进食环境。

③ 患者准备。

(2) 进食时护理：① 分发食物；② 鼓励进餐；③ 特殊问题处理。

(3) 进食后护理：

① 及时撤去餐具，协助患者洗手、漱口或做口腔护理，整理床单位。

② 做好护理记录。

③ 对暂禁食或延迟进食的患者做好交接班。

【课前预习】

1. 医院饮食包括 ＿＿＿＿＿＿＿＿＿＿＿＿、＿＿＿＿＿＿＿＿＿＿＿＿和＿＿＿＿＿＿＿＿＿＿＿＿。

2. 高蛋白饮食，适用于＿＿＿＿＿＿＿＿＿、＿＿＿＿＿＿＿＿＿＿＿、＿＿＿＿＿＿＿＿＿、
＿＿＿＿＿＿＿、＿＿＿＿＿＿＿＿＿＿＿＿＿＿＿等患者。主要是增加＿＿＿＿＿＿的摄入量，成人
每日蛋白质总量不超过＿＿＿＿g。

3. 隐血实验饮食，用于协助诊断＿＿＿＿＿＿有无出血，为大便隐血试验做准备。试验期为
日。试验期前＿＿＿天，忌食＿＿＿＿＿＿、＿＿＿＿＿＿、＿＿＿＿＿＿、＿＿＿＿＿＿、
＿＿＿＿＿＿＿，以免造成隐血假阳性反应。第＿＿＿日起留取大便标本做潜血检查。

【课后巩固】

一、名词解释

治疗饮食　　试验饮食

二、填空题

1. 基本饮食包括＿＿＿＿＿＿、＿＿＿＿＿＿、＿＿＿＿＿＿和＿＿＿＿＿＿＿＿＿。

2. ＿＿＿＿＿＿＿饮食，适用于病情较轻或疾病恢复期、消化功能正常的患者。每日进餐＿＿＿次。

3. ＿＿＿＿＿＿＿＿饮食，适用于老、幼患者，口腔疾患或术后恢复期的患者，以软烂、无刺
激性易消化为主，每日进餐＿＿＿＿次。

4. ＿＿＿＿＿＿＿＿＿＿饮食，适用于发热、体弱、消化道疾患、咀嚼困难及术后患者，食
物易于咀嚼和吞咽，每日进餐＿＿＿＿次。

5. ＿＿＿＿＿＿＿＿＿＿饮食，适用于高热、口腔疾患、各种大手术后、急性消化道疾患、危
重或全身衰竭的患者，食物呈＿＿＿＿＿＿状，每日进餐＿＿＿＿次，每次＿＿＿＿＿ml。

6. 治疗饮食是指根据病情的需要，适当调整＿＿＿＿＿＿＿＿＿和某些营养素，以达到辅助
治疗或治疗目的的一种饮食。

7. 高热量饮食，适用于＿＿＿＿＿＿＿＿＿、＿＿＿＿＿＿＿＿＿、＿＿＿＿＿＿＿＿＿＿＿＿及＿＿＿＿＿＿＿，主
要是在基本饮食的基础上加餐＿＿＿＿＿次，每日供给热量约＿＿＿＿MJ。

8. 低蛋白饮食，适用于＿＿＿＿＿＿＿＿、＿＿＿＿＿＿＿＿、＿＿＿＿＿＿＿＿等患者。成
人蛋白质总量在＿＿＿＿＿＿g/d 以下，视病情不同也可以定为＿＿＿＿＿＿g/d。肾功能不全者应多摄
入 ＿＿＿＿＿＿蛋白，肝性脑病者以＿＿＿＿＿＿＿蛋白为主。

9. 低脂肪饮食，适用于＿＿＿＿＿＿＿＿、＿＿＿＿＿＿＿＿、＿＿＿＿＿＿＿＿等患者。成

人脂肪摄入量在_____g/d 以下，肝、胆、胰疾患者少于_____g/d，尤其要限制_____的摄入。

10. 低胆固醇饮食，适用于_____、_____、_____等患者。成人胆固醇摄入量在_____mg/d 以下。

11. 低盐饮食，适用于_____、_____、_____、_____等患者。成人食盐摄入量不超过____g/d。

12. 无盐低钠饮食，适应证同_____。每日摄入的钠量应低于_____g，禁用_____食物，禁食含_____多的食物及药物。

13. 少渣饮食，适用于_____、_____、_____、_____等患者。

14. 高纤维素饮食，适用于_____、_____、_____及_____等患者。

15. 胆囊造影饮食，适用于用 X 线或 B 超检查_____的患者。检查前一天午餐进食_____饮食，以刺激胆囊_____；晚餐进食_____、_____、_____饮食，晚餐后服用造影剂，禁_____和_____；检查当日_____早餐，第一次摄片后进食_____，____min 后再次摄片观察。

16. 甲状腺 ^{131}I 试验饮食，适用于甲状腺功能检查者。试验期为_____天。须禁食的食物包括_____、_____、_____、_____等。

三、简答题

试述护士应在患者进食时采取哪些护理措施？

【综合练习】

A2 型题

1. 患者赵某，男，25 岁。患肺结核半年，应给予
   A．高蛋白、高热量饮食
   B．高脂肪、高热量饮食
   C．高热量、低脂肪饮食
   D．低盐、高蛋白饮食
   E．高热量、低蛋白饮食

2. 患者，男性，38 岁，间断发作下腹部疼痛伴腹泻近 3 年，每天排便 4～5 次，常有里急后重感，排便后疼痛能够缓解。患者的饮食应为
   A．高热量、富营养　　B．乳制品
   C．牛乳　　　　　　　D．生、冷食物
   E．多纤维素

3. 患者，男性，35 岁，患有急性肾炎，其饮食的食盐摄入量应限制在日进食盐量
   A．＜0.5 g/d　　　　　B．＜1 g/d
   C．＜2 g/d　　　　　　D．＜4 g/d

   E．＜5 g/d

4. 患者，男，42 岁。诊断高血压 3 年。性情温和，体态匀称。平时以面食为主，饮食清淡，喜食咸菜等腌制食品。目前对其最主要的饮食护理指导是
   A．低脂饮食　　　　　B．低磷饮食
   C．低盐饮食　　　　　D．低蛋白饮食
   E．低纤维饮食

5. 患者，15 岁，身高 168 cm，体重 100 kg，属肥胖症，该患者最好应给予什么样的饮食
   A．低脂饮食　　　　　B．低蛋白质饮食
   C．低盐饮食　　　　　D．半流质饮食
   E．流质饮食

6. 患者，女性，65 岁，患高血压 15 年，近日病情加重入院，查体：血压 190/110 mmHg，全身水肿，患者的饮食应采用

A．要素饮食　　　　B．少渣饮食

C．低蛋白饮食　　　D．无盐低钠饮食

E．低胆固醇饮食

7. 患者，男性，52 岁，有胃溃疡病史，近日来上腹部疼痛加剧，医嘱做粪便隐血试验。应给患者哪一组菜谱

A．卷心菜，五香牛肉

B．菠菜，红烧青鱼

C．茭白，鸡蛋

D．油豆腐，鸡血汤

E．青菜，炒猪肝

8. 患者孙某，男，26 岁。慢性肾衰竭，饮食中每日蛋白含量不应超过

A．20 g　　　　　　B．30 g

C．40 g　　　　　　D．50 g

E．60 g

9. 患者，女，56 岁。诊断胰头癌入院。住院行胰头十二指肠切除术，术后出现高血糖。出院饮食指导原则正确的是

A．低脂、低糖、低蛋白

B．高脂、低糖、高蛋白

C．高脂、低糖、低蛋白

D．低脂、低糖、高维生素

E．低脂、高糖、高维生素

10. 患者，女，17 岁。诊断为营养失调。护士对该患者护理措施不正确的是

A．采用增进食欲的食谱

B．制订合适的饮食营养计划

C．检测体重变化

D．给予高蛋白、高热量饮食

E．给予低蛋白、低脂饮食

11. 患者，男，54 岁。Ⅱ度烧伤面积为 50%。该患者应摄取的食物是

A．少渣饮食　　　　B．高纤维素饮食

C．高热量饮食　　　D．高脂肪饮食

E．低胆固醇饮食

12. 患者，女，34 岁。大叶性肺炎，高热，其饮食原则不包括

A．高热量　　　　　B．高蛋白

C．高脂肪　　　　　D．高维生素

E．多饮水

13. 患者，女，32 岁，医嘱行 ^{131}I 甲状腺功能测定，护士指导该患者在试验期间应忌食的食物有

A．花菜　　　　　　B．紫菜

C．芹菜　　　　　　D．西红柿

E．西兰花

14. 患者，女性，30 岁，T 39.2 ℃，口腔糜烂、疼痛难忍。根据其病情，应给予的饮食是

A．流质饮食　　　　B．富含营养的软食

C．半流质饮食　　　D．低盐饮食

E．高蛋白饮食

15. 患者，男，56 岁，因病情危重卧床，需护士喂食，操作过程中不正确的做法是

A．患者应采取侧卧位

B．喂食动作应迅速、敏捷

C．患者若昏迷，应给予鼻饲

D．进食流质可用吸管

E．若鼻饲，一次喂食量不宜超过 200 ml

A3/A4 型题

（1～3 题共用题干）

黄先生，50 岁，于三天前因心前区疼痛入院，医生诊断为冠心病。

1. 根据病情，应给予何种饮食为宜

A．低胆固醇　　　　B．少渣

C．低纤维素　　　　D．高热量

E．高蛋白

2. 护士给予饮食指导时下列哪项不妥

A．胆固醇每日摄入量低于 300 mg

B．少食动物内脏

C．少食动物脂肪

D．少食鱼子

E．少食高纤维食物

3. 嘱患者不宜饱餐是为了

A．减少消化道淤血

B．增加胃液分泌

C．减少消化和吸收

D．防止心绞痛发作

E．增强交感神经兴奋性

（4～5题共用题干）

患者王先生，56岁，急性肾炎入院。

4. 患者适用何种饮食

A．高热量、高蛋白饮食

B．高热量、低蛋白饮食

C．低蛋白、低盐饮食

D．低脂肪、高蛋白饮食

E．少渣、低盐饮食

5. 护士向患者作饮食指导时，正确的是

A．成人食盐摄入量不超过 1g/d

B．成人蛋白摄入量不超过 20 g/d

C．多食用植物性蛋白，如豆制品

D．可食用腌制品

E．成人食盐摄入量不超过 2 g/d

（6～8题共用题干）

患者李先生，34岁，胆囊炎入院。

6. 患者应采取的饮食是

A．高热量饮食　　　　B．低蛋白饮食

C．低盐饮食　　　　　D．低脂肪饮食

E．少渣饮食

7. 患者需做胆囊造影检查，造影前一天午餐和拍第一张片后需摄入的饮食是

A．高脂肪　　　　　　B．高蛋白

C．高碳水化合物　　　D．高纤维素

E．高胆固醇

8. 造影前一天晚餐应摄入的饮食是

A．高蛋白　　　　　　B．无脂肪餐

C．无盐饮食　　　　　D．无渣饮食

E．低碳水化合物饮食

（9～10题共用题干）

李某，70岁，冠心病导致心衰，住院2天，体重80 kg，伴有双下肢水肿，活动不便。

9. 该患者饮食应遵循的原则是

A．普通饮食，一日3餐

B．软质饮食，一日4餐

C．半流质饮食，一日4餐

D．流质饮食，一日5餐

E．要素饮食，一日6～7餐

10. 心力衰竭患者最适合的饮食是

A．低脂肪、高蛋白、少渣饮食

B．低脂肪、高蛋白、高纤维素饮食

C．低热量、高蛋白、低渣饮食

D．高纤维、高蛋白、高热量饮食

E．高纤维素、低脂肪、低盐饮食

第二节　特殊饮食护理和出入液量记录

【知识要点】

一、鼻饲法

是将鼻胃管经鼻腔插入胃内，从管内灌注流质食物、水分和药物的方法。

1. 目的：

(1) 昏迷患者。

(2) 口腔疾患或口腔手术后的患者。

(3) 不能张口的患者，如破伤风患者。

(4) 其他患者，如早产儿、病情危重者、拒绝进食者。

2. 操作程序：

(1) 在评估的基础上，准备用物：鼻饲包、弯盘 1 个、棉签、胶布、夹子或橡胶圈，听诊器，温开水，流质饮食 200 ml（温度 38～40 ℃）等。

(2) 患者取半坐卧位、坐位或仰卧位，颌下铺治疗巾，酌情取义齿，选择并清洁通气侧鼻腔。

(3) 测量插管长度并做标记。成人插入胃管的长度约 45～55 cm。测量方法有两种：

① 从发际到剑突的距离。

② 从耳垂至鼻尖再到剑突的距离。

(4) 插管时的要点：

① 当导管插至咽喉部（14～16 cm 处），嘱患者做吞咽动作。

② 常见三种故障的排除：

· 如插入不畅：应检查口腔，观察胃管是否盘在口中。

· 如患者出现恶心：应暂停插管，嘱患者做深呼吸或吞咽动作。

· 如出现呛咳、呼吸困难、发绀等现象，表示误入气管，应立即拔出，休息片刻后，重新插入胃管。

③ 昏迷患者插管时的注意要点：

· 插管前，应协助患者去枕，将头后仰。

· 当胃管插至 15 cm 时，用左手将患者头部托起，使下颌尽量靠近胸骨柄，以增大咽喉部的通道的弧度，以便胃管沿后壁滑行，顺利通过食管口。

(5) 证实胃管在胃内的方法：

① 将胃管末端接无菌注射器，可抽出胃液。此方法最常用、最准确。

② 将导管末端放入有水的碗中，无气泡溢出。如有大量气泡，证明已误入气管。

③ 将听诊器放在患者胃部，用无菌注射器迅速注入 10 ml 空气，听到有气过水声。

(6) 灌入食物及药物，方法是：少量温开水→流质食物或药物→少量温开水。注入速度应缓慢。最后注入少量温开水的目的是冲洗胃管，以免食物存积管中变质，造成胃肠炎或管腔堵塞。

(7) 鼻饲用物每餐后清洗，每日消毒一次。

(8) 记录内容：插管时间、患者反应、鼻饲液种类及每餐饮食量。

(9) 拔出胃管的要点：

① 用夹子夹紧胃管末端（避免拔管时，液体反流入气道）。

② 嘱患者做深呼吸，在患者呼气时拔管。

③ 到咽喉部时迅速拔出，协助患者漱口。

3. 注意事项：

(1) 插管时动作要轻稳，当胃管通过食管的三个狭窄处——环状软骨水平处、平气管分叉处、食管通过膈肌处时，应轻、慢，以免损伤食管黏膜。

(2) 每次灌注前必须先证实胃管在胃内。

(3) 鼻饲液温度 38～40 ℃，量每次不超过 200 ml，间隔时间不少于 2 h。药片应先研碎、溶解再灌注。

(4) "三避免"：避免灌入空气；避免灌注速度过快；避免鼻饲液过热过冷。

(5) 长期鼻饲的患者，应每日进行口腔护理 2 次，胃管每周更换。方法是：晚上最后一次鼻饲后，拔出胃管，翌晨再由另一侧鼻孔插入。

(6) 凡是食管、胃底静脉曲张，食管癌、食管梗阻的患者禁用鼻饲法。

二、要素饮食

要素饮食的其特点是营养价值高，营养成分明确、平衡、全面，不含纤维素，无须经过消化过程，可直接被肠道吸收。

1. 目的：

(1) 大面积烧伤、创伤、严重化脓性感染等患者。

(2) 外科手术前后需营养支持者。

(3) 短肠综合征及其他腹泻、消化道瘘、急性胰腺炎等患者。

(4) 肿瘤或其他消耗性疾病引起的营养不良患者。

2. 操作程序：

(1) 口服法：适用于病情较轻且能经口进食的患者，6~8 次/日，由 50 ml/次渐增至 100 ml/次。

(2) 鼻饲、经胃或空肠造瘘处滴入法：

① 间歇滴注法：用于多数患者，4~6 次/日，每次 400~500 ml。

② 连续滴注法：用于经空肠喂养的危重患者，12~24 h 内持续滴注。

3. 注意事项：

(1) 严格无菌操作。

(2) 根据患者具体病情制订要素饮食，由低、慢、少开始，逐渐增加；停用时逐渐减量。

(3) 在 4 ℃ 以下冰箱冷藏保存，24 h 内用完。

(4) 口服及鼻饲温度 38~40 ℃ 左右，经造瘘口温度 41~42 ℃。

(5) 滴注后用温开水冲管。

(6) 经常巡视，观察患者反应，反应严重者停用。

(7) 观察尿量、粪便次数及性状。检查血糖、肝功等。

(8) 消化道大出血患者、三个月内婴儿应禁用。糖尿病患者、胃切除术后患者应慎用。

三、出入液量记录

1. 记录内容与要求：

(1) 摄入量：饮水量、输液量、输血量、食物中含水量等。

(2) 排出量：尿量、粪便量、其他排出量。

2. 记录方法：

(1) 蓝黑色笔填写眉栏项目。

(2) 蓝黑笔记录 24 h 出入液量。

(3) 每日晚 7 时做 12 h 小结，次日晨 7 时做 24 h 总结。

(4) 记录应及时、准确、完整。

【课前预习】

1. 胃管插入长度，成人约_____cm，测量长度的方法可采用从_____至_____再至_____，或者从_____至_____的距离。

2. 要素饮食的口服温度一般在_____，经鼻饲及造瘘口注入时温度为_____。

【课后巩固】

一、名词解释

鼻饲法

二、填空题

1. 鼻饲法的禁忌证有_____、_____、_____等。

2. 昏迷患者插管前取 _____位，将患者头向后仰。当胃管插至_____cm，即插至会厌部时，托起患者头部，使其下颌靠近_____，以增加_____的弧度，便于插管。

3. 为患者鼻饲时，流质饮食的适宜温度是_____℃，每次鼻饲量不超_____ml，间隔时间不少于_____h；灌注食物前后都需注入少量_____；灌注完毕，将胃管末端_____固定。

4. 长期鼻饲者每天应做口腔护理_____次，普通胃管应每_____更换胃管一次；更换胃管时应在当天_____最后一次灌注食物后拔管，_____早上从_____鼻孔插管；拔管时，应先将胃管末端_____，拔至_____处，宜快速拔出。

5. 要素饮食已配好的溶液应放在_____℃以下冰箱内冷藏保存，并在_____h内用完。

三、简答题

1. 鼻饲法的适应证有哪些？
2. 为患者插胃管时需特别注意什么？
3. 验证胃管在胃内的方法有哪三种？

【综合练习】

A3/A4 型题

（1~6题共用题干）

孙先生，70岁，高血压脑出血术后第三天，处于昏迷状态，需要长期鼻饲。

1. **胃管插入 15 cm 时，为提高插管成功率，护士应**
   A．快速插管
   B．嘱患者做吞咽动作
   C．嘱患者做深呼吸
   D．给患者变换体位
   E．托起患者头部，使下颌紧贴胸骨柄

2. **护士为该患者插入胃管后，检查胃管是否在胃内的方法，以下错误的是**
   A．抽吸出胃液
   B．注入少量空气，同时听胃部有无气过水声
   C．抽吸出少量胃内容物
   D．注入少量温开水，同时听胃部有无气过水声
   E．胃管末端放入水杯内无气体溢出

3. **给患者灌注鼻饲液的正确方法是**
   A．注入少量温开水后进行鼻饲
   B．鼻饲后注入少量温开水
   C．注入少量温开水后鼻饲，然后再注入少量温开水
   D．检查胃管是否在胃内，然后鼻饲
   E．检查胃管在胃内后，注入温开水→鼻饲→注入少量温开水

4. **胃管安置好后，遵医嘱为患者进行鼻饲时，流质饮食的适宜温度是**
   A．20~25 ℃　　　　B．26~30 ℃
   C．31~35 ℃　　　　D．38~40 ℃

E. 41~45 ℃

5. 留置鼻饲管期间，以下哪项护理操作是错误的
   A. 每次鼻饲前均应先证实胃管在胃内，方可灌注食物
   B. 如需经胃管给药时，应先将药片研碎、溶解后再灌入
   C. 每日进行口腔护理
   D. 鼻饲用物每日消毒一次
   E. 胃管每月更换一次

6. 更换胃管时，护士拔管错误的做法是
   A. 核对解释
   B. 轻轻前后移动胃管
   C. 让患者屏气
   D. 患者呼气时拔管
   E. 拔管后清洁面部

（7~11题共用题干）

患者，男性，50岁，患贲门癌需手术治疗。术前行胃肠减压。

7. 为该患者插入胃管的长度为
   A. 14~16 cm
   B. 20~30 cm
   C. 45~55 cm
   D. 60~70 cm
   E. 80~90 cm

8. 胃管插入长度相当于患者的
   A. 眉心至剑突长度
   B. 眉心至胸骨柄长度
   C. 前额发际至剑突长度
   D. 前额发际至胸骨柄长度
   E. 鼻尖至剑突长度

9. 插管过程中，以下操作不妥的是
   A. 协助患者取半坐卧位
   B. 测量插入长度鼻尖到耳垂再到剑突的距离，做好标记
   C. 插至14~16 cm处嘱患者做吞咽动作
   D. 插管过程中出现恶心、呕吐，应立即将胃管拔出
   E. 用注射器抽出胃液，证明胃管在胃内

10. 患者手术后，肛门已排气，医嘱给予鼻饲饮食，以下做法不正确的是
    A. 鼻饲前，注盐水20 ml听有无气过水声
    B. 鼻饲液的温度为38~40 ℃
    C. 间隔时间不少于2 h
    D. 每次鼻饲量不超过200 ml
    E. 鼻饲完后，注入少量温开水冲净胃管

11. 患者术后恢复良好，可经口进食流质饮食，医嘱停止鼻饲。护士拔胃管时，错误的操作是
    A. 向患者解释
    B. 胃管末端夹紧并置于弯盘内
    C. 待患者吸气时拔管
    D. 胃管至咽喉部时快速拔出
    E. 及时记录拔管时间和患者的反应

（12~13题共用题干）

患者，男性，60岁，消化不良数年，右上腹时有疼痛。检查：腹软，墨菲征阳性，以慢性胆囊炎收入院。

12. 记录患者的出入液量，不必记录的内容是
    A. 尿量
    B. 呕吐量
    C. 引流胆汁量
    D. 腹腔引流量
    E. 皮肤汗液蒸发量

13. 拟行胆囊造影，检查前一天晚餐的进食不恰当的是
    A. 无脂肪饮食
    B. 低蛋白饮食
    C. 高糖膳食
    D. 清淡膳食
    E. 稠厚膳食

（编者：向春柳）

第十三章　冷热疗技术

第一节　冷疗技术

【知识要点】

一、冷疗的作用

1. 减轻局部组织充血或出血:

(1) 冷疗可使毛细血管收缩, 血流减少, 从而减轻局部组织充血。

(2) 冷疗还可使血流速率减慢、血液黏稠度增加, 促进血液凝固而控制出血。

2. 减轻疼痛:

(1) 降低神经末梢的敏感性, 从而减轻疼痛。

(2) 血管壁的通透性降低, 从而减轻由于局部组织充血、肿胀、压迫神经末梢而引起的疼痛。

3. 控制炎症扩散: 冷疗可使局部毛细血管收缩, 血流量减少, 血流速率减慢, 降低细菌的活力和细胞的新陈代谢, 从而限制炎症的扩散。

4. 降低体温:

(1) 冷疗直接与皮肤接触, 通过传导与蒸发的物理作用, 使体温降低。适用于高热、中暑患者的降温。

(2) 头部或全身采用冷疗后还可降低脑细胞的代谢, 提高脑组织对缺氧的耐受性, 有利于脑细胞功能的恢复。适用于脑外伤等患者。

二、影响冷疗的因素

1. 方式: 湿冷效果优于干冷。

2. 面积: 效果与面积大小成正比。

3. 温度:

(1) 冷疗的温度与体表皮肤的温度相差越大, 机体对冷刺激的反应越强, 反之则越弱。

(2) 在低温环境中采用冷疗, 效果会增强。

4. 时间: 冷疗效应在一定时间内随着时间的延长而增强, 但时间过长会产生继发效应。

5. 部位: 不同厚度的皮肤对冷的反应效果不同。

6. 个体差异。

三、冷疗法禁忌证

1. 血液循环障碍。

2. 慢性炎症或深部化脓病灶部位。

3. 组织损伤、破裂。

4. 冷过敏者。

5. 冷疗的禁忌部位：

(1) 枕后、耳廓、阴囊：防止冻伤。

(2) 心前区：防止出现反射性心率减慢、心房纤颤、心室纤颤及房室传导阻滞。

(3) 腹部：防止出现腹痛、腹泻。

(4) 足底：防止出现一过性冠状动脉收缩。

6. 慎用冷疗的情况。

四、冷疗技术

1. 冰袋、冰囊的使用：

(1) 目的：降温、止血、镇痛、消炎。

(2) 操作程序：① 评估；② 计划；③ 实施（见表 13-1）；④ 评价。

表 13-1　冰袋、冰囊的使用

流　程	操作步骤与要点说明
备冰装袋	① 备冰：用木槌敲碎成小块，放入盆内用水冲去棱角。 ② 装袋：小冰块装入冰袋内约 1/2～2/3 满。 ③ 排气。 ④ 检查：倒提检查无漏水。 ⑤ 加套。
核对解释	
放置冰袋	① 将冰袋置于冷敷部位。 ② 高热患者可敷前额、头顶、颈部、腋窝、腹股沟等部位。 ③ 扁桃体摘除术后将冰囊置于颈前颌下。 ④ 鼻部冷敷时，可将冰囊吊起，使其底部接触鼻根，以减轻压力。 ⑤ 放置时间不超过 30 min。
密切观察	局部皮肤出现青紫、麻木感，停止使用。
整理用物	倒挂晾干，吹气夹紧袋口存放于阴凉处，布套送洗消毒。
洗手记录	

注意事项：
① 注意观察冷疗部位的血液循环状况，如出现皮肤苍白、青紫或有麻木感等，应立即停止冷疗。
② 随时观察冰袋有无漏水、冰块是否融化，以便及时更换。
③ 冷疗时间须准确，最长不超过 30 min，如需再用，应间隔 60 min。如用于高热降温，冷疗 30 min 后应测体温，当体温降至 39 ℃ 以下，取下冰袋，并做好记录。

2. 冰帽、冰槽的使用：

(1) 目的：头部降温预防脑水肿，降低脑细胞的代谢，减少其耗氧量，提高脑细胞对缺氧的耐受性。

(2) 操作程序：① 评估；② 计划；③ 实施（见表 13-2）；④ 评价。

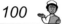

表 13-2 冰帽、冰槽的使用

流 程	操作步骤与要点说明
核对解释	
头部降温	将患者头部置于冰帽中，后颈部、枕部、双耳廓处垫海绵垫。 将患者头部置于冰槽中，双耳塞未脱脂棉球，双眼覆盖凡士林纱布。
密切观察	注意观察患者头、面部皮肤变化，防止患者耳廓发生青紫、麻木及冻伤等现象。 观察患者体温、心率变化，每 30 min 测量生命体征一次，维持肛温在 33 ℃，不宜低于 30 ℃，以防发生心房、心室纤颤及房室传导阻滞等。
整理用物	
洗手记录	

3. 冷湿敷法：

(1) 目的：降温、止痛、止血、消肿、消炎。

(2) 操作程序：① 评估；② 计划；③ 实施（见表 13-3）；④ 评价。

表 13-3 冷湿敷的使用

流 程	操作步骤与要点说明
核对解释	
垫巾冷敷	① 湿敷部位涂凡士林后，上盖一层纱布。 ② 将敷布浸泡在冰水中，拧至半干，抖开敷于患处，高热者敷于前额。 ③ 每 3～5 min 更换一次敷布，一般冷湿敷时间为 15～20 min。
观察疗效	
整理用物	
洗手记录	

注意事项：
① 注意观察局部皮肤变化及患者的全身反应。
② 敷布须浸透，拧至不滴水为宜。冷疗过程中需及时更换敷布。
③ 物理降温时，在冷湿敷 30 min 后应测体温。
④ 如冷敷部位为开放性伤口，应按无菌技术处理伤口。

4. 乙醇（温水）拭浴：

(1) 目的：为高热患者降温。

(2) 操作程序：① 评估；② 计划（用物准备：32～34 ℃ 温水；乙醇拭浴时，另备 25%～35% 乙醇 200～300 ml，温度 30 ℃ 左右及其他）；③ 实施（见表 13-4）；④ 评价。

表 13-4　乙醇拭浴法

流　程	操作步骤与要点说明
核对解释	
患者准备	① 冰袋置于头部，以助降温并防止头痛。 ② 热水袋置于足底，以促进足底血管扩张利于散热，还可减轻头部充血，并使患者感到舒适。
全身拭浴	① 方法：以离心方向拍拭，每侧拍拭 3 min。 　　顺序：颈外侧→上臂外侧→前臂外侧→手背； 　　　　　侧胸→腋窝→上臂内侧→肘窝→前臂内侧→手掌。 ② 同法拍拭另一侧上肢，先近侧后对侧。 ③ 侧卧，同法拍拭背腰部 3 min，为患者穿上衣。 ④ 脱裤暴露一侧下肢，下垫大毛巾，同法拍拭。 　　顺序：髋部→下肢外侧→足背； 　　　　　腹股沟→下肢内侧→内踝； 　　　　　股下→下肢后侧→腘窝→足跟。 　　3 min 后大毛巾擦干。 ⑤ 同法拍拭另一侧下肢，先近侧后对侧。
密切观察	
整理用物	
洗手记录	

注意事项：
① 拭浴过程中注意观察患者反应，如出现面色苍白、寒战、呼吸异常时，应立即停止拭浴并通知医生。
② 以拍拭方式进行，拍拭腋窝、肘窝、手掌、腹股沟和腘窝等血管丰富处时，稍用力并延长拍拭时间，以促进散热。
③ 新生儿、血液病及乙醇过敏者禁用乙醇拭浴。
④ 30 min 后测体温并记录，若体温降至 39 ℃ 以下，取下冰袋。

【课前预习】

一、基础复习

冷热疗法的生理效应。

二、预习目标

冷疗的作用包括＿＿＿＿＿＿＿＿＿＿＿＿、＿＿＿＿＿＿＿＿＿＿＿

＿＿＿＿＿＿＿＿＿＿、＿＿＿＿＿＿＿＿＿＿。

【课后巩固】

一、名词解释

冷、热疗法　　继发效应

二、填空题

1. 冷疗的禁忌证包括＿＿＿＿＿＿＿＿＿、＿＿＿＿＿＿＿＿＿、＿＿＿＿＿＿＿

＿＿＿＿＿＿＿＿＿、＿＿＿＿＿＿＿＿＿。

2. 冷疗禁忌的部位包括：① _____ ，防止引起_____ ；② _____ ，防止引起_____ ；③ _____ ，防止引起_____ ；④ _____ ，防止引起_____收缩而影响散热或一过性冠状动脉_____。

3. 踝关节扭伤早期，即受伤后_____ h 应采用_____法，_____ h 后采用_____敷法。

4. 冷疗控制炎症扩散的机制是降低_____。

5. 扁桃体摘除术采用冷疗是为了减少_____，可置于_____。

6. 冰帽和冰槽的作用是用于_____降温，可防止_____，降低_____，减少_____，提高脑细胞对_____。在运用冰帽和冰槽冷疗时，应注意保护_____、_____、_____。

7. 乙醇拭浴时，溶液浓度为_____，溶液量为_____ ml，温度是_____ ℃。

8. 乙醇拭浴时，热水袋放置足底的作用是有利于_____；冰袋放置头部的作用是_____、_____。

三、简答题

1. 写出冷疗法的作用。

2. 冷疗法的禁忌证有哪些？为什么？

【综合练习】

A2 型题

1. 患者，男，18 岁，1 h 前因踢球致踝部扭伤，正确的处理方法是
   A．热敷　　　　　　　B．冷敷
   C．按摩　　　　　　　D．红外线照射
   E．绷带包裹

2. 患者，女性，全身微循环障碍，临床上禁忌使用冷疗的理由是
   A．引起过敏
   B．引起腹泻
   C．发生冻伤
   D．降低血液循环会影响创面愈合
   E．导致组织缺血、缺氧而变性坏死

3. 患者，男性，腋温 39.5 ℃，使用冰袋为其降温时应将冰袋放在
   A．腹部　　　　　　　B．足底、腹股沟
   C．背部、腋下　　　　D．前额、头顶

   E．枕后、耳廓

4. 患者，男性，18 岁，高热 3 天，行温水擦浴时，禁忌擦浴的部位是
   A．面部、腹部、足部
   B．胸前区、腹部、足底
   C．面部、背部、腋窝
   D．腘窝、腋窝、腹股沟
   E．肘窝、手心、腹股沟

5. 患者，女性，13 岁，行扁桃体摘除术，术后应将冰袋置于
   A．前额　　　　　　　B．颈前颌下
   C．头顶部　　　　　　D．胸部
   E．腋窝处

6. 患儿，男，5 岁，玩耍时不慎将开水溅在脚背上，局部灼痛，皮肤潮红，立即用冷毛巾行局部冷敷，其主要作用是

A．激活白细胞的吞噬功能

B．降低神经末梢的敏感性，减轻疼痛

C．防止感染

D．增加新陈代谢

E．使局部血管扩张，血流加速

7．患者李先生，高热中暑，下列措施不妥的是

A．温水拭浴　　　　B．足底置冰袋

C．乙醇拭浴　　　　D．头部用冰槽

E．前额部置冰袋

8．患者张女士，左手不慎被开水烫伤来院就诊，发现烫伤部位红润，无水泡，减轻疼痛宜选用

A．局部放置热水袋

B．局部冷敷

C．局部紫外线照射

D．局部红外线照射

E．局部温水浸泡

9．患者，女，15岁，扁桃体摘除术后。采用冷疗法的主要目的是

A．减轻疼痛

B．减轻深部组织充血

C．限制炎症的扩散

D．减轻局部出血

E．降低体温

10．患者，男性，31岁，持续高热2天，以肺炎收入院。遵医嘱护士为其乙醇擦浴，宜选择的乙醇浓度是

A．5%～15%　　　　B．25%～35%

C．45%～55%　　　　D．70%～75%

E．90%～95%

A3/A4 型题

（1～3题共用题干）

患者，女，27岁，因产后高热，脸部潮红，呼吸急促，脉搏快速，医嘱用冰袋降温。

1．冰袋放置部位不妥的是

A．前额　　　　B．头顶部

C．腋下　　　　D．腹股沟

E．足底

2．因为上述部位采用冷疗后可反射性引起

A．血管扩张

B．皮下出血

C．末梢血管收缩

D．一过性冠状动脉收缩

E．冻伤

3．当体温降至多少以下时，即可取下冰袋

A．35℃　　　　B．36℃

C．37℃　　　　D．38℃

E．39℃

（4～6题共用题干）

患者，男，67岁，脑梗死，T 38℃，头颅CT示：轻度脑水肿。

4．防治脑水肿常用

A．冰槽　　　　B．冰袋

C．冰囊　　　　D．温水擦浴

E．乙醇擦浴

5．使用该冷疗法的主要目的是

A．增强脑细胞代谢

B．降低体温

C．降低脑血管通透性

D．降低脑组织代谢

E．收缩血管，使血流减慢

6．应用冷疗防治脑水肿，患者肛温应维持在

A．正常体温范围内

B．30℃以下

C．33℃

D．34℃

E．35℃

（7～8题共用题干）

李小姐，22岁，右侧第二磨牙牙龈红肿，牙痛影响睡眠。

7．最佳的护理指导是

A．口含冰块

B．口含温开水

C．侧卧位面颊置热水袋

D．侧卧位面颊置冰袋

E．红外线照射

8. 护理指导的依据是

A．热促进炎症的消散和局限

B．热减轻组织充血

C．热降低痛觉神经的兴奋性

D．冷使神经末梢敏感性降低

E．冷降低局部温度

（9~10题共用题干）

患者，男性，27岁，高温车间工作。体温升至40℃，面色潮红，皮肤灼热，无汗，呼吸、脉搏增快。

9. 为患者采取的最好降温方法是

A．35% 乙醇擦浴

B．降温毯降温

C．冰袋置于大动脉降温

D．化学冰袋头部降温

E．冰囊置腘窝降温

10. 心前区禁忌用冷是为了防止

A．心动过速

B．体温骤降

C．放射性心率减慢

D．反射性心搏骤降

E．心搏节律异常

第二节 热疗技术

【知识要点】

一、热疗的作用

1. 促进炎症的消散和局限：

(1) 加快新陈代谢和增强白细胞的吞噬功能。因而在炎症早期采用热疗，可促进炎性渗出物吸收和消散。

(2) 炎症后期采用热疗，可促进白细胞释放蛋白溶解酶，溶解坏死组织，有助于坏死组织的清除与组织修复，使炎症局限。

2. 减轻疼痛：

(1) 加速致痛物质（组胺等）的排出及渗出物的吸收。

(2) 降低痛觉神经的兴奋性。

(3) 使肌肉、肌腱、韧带等组织松弛，可解除因肌肉痉挛、关节强直而引起的疼痛。

3. 减轻深部组织充血：全身循环血量重新分布，减轻深部组织的充血。

4. 保暖。

二、影响热疗的因素

影响热疗的因素包括：方式、温度、时间、面积、部位和个体差异。

三、热疗的禁忌证

1. 未明确诊断的急性腹痛：采用热疗易掩盖病情，贻误诊断和治疗，有引发腹膜炎的危险。

2. 面部危险三角区感染：采用热疗致使颅内感染和败血症的发生。

3. 各种脏器内出血，出血性疾病。

4. 软组织损伤或扭伤早期（48 h）。

5. 其他。

四、热疗技术

1. 热水袋的使用：

(1) 目的：保暖、解痉、镇痛、舒适。

(2) 操作程序：① 评估；② 计划；③ 实施（见表 13-5）；④ 评价。

表 13-5　热水袋的使用方法

流　程	操作步骤与要点说明
核对解释	
灌热水袋	① 调节水温至 60~70 ℃。 ② 放平热水袋，一手持袋口边缘，另一手灌入热水，边灌热水边提高袋口，灌入 1/2~2/3 满，再缓缓放平以排尽袋内空气，拧紧塞子，擦干。
检查装套	
放置热敷	袋口朝向身体外侧。
密切观察	
整理用物	
洗手记录	

注意事项：
① 婴幼儿、老年人、昏迷、麻醉未清醒、末梢循环不良、感觉障碍等患者，用热水袋时水温应调节在 50 ℃ 以内，热水袋套外再包一块大毛巾，避免与患者皮肤直接接触，防止烫伤。
② 使用热水袋时，要经常巡视，观察局部皮肤，如有潮红、疼痛，应立即停止使用，并在局部涂凡士林以保护皮肤。

2. 烤灯的使用：

(1) 目的：消炎、解痉、镇痛，促进创面干燥结痂和肉芽组织生长，以利于伤口愈合。

(2) 操作程序：① 评估；② 计划；③ 实施（见表 13-6）；④ 评价。

表 13-6　烤灯的使用方法

流　程	操作步骤与要点说明
核对、解释	
安置患者	
检查用物	
照射治疗	① 位置：将灯头移至治疗部位的斜上方或侧方，如有保护罩的灯头，可垂直照射，灯距一般为 30~50 cm。 ② 以患者感觉温热为宜，每次照射时间为 20~30 min。
密切观察	照射结束后，嘱患者休息 15 min 后离开，防止感冒。
整理用物	
洗手记录	

注意事项：
① 根据治疗部位选择不同功率的灯头。
② 照射过程中随时观察局部皮肤反应，以皮肤出现桃红色的均匀红斑为宜，如出现紫红色，应立即停止照射，局部涂凡士林保护皮肤。
③ 意识不清、感觉障碍、血液循环障碍、瘢痕者，治疗应加大灯距，避免烫伤。
④ 面部、颈部及前胸部照射，可用湿纱布遮盖眼部或戴有色眼镜，以保护患者眼睛。

3. 热湿敷法:

(1) 目的: 消炎、消肿、解痉、镇痛。

(2) 操作程序: ① 评估; ② 计划; ③ 实施 (见表 13-7); ④ 评价。

表 13-7 热湿敷法

流　程	操作步骤与要点说明
核对解释	
安置患者	
患处准备	热敷部位涂凡士林后盖一层纱布。
热湿敷	① 敷布放入热水盆中，水温一般为 50～60 ℃。 ② 用手腕掌侧试温，以不烫手为宜，敷于患处，上面可放置热水袋，并盖棉垫或用大毛巾包裹，以维持温度，如患者感到烫热，可揭开敷布一角以散热。 ③ 每 3～5 min 更换一次敷布，一般热敷时间为 15～20 min。
密切观察	
整理用物	
洗手记录	

注意事项:

① 湿热敷过程中，应注意观察局部皮肤状况，每 3～5 min 更换一次敷布，以保持适当温度。

② 伤口部位做热湿敷时，应按无菌技术操作进行。

③ 面部热湿敷后 30 min 方能外出，以防感冒。

4. 热水坐浴:

(1) 目的: 可减轻盆腔、直肠器官的充血，达到消炎、消肿、止痛和促进引流的作用。用于会阴、肛门部位疾病和手术后的患者。

(2) 操作程序: ① 评估; ② 计划; ③ 实施 (见表 13-8); ④ 评价。

5. 温水浸泡法。

表 13-8 热水坐浴法

流　程	操作步骤与要点说明
核对解释	
用物准备	将坐浴溶液倒入盆内至 1/2 满，水温调至 40～45 ℃
患者准备	坐浴时间一般 15～20 min
协助坐浴	
观察病情	
整理用物	
洗手记录	

注意事项:

① 坐浴过程中，应注意患者安全，随时观察患者面色、呼吸和脉搏，如诉乏力、头晕等，应立即停止操作。

② 如会阴、肛门部位有伤口，应备无菌浴盆和溶液，坐浴后按换药法处理伤口。

③ 女性患者月经期、妊娠后期、产后 2 周内、阴道出血和盆腔急性炎症期均不宜坐浴，以免引起或加重感染。

【课前预习】

1. 热疗的作用包括_____、_____、
_____、_____。

2. 采用热水袋热敷法时，水温需控制在 50 ℃ 以内的患者包括：① _____、② _____、
③ _____、④ _____、⑤ _____、⑥ _____等。

【课后巩固】

一、填空题

1. 热疗的禁忌证包括_____、_____、
_____、_____。

2. 在炎症早期采用热疗法的作用是可促进_____；炎
症后期采用热疗法的作用是_____。

3. 面部危险三角区感染时禁止采用热疗的原因是防止引起_____或_____。

4. 热水袋热敷法的作用有_____、_____和_____。

5. 热湿敷法的作用是_____、_____、_____和_____。水
温应为_____，敷布每_____min 更换一次，热敷时间_____min。

6. 有创面的部位做湿热敷，尤应注意的是严格执行_____操作。

7. 热坐浴的禁忌证包括：① _____、② _____、③ _____、
④ _____、⑤ _____。

8. 红外线灯照射法的灯距一般为_____cm，照射时间为_____min。

二、简答题

1. 简述热疗法的作用。

2. 热疗法的禁忌证有哪些？为什么？

3. 冷、热疗对炎症的作用有何不同？为什么？

4. 冷、热疗均可解痛，其作用机制有什么区别？

【综合练习】

A2 型题

1. 患者，男，26 岁。突然腹痛，面色苍白，大汗淋漓，护士不应采取的措施是
   A．询问病史
   B．通知医生
   C．给热水袋以缓解疼痛
   D．测生命体征
   E．安慰患者

2. 患者，女，50 岁，因胆囊切除术后回病房，患者未完全清醒，护士给予热水袋时水温应不超过
   A．40 ℃　　　　B．50 ℃
   C．60 ℃　　　　D．70 ℃
   E．80 ℃

3. 患者，男，18 岁，鼻唇沟处有一疖，表现为红肿热痛，前来就诊时护士告诉其禁用热敷，其原因是

A．加重局部疼痛

B．加重局部功能障碍

C．掩盖病情

D．防止出血

E．防止颅内感染

4. 刘先生，40 岁，左前臂 Ⅱ 度烧伤 5 天。局部创面湿润、疼痛。可在局部进行的处理是

A．红外线照射，每次 20～30 min

B．湿热敷，水温 40～60 ℃

C．冷湿敷，促进炎症吸收

D．放置热水袋，水温 60～70 ℃

E．放置冰袋，减轻疼痛

5. 患者，女性，24 岁，急性胃肠炎，腹痛，怕冷，应给患者

A．乙醇按摩　　　　B．红外线照射

C．冷湿敷　　　　　D．热湿敷

E．放置热水袋

6. 患者，女性，21 岁，不慎左踝关节扭伤 3 天来就诊，处理应选用

A．冷湿敷　　　　　B．冰袋

C．冰囊　　　　　　D．湿热敷

E．局部按摩

7. 患者，男性，25 岁，不明原因昏迷，体温不升，用热水袋，水温不可超过 50 ℃ 的原因是

A．皮肤松弛，抵抗力减弱

B．血管反应敏感

C．可使昏迷加重

D．局部感觉迟钝或消失

E．对热特别敏感

8. 患者，女性，23 岁。感染性休克。使用热水袋保暖时，应加强观察

A．意识　　　　　　B．生命体征

C．缺氧状况　　　　D．局部皮肤反应

E．药物疗效

9. 患者，女性，45 岁。全麻术后体温不升，在使用热水袋时发现局部皮肤潮红，以下错误的处理是

A．停止使用热水袋

B．局部涂凡士林软膏

C．加强观察，询问患者感觉

D．加强皮肤护理，防止摩擦受损

E．做好交接班

10. 患者，女性，31 岁，阴道分娩后行热水坐浴，护士交代其坐浴的时间是

A．5～10 min　　　B．10～15 min

C．15～20 min　　　D．20～25 min

E．25～30 min

A3/A4 型题

（1～3 题共用题干）

黄先生，25 岁，肛瘘手术后行热水坐浴。

1. 热水坐浴的目的不包括

A．减轻或消除局部组织充血

B．减轻或消除局部组织炎症

C．减轻或消除局部组织水肿

D．减轻或消除局部组织疼痛

E．减轻或消除局部组织出血

2. 对黄先生每天正确的护理顺序是

A．热水坐浴、排便、换药

B．热水坐浴、换药、排便

C．排便、热水坐浴、换药

D．排便、换药、热水坐浴

E．换药、热水坐浴、排便

3. 下列操作不妥的是

A．水温调至 40～45 ℃

B．坐浴溶液倒入盆内至 3/4 满

C．添加热水时嘱患者偏离盆

D．患者诉乏力、头晕，立即停止坐浴

E．冬天注意室温和保暖

（4～8 题共用题干）

患者，男性，60 岁，患老年性慢性支气管炎急性发作收入院，主诉怕冷，欲为该患者灌一热水袋取暖。

4. 适宜的水温是

A．40 ℃　　　　　　　B．50 ℃

C．60 ℃　　　　　　　D．70 ℃

E．75 ℃

5. 使用时下列哪项不妥

A．灌水约 2/3 满

B．排尽空气，旋紧塞子

C．水温以 50 ℃ 以内为宜

D．擦干后倒提热水袋检查有无漏水

E．套上布套放于患者头部

6. 使用热水袋水温不能过高的原因是

A．皮肤对热反应敏感

B．血管对热反应敏感

C．皮肤抵抗力差

D．可加重病情

E．老年人感觉较迟钝

7. 使用热水袋时，如局部皮肤发生潮红应

A．热水袋外再包一条毛巾

B．热水袋稍离局部

C．立即停用，涂凡士林

D．立即停用，涂 70% 乙醇

E．立即停用，50% 硫酸镁湿热敷

8. 热水袋使用完毕，以下不妥的保管方法是

A．将水倒净

B．开口朝下，倒挂晾干

C．排尽袋内空气，旋紧塞子

D．保存于阴凉处备用

E．热水袋布套放入污物袋内送洗

（9~13 题共用题干）

郑某，女，36 岁，因盆腔器官慢性炎症入院。

9. 除遵医嘱用药外，还可采用

A．局部用冰袋　　　　B．局部用热水袋

C．热水坐浴　　　　　D．红外线照射

E．乙醇擦浴

10. 使用该措施的目的是

A．使患者舒适

B．促使炎性渗出物吸收

C．减轻局部出血

D．降低微生物活力

E．保暖

11. 以下操作方法中错误的是

A．冰袋应放于大血管处

B．热水袋水温低于 50 ℃

C．热水坐浴水温 60 ~ 70 ℃

D．红外线照射时间 20 ~ 30 min

E．乙醇擦浴禁擦胸前、腹部、颈后

12. 使用中，下列叙述正确的是

A．发现皮肤潮红，立即停止

B．发现皮肤紫红色，立即停止

C．发现皮肤苍白，立即停止

D．患者主诉乏力、头晕，立即停止

E．患者出现寒战、脉搏呼吸异常，立即停止

13. 操作中应注意的是

A．室内温度高低

B．患者体温的变化

C．患者皮肤颜色的变化

D．患者面色的变化

E．操作后的记录

（编者：赵秀娟）

第十四章　排泄护理

第一节　排尿护理

【知识要点】

一、尿液的观察

1. 正常尿液：

(1) 尿量和次数：一般成人日间排尿 3～5 次，夜间排尿 0～1 次，每次排尿量约为 200～400 ml，24 h 尿量约 1 000～2 000 ml，平均尿量在 1 500 ml 左右。

(2) 颜色：呈淡黄或深黄色。

(3) 透明度：新鲜尿液清澈透明。

(4) 气味：正常尿液有特殊气味，来自尿内的挥发性酸。

(5) 酸碱度：呈弱酸性，一般尿液 pH 为 4.5～7.5，平均值为 6。

(6) 比重：1.015～1.025。

2. 异常尿液：

(1) 尿量和次数：① 多尿；② 少尿；③ 无尿或尿闭；④ 膀胱刺激征。

(2) 颜色：① 血尿：洗肉水样或棕色；②血红蛋白尿：酱油色或浓茶色；③ 胆红素尿：黄褐色或深黄色；④ 乳糜尿：乳白色。

(3) 透明度：白色絮状混浊尿液多见于泌尿系统感染。

(4) 气味：①新鲜尿液有氨臭味，提示有泌尿系统感染；②烂苹果气味见于糖尿病酮症酸中毒患者。

(5) 酸碱度：① 强酸性，见于酸中毒的患者；② 强碱性，见于严重呕吐的患者。

(6) 比重：尿比重反应肾脏的浓缩功能。若尿比重固定在 1.010 左右，提示肾功能严重受损。

二、影响排尿的因素

1. 心理因素。　2. 年龄与性别。　3. 液体和饮食。　4. 排尿习惯。

5. 气候因素。　6. 治疗与检查　7. 疾病因素

三、排尿异常的护理

1. 尿失禁患者的护理：

尿失禁：真性尿失禁、假性尿失禁、压力性尿失禁。

(1) 心理护理：给予安慰和鼓励，树立其信心。

(2) 保护皮肤：保持清洁干燥；预防压疮。

(3) 采取外部引流。

(4) 留置导尿。

(5) 帮助建立正常的排尿功能：① 鼓励多饮水；② 膀胱功能训练；③ 盆底肌收缩训练。

2. 尿潴留患者的护理：

尿潴留：机械性梗阻、动力性梗阻及其他心理因素或环境因素引起的无力排尿等。

(1) 心理护理：给予安慰，消除紧张焦虑。

(2) 提供隐蔽的排尿环境。

(3) 协助患者采用习惯体位和姿势。

(4) 诱导排尿。

(5) 按摩、热敷、针灸。

(6) 药物治疗：肌注卡巴胆碱。

(7) 导尿术。

(8) 健康指导：① 教育患者及家属维持正常排尿的重要性；② 指导养成及时、定时排尿的习惯；③ 前列腺肥大患者勿过度劳累和饮酒。

四、导尿术

1. 目的：① 为尿潴留患者解除痛苦；② 协助临床诊断；③ 治疗膀胱和尿道疾病。

2. 操作程序：

(1) 操作流程：评估→准备用物→核对解释→清洗外阴→取体位→垫巾置盘→洗手→第一次消毒→开导尿包→戴手套→铺孔巾→润滑导尿管→再次核对→第二次消毒→插管→留取标本→夹闭拔管→整理用物→洗手记录。

(2) 男女患者导尿的不同点：

① 用物：男患者导尿多两块纱布。

② 体位：女患者为屈膝仰卧位；男患者取屈膝仰卧位或仰卧位，两腿平放外展。

③ 第一次消毒：

· 女患者：自上而下，由外向内，依次消毒阴阜、大阴唇、小阴唇、尿道口。

· 男患者：依次消毒阴阜、阴囊对侧和近侧、阴茎背侧、阴茎腹侧及阴囊，再环状消毒尿道口、龟头及冠状沟。

④ 第二次消毒：

· 女患者：自上而下，由内向外，依次消毒尿道口、小阴唇、尿道口。

· 男患者：依次环状消毒尿道口、龟头、冠状沟。

⑤ 插入长度：女患者为 4 ~ 6 cm；男患者为 20 ~ 22 cm。

3. 注意事项：

(1) 严格无菌。

(2) 选择粗细适宜的导尿管，动作要轻柔。

(3) 尿管误入阴道，须重新更换无菌导尿管后再插入。

(4) 男患者导尿如遇阻力，嘱深呼吸，缓慢插入。

(5) 膀胱高度充盈并极度虚弱的患者，第一次放尿不超过 1 000 ml。

(6) 对于高血压、心脏病、尿道狭窄、尿道损伤的患者，应谨慎操作。

五、留置导尿术

1. 目的：

(1) 用于抢救危重、休克患者监测尿量，测量尿比重。

(2) 避免术中误伤膀胱。

(3) 便于泌尿系统疾病术后的引流和冲洗，促进伤口愈合。

(4) 保持会阴部清洁干燥。

2. 操作程序：

(1) 气囊固定法：插入导尿管后，见尿再插入 7~10 cm，向气囊内注入 0.9% 无菌氯化钠溶液 5 ~ 10 ml，轻拉导尿管有阻力感，可证实导尿管已经固定。

(2) 导尿管末端与无菌集尿袋相连。将引流管留出足够翻身的长度后，用别针固定在床单上，以防因翻身牵拉不慎将导尿管拉出。

(3) 将集尿袋妥善固定于低于膀胱的高度，开放导尿管引流尿液。

3. 注意事项：

(1) 保持引流通畅。

(2) 防止逆行感染：① 保持尿道口清洁；② 每日更换集尿袋；③ 定时（每周或每月）更换导尿管；④ 观察尿液，每周查一次尿常规；⑤ 及时放尿，集尿袋不可高于膀胱位置。

(3) 健康指导：① 多饮水；② 训练膀胱功能；③ 间歇性夹管。

六、膀胱冲洗术

1. 目的：共三方面。

2. 操作要点：核对解释→排空膀胱→冲洗膀胱→观察→整理→记录。

3. 注意事项：

(1) 严格无菌。速度不可过快，压力不宜过大。

(2) 导管阻塞应及时处理。

(3) 严密观察患者病情。

(4) 药物须保留 30 min 再引流。

【课前预习】

一、基础复习

1. 泌尿系统的结构。

2. 男女尿道的长度。

3. 男性尿道的三个狭窄和两个弯曲。

二、预习目标

1. 正常尿量为 24 h＿＿＿＿ml，平均＿＿＿＿ml，每次尿量＿＿＿＿ml；少尿指 24 h 尿量少于＿＿＿＿ml 或每小时尿量少于＿＿＿ml；无尿是指 24 h 尿量少于 ＿＿＿＿＿＿ml 或 12 h＿＿＿＿＿＿者，多尿指 24 h 尿量超过＿＿＿＿ml。

2. 尿失禁是指排尿不受＿＿＿＿＿＿，＿＿＿＿＿＿不由自主地排出，分为＿＿＿＿＿＿尿失禁、＿＿＿＿＿＿尿失禁、＿＿＿＿＿＿尿失禁。

3. 导尿术是指在严格＿＿＿＿＿＿＿＿操作下，用导尿管经＿＿＿＿＿＿插入＿＿＿＿＿＿引出尿液的方法。

4. 为防止出现＿＿＿＿＿＿＿＿和＿＿＿＿＿＿＿＿＿＿，对膀胱高度膨胀的患者，第一次放尿不应超过＿＿＿＿＿＿＿＿ml。

5. 长期留置导尿的患者，出现尿道混浊、沉淀或结晶时应多＿＿＿＿，并进行＿＿＿＿＿＿。

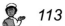

🧑‍🏫【课后巩固】

一、名词解释

多尿 少尿 无尿或尿闭 膀胱刺激征 尿失禁 尿潴留 导尿术

二、填空题

1. 正常尿液的比重为_____。一般情况下尿比重与尿量成_____比。

2. 正常尿液颜色呈_____。乳糜尿见于_____，呈_____色；肉眼血尿呈_____；血红蛋白尿见于_____，呈_____色或_____色；胆红素尿见于_____，呈_____色。

3. 膀胱炎时，新鲜尿液有_____味；糖尿病酮症酸中毒时，尿液有_____味。

4. 尿潴留是指膀胱内_____大量尿液而又不能_____排出。

5. 诱导排尿可采取的方法有：①_____、②_____、③_____。

6. 导尿术适用于_____；_____；_____。

7. 女患者导尿时，取_____位，第一次消毒顺序是由_____向_____，自_____而_____，依次消毒_____、_____、_____和_____，每只棉球只用_____次；第二次消毒顺序是_____→_____→_____，依次消毒_____、_____、_____。

8. 女患者尿道长约_____cm，导尿时，尿管应插入_____cm，见尿后再插入_____cm。

9. 成年男性尿道有两个弯曲，分别为_____和_____；成年男性尿道有三个狭窄，分别为_____、_____和_____。

10. 男患者导尿时，取_____位，第一次消毒依次消毒_____→_____→_____→_____→_____→_____，每个棉球限用_____次；第二次消毒将阴茎提起与_____呈_____°角，使得_____消失，依次消毒_____、_____和_____。

11. 男患者尿道长约_____cm，导尿时，尿管应插入_____cm，见尿后再插入_____cm。

12. 如需做尿培养，用无菌培养瓶留取尿标本_____ml。

13. 留置导尿术是指在_____后，将导尿管保留在_____内，引流出_____的方法。

14. 训练膀胱反射功能主要采用_____夹闭导管的方法，每____h开放一次，使膀胱定时_____和_____，以促进膀胱功能的恢复。

15. 膀胱冲洗法的目的：①_____；②_____；③_____。

16. 膀胱冲洗时，若滴入药物，需在膀胱内保留_____min。

三、简答题

1. 如何护理尿失禁的患者？

2. 如何防止留置导尿的患者发生尿路逆行感染？

3. 留置导尿术的目的是什么？

【综合练习】

A2 型题

1. 患者，女，56 岁。糖尿病酮症酸中毒。患者排出的尿液气味可能为
   - A．烂苹果味
   - B．氨臭味
   - C．大蒜味
   - D．苦杏仁味
   - E．苯酚味

2. 张女士，43 岁，膀胱肿瘤手术，术后留置导尿管。术后第 3 天，护士报告医生，患者尿液有氨臭味。张女士可能发生
   - A．尿毒症
   - B．酮体中毒
   - C．膀胱手术部出血
   - D．膀胱炎
   - E．膀胱组织坏死

3. 患者，女，48 岁，诊断为尿毒症，给予导尿管留置，24 h 引流尿液 350 ml，请判断该患者是
   - A．排尿正常
   - B．少尿
   - C．无尿
   - D．尿潴留
   - E．尿闭

4. 患者，女，阑尾炎术 2 h 后诉小腹胀痛，小便不能自解，护士用温水冲洗其会阴，目的是
   - A．减轻紧张心理，分散注意力
   - B．利用条件反射，促进排尿
   - C．使患者感觉舒适
   - D．缓解尿道痉挛
   - E．防止尿路感染

5. 潘先生，60 岁，主诉排尿困难，下腹疼痛难忍，B 超检查提示尿路结石。护士正确的护理措施是
   - A．嘱患者坐起排尿
   - B．让其听流水声
   - C．口服利尿剂
   - D．轻轻按摩下腹部
   - E．立即行导尿术

6. 某产妇，剖宫产后 4 h 未解小便，下列措施中哪项是错误的
   - A．嘱患者坐起排尿
   - B．让其听流水声
   - C．口服利尿剂
   - D．轻轻按摩下腹部
   - E．用温水冲洗会阴

7. 患者，男性，50 岁。尿失禁。下述护理中错误的是
   - A．用接尿器接尿
   - B．保持皮肤清洁干燥
   - C．必要时行导尿管留置术
   - D．限制饮水，减少尿量
   - E．理解、尊重患者

8. 患者，女，子宫癌，行子宫切除术前留置导尿管的目的是
   - A．保持会阴部清洁干燥
   - B．收集无菌尿标本作细菌培养
   - C．测定残余尿
   - D．避免术中误伤膀胱
   - E．避免术后泌尿系统感染

9. 患者，男，56 岁。因脑血栓处于昏迷状态。医嘱进行留置导尿术，留置导尿 15 天后，护士在观察尿液情况时，发现尿液混浊、沉淀。这时应
   - A．拔出导尿管
   - B．清洗尿道口
   - C．膀胱内滴药
   - D．给予膀胱冲洗
   - E．定时更换卧位

10. 患者，女性，23 岁，因宫外孕大出血呈休克状，为该患者留置导尿的目的是
    - A．排空膀胱，防止发生尿潴留
    - B．观察体内有毒物质排除情况
    - C．减轻患者痛苦
    - D．便于随时检查尿的生化变化
    - E．测量尿量，比重，观察肾功及病情变化以指导治疗

11. 患者，女性，45 岁，子宫切除术后 10 h 仍未排尿，主诉下腹部胀痛。检查：下腹部膨隆，触之有囊性感，轻压有尿意，判断为尿潴留，经诱导排尿无效，行导尿术。

导尿时，护士将导尿管误插入阴道，正确的处理措施是

A．拔出导尿管，重新插入

B．更换导尿管，重新插入

C．嘱患者休息片刻再插管

D．用苯扎溴铵棉球擦拭导尿管后插入

E．用碘伏棉球擦拭导尿管后插入

12. 患者，女性，28 岁，因截瘫导致尿失禁。如该患者需导尿，在导尿过程中护士应注意

A．动作迅速，紧急情况下可不执行无菌操作

B．帮助患者取右侧卧位，铺一次性尿布于臀下

C．消毒尿道口时，一个棉球可用 2 次

D．见尿液流出后，防止尿管脱落，再插入 3～4 cm

E．如需留尿培养标本，用无菌试管接取中段尿 5 ml

13. 患者，女，40 岁，盆腔手术后 1 h 发生尿潴留。因诱导排尿无效，需行导尿术，下列导尿操作哪项是错误的

A．严格无菌操作

B．选择光滑和粗细适宜的导尿管

C．插管动作要轻柔

D．为女患者导尿时，如误入阴道应更换导尿管重新插入

E．膀胱高度膨胀，第一次放尿不应超过 2 000 ml

14. 患者，男性，60 岁。胃癌晚期，恶病质，膀胱高度膨胀，现据医嘱给予导尿。导尿时，提起阴茎使之与腹壁呈 60°，目的是

A．使耻骨前弯消失

B．使耻骨下弯消失

C．扩张尿道内口

D．扩张尿道外口

E．扩张尿道膜部

15. 吴女士，53 岁，因瘫痪导致尿失禁。为其留置导尿。为锻炼其膀胱反射功能，应采取的措施是

A．温水冲洗会阴每日两次

B．每周更换导尿管

C．间歇性引流夹管

D．定时给患者翻身

E．鼓励患者多饮水

A3/A4 型题

（1～2 题共用题干）

患者，女性，30 岁。术中不慎损伤膀胱括约肌，导致尿失禁。

1. 此患者尿失禁属于

A．真性尿失禁

B．假性尿失禁

C．压力性尿失禁

D．充溢性尿失禁

E．不完全性尿失禁

2. 针对该患者的尿失禁，适宜的护理措施是

A．长期使用接尿装置

B．鼓励患者睡前适当增加饮水量

C．定时使用便器，开始时白天每隔 30 min 送一次便器

D．限制饮水量，以减少尿量

E．留置导尿管引流

（3～5 题共用题干）

朱先生，67 岁，前列腺肥大摘除术后，医嘱：膀胱冲洗。

3. 护士为朱先生选择密闭式膀胱冲洗，操作不妥的是

A．在无菌操作下备好冲洗液和装置

B．分离并消毒导尿管及集尿袋引流管的接头

C．每次滴入溶液 400～500 ml

D．每天需冲洗 3～4 次

E．冲洗管和引流管 24 h 更换一次

4. 为朱先生做膀胱冲洗的目的是

A．防出血　　　　B．防少尿

C．防中毒　　　D．防手术部位粘连

E．防血凝块

5. 膀胱冲洗的操作是利用

A．负压原理　　　B．空吸原理

C．灌流原理　　　D．杠杆原理

E．虹吸原理

（6～7题共用题干）

女性，25岁，因行子宫肌瘤切除术，术前医生下医嘱进行留置导尿术。

6. 此患者术前需要导尿的主要目的是

A．测量膀胱容量

B．鉴别有无尿闭

C．减轻患者痛苦

D．排空膀胱，避免术中误伤

E．记录尿量，观察肾功能

7. 患者怕羞、怕痛苦、怕感染而拒绝插导尿管时，护士采取下列护理措施不妥的是

A．耐心解释使患者认识留置导尿管的重要性

B．插管时用屏风遮挡患者

C．说明留置尿管时间与插管后的注意事项

D．插管时动作轻柔

E．患者不接受时报告医生改用其他方法

第二节　排便护理和排气护理

【知识要点】

一、粪便的观察

1. 正常粪便：

(1) 排便量和次数：成人每日排便 1～3 次，婴幼儿每日 3～5 次，每次 100～300 g。

(2) 颜色与形状：成形的软便，呈黄褐色。

(3) 气味。

(4) 内容物。

2. 异常粪便：

(1) 排便量和次数：每日超过 3 次或每周少于 3 次，视为排便异常。

(2) 颜色：① 柏油样便，见于上消化道出血；② 暗红色便，见于下消化道出血；③ 陶土色便，见于胆道完全阻塞；④ 果酱样便，见于阿米巴痢疾或肠套叠；⑤ 粪便表面呈鲜红色或排便后滴血，见于肛裂或痔疮出血；⑥ 白色米泔水样便，见于霍乱或副霍乱。

(3) 形状：① 消化不良或肠炎时，呈糊状或水样；② 便秘时，呈栗子样；③ 直肠狭窄或肠道部分梗阻时，呈扁条状或带状。

(4) 气味：① 酸臭味，见于消化不良；② 腥臭味，见于上消化道出血；③ 腐臭味，见于直肠溃疡或肠癌者，粪便呈腐臭味；④ 恶臭味，见于严重腹泻。

(5) 内容物：① 大量黏液，见于肠炎；② 伴有脓血，见于痢疾或直肠癌；③ 肠道寄生虫感染者可见蛔虫等。

二、影响排便的因素

心理因素、年龄因素、饮食因素、活动因素、疾病因素、治疗和检查因素、药物因素、排便习惯因素、社会文化因素。

三、排便异常及肠胀气的护理

1. 便秘患者的护理：① 心理护理；② 提供排便环境；③ 选择适宜的排便姿势；④ 腹部按摩；⑤ 遵医嘱使用缓泻剂、简易通便剂；⑥ 健康教育（定时排便，合理饮食，适当运动）。

2. 腹泻：① 心理护理；② 卧床休息；③ 膳食调理，严重者禁食；④ 遵医嘱用药，口服补盐液；⑤ 保护肛周皮肤，肛周涂油膏；⑥ 观察排便情况；⑦ 健康指导。

3. 排便失禁：① 心理护理；② 保护皮肤；③ 重建排便控制能力（观察排便习惯，固定排便时间，试行排便）；④ 保持清洁干燥，定时通风；⑤ 健康指导。

4. 粪便嵌塞患者的护理：① 早期用栓剂、缓泻剂润肠通便；② 必要时保留灌肠，2～3 h后再行清洁灌肠；③ 遵医嘱人工取便。

5. 肠胀气患者的护理：① 心理护理；② 适当活动，去除原因；③ 促进排气（热敷、按摩、针灸、给药，肛管排气）；④ 健康指导（养成良好饮食习惯，少吃产气食物，少喝碳酸饮料）。

四、灌肠法和肛管排气法

1. 大量不保留灌肠、小量不保留灌肠和保留灌肠的操作不同点见表14-1。
2. 清洁灌肠：禁忌用清水反复灌洗，以防水电解质紊乱。
3. 肛管排气法：插入长度为 15～18 cm，肛管保留时间不超过 20 min，必要时可间隔 2～3 h后再行肛管排气。

表 14-1　大量不保留灌肠、小量不保留灌肠和保留灌肠的操作不同点

	大量不保留灌肠	小量不保留灌肠	保留灌肠
目的	① 解除便秘，排出肠道积气。 ② 清洁肠道。 ③ 减轻中毒。 ④ 降温。	① 解除便秘。 ② 排出肠道积气。	① 镇静催眠。 ② 治疗肠道感染。
常用溶液	① 0.1%～0.2%的肥皂液。 ② 0.9%氯化钠。	① "1、2、3"溶液 ② 油剂。	① 10%水合氯醛。 ② 2%小檗碱。 ③ 0.5%～1%新霉素。
温度	① 一般为39～41 ℃。 ② 降温为28～32 ℃。 ③ 中暑为4 ℃。	38 ℃	39～41 ℃
体位	左侧	左侧	① 慢性细菌性痢疾：左侧。 ② 阿米巴痢疾：右侧。
压力	筒内液面距肛门约40～60 cm	筒内液面距肛门<30 cm	筒内液面距肛门<30 cm
插管长度	7～10 cm	7～10 cm	15～20 cm
注入温开水	不需要	需要	需要
保留时间	5～10 min	10～20 min	>1 h
禁忌证	妊娠、急腹症、严重心血管疾病、消化道出血等。		① 肛门、直肠、结肠等手术后； ② 排便失禁的患者。
注意事项	① 伤寒患者灌肠：液量<500 ml，压力<30 cm。 ② 肝性昏迷禁用肥皂液灌肠。 ③ 充血性心衰、水钠潴留者，禁用0.9%氯化钠。 ④ 降温灌肠保留30 min，排便30 min后测体温。	① 速度不宜过快，压力要低。 ② 反折肛管，避免空气进入。	① 正确评估病变位置，确定正确的体位。 ② 肛管要细，插管要深，液量要少，压力要低，速度要慢，时间要长。

【课前预习】

一、基础复习

消化系统的结构。

二、预习目标

1. 柏油样便见于＿＿＿＿＿＿＿＿＿＿＿＿＿＿＿，陶土色便提示＿＿＿＿＿＿＿＿＿＿＿＿＿；暗红色便提示＿＿＿＿＿＿＿＿＿＿＿＿＿＿＿；粪便表面有鲜血提示＿＿＿＿＿＿＿＿＿＿；果酱样便常见于＿＿＿＿＿＿＿＿＿或＿＿＿＿＿＿＿＿＿；"米泔水"样便常见于＿＿＿＿＿＿。

2. 排便异常包括＿＿＿＿＿＿＿＿、＿＿＿＿＿＿＿＿、＿＿＿＿＿＿＿＿、＿＿＿＿＿＿＿＿。

3. 大量不保留灌肠的目的包括：① ＿＿＿＿＿＿＿＿、② ＿＿＿＿＿＿＿＿、③ ＿＿＿＿＿＿＿＿、④ ＿＿＿＿＿＿＿＿＿。

4. 小量不保留灌肠中所用的"1、2、3"溶液分别指＿＿＿30 ml、＿＿＿60 ml、＿＿＿90 ml。

5. 肛管排气时，患者取＿＿＿＿＿＿位，插入深度＿＿＿＿＿cm，保留时间不超过＿＿＿＿min，原因是为了防止＿＿＿＿＿＿＿＿＿永久松弛。

【课后巩固】

一、名词解释

便秘 腹泻 大便失禁 灌肠法

二、填空题

1. 正常成人每天排便＿＿＿＿＿次，成年人每天排便超过＿＿＿＿＿次或每周少于＿＿＿＿＿次，视为排便异常。

2. 下消化道溃疡及恶性肿瘤者，粪便呈＿＿＿＿＿＿味；柏油样便呈＿＿＿＿＿味。

3. 腹泻严重的患者，应予暂时＿＿＿＿＿＿＿＿＿＿＿＿＿＿＿＿。

4. 不保留灌肠包括＿＿＿＿＿＿＿＿灌肠、＿＿＿＿＿＿＿＿灌肠和＿＿＿＿＿＿＿＿灌肠。

5. 大量不保留灌肠，常用的灌肠液有＿＿＿＿＿＿＿＿＿＿＿和＿＿＿＿＿＿＿＿＿＿，量为：＿＿＿＿＿＿ml；灌肠液的温度应是＿＿＿＿＿℃，降温时温度为＿＿＿＿＿℃，中暑患者用＿＿＿＿＿℃生理盐水。

6. 大量不保留灌肠时，患者取＿＿＿＿＿＿＿＿卧位，灌肠时液面距肛门高度为＿＿＿＿cm，插入深度为＿＿＿cm，保留时间为＿＿＿min，灌肠的缩写符号是＿＿＿＿＿。

7. 小量不保留灌肠适用于＿＿＿＿＿＿＿、＿＿＿＿＿＿＿、＿＿＿＿＿＿＿及的患者软化粪便，解除＿＿＿＿＿＿＿＿，排出＿＿＿＿＿＿＿＿，减轻腹胀。

8. 小量不保留灌肠时，患者取＿＿＿＿＿＿＿＿＿卧位，灌肠时液面距肛门高度应低于＿＿＿cm，插入深度为＿＿＿cm，保留时间为＿＿＿min。

9. 大量不保留灌肠溶液流入受阻时，处理的首要方法是＿＿＿＿＿肛管或＿＿＿＿＿肛管；患者感觉腹胀或有便意，可降低＿＿＿＿＿＿或＿＿＿＿＿＿，嘱患者＿＿＿＿＿＿；患者脸色苍白，剧烈腹痛，应立即＿＿＿＿＿＿＿＿＿＿＿。

10. 清洁灌肠首次用＿＿＿＿＿＿＿＿，之后用＿＿＿＿＿＿，禁用＿＿＿＿＿灌肠。

11. 降温灌肠，应嘱患者保留＿＿＿＿min后排出，排便后＿＿＿＿min测量体温并做记录；

肝性昏迷患者灌肠禁用＿＿＿＿＿＿，是为了减少＿＿＿＿＿＿的产生和吸收；伤寒患者灌肠，溶液量不可超过＿＿＿＿＿＿ml，液面距肛门的高度应低于＿＿＿＿＿＿cm；充血性心力衰竭或钠潴留的患者灌肠时，禁用＿＿＿＿＿＿＿＿＿＿＿＿＿＿＿＿＿＿＿＿＿。

12. 大量不保留灌肠的禁忌证有：＿＿＿＿＿＿＿＿＿＿，＿＿＿＿＿＿＿＿＿＿，＿＿＿＿＿＿＿＿＿＿，＿＿＿＿＿＿＿＿＿＿。

13. 保留灌肠常用的溶液：镇静催眠用＿＿＿＿＿＿＿＿；肠道炎症用＿＿＿＿＿＿＿＿或＿＿＿＿＿＿＿＿；溶液量不超过＿＿＿＿＿ml；溶液温度为＿＿＿＿℃。

14. 保留灌肠时应根据肠道病变部位安置卧位，如慢性细菌性痢疾取＿＿＿＿＿＿＿＿卧位；阿米巴痢疾病取＿＿＿＿＿＿＿卧位，并抬高臀部＿＿＿＿＿＿cm，液面距肛门的高度应低于＿＿＿＿＿cm，插入深度为＿＿＿＿＿＿cm，每次溶液量不超过＿＿＿＿＿＿＿ml，灌注后需再注入＿＿＿＿＿＿ml温开水，保留时间为＿＿＿＿＿＿以上。

15. 不宜做保留灌肠的有＿＿＿＿＿＿＿＿＿＿＿＿等手术后及＿＿＿＿＿＿＿＿＿＿＿的患者。

16. 保留灌肠宜在＿＿＿＿＿＿＿＿＿＿＿＿＿＿＿＿＿＿＿＿＿的时候灌入。

17. 肛管排气法是将肛管从＿＿＿＿＿＿插入＿＿＿＿＿＿，以排出＿＿＿＿＿＿＿的方法。

三、简答题

1. 如何护理便秘患者？
2. 如何护理腹泻患者？
3. 如何护理大便失禁的患者？
4. 大量不保留灌肠和保留灌肠的目的分别是什么？
5. 保留灌肠的注意事项有哪些？

【综合练习】

A2 型题

1. 患者，男，直肠癌，术前清洁灌肠时，溶液温度与肛管插入的长度正确的是
   A．30～32 ℃，6～8 cm
   B．39～41 ℃，7～10 cm
   C．35～37 ℃，10～15 cm
   D．40～43 ℃，10～15 cm
   E．45～50 ℃，7～10 cm

2. 患者，女，急性脊髓损伤，大小便失禁，对于排便失禁的护理重点是
   A．观察记录粪便性质、颜色
   B．鼓励多饮水，给予流质、半流质食物
   C．预防压疮发生
   D．嘱患者卧床休息，减少体力消耗
   E．遵医嘱定时补液

3. 患者，男性，14 岁，肠道内积聚过量气体不能排出，伴腹胀及腹痛。下列护理措施错误的是
   A．向患者解释出现肠胀气的原因
   B．指导患者进食易消化的食物，多食用豆类
   C．鼓励患者进行适当活动
   D．进行腹部热敷
   E．必要时行肛管排气

4. 患者，女性，45 岁，患慢性阿米巴痢疾，用 2% 小檗碱灌肠，以下护理措施正确的是
   A．灌肠前臀部抬高 15 cm
   B．灌肠时患者取右侧卧位
   C．液面与肛门的距离 40～60 cm
   D．灌入药液应少于 500 ml
   E．灌入后保留 30 min

5. 患者，女性，23 岁。诊断为伤寒，现体温
   正常。据医嘱给予大量不保留灌肠。正确
   的护理措施是
   A．准备灌肠溶液 800 ml
   B．溶液温度为 37~39 ℃
   C．嘱患者取右侧卧位
   D．用小垫枕将臀部抬高 10 cm
   E．液面距肛门不超过 30 cm

6. 患者，女性，19 岁。习惯性便秘，护士对
   其进行健康宣教的内容，以下错误的是
   A．帮助患者选择合适的时间，养成定时
      排便的习惯
   B．增加富含维生素的食物，多饮水
   C．鼓励患者打太极拳
   D．保证充足的睡眠
   E．教会患者简易通便剂的使用方法，并
      长期使用

7. 患者，男，因高温作业中暑，遵医嘱给予
   灌肠，灌肠液温度为
   A．4 ℃   B．5 ℃
   C．6 ℃   D．7 ℃
   E．8 ℃

8. 患者，女，严重腹泻，应给予
   A．清淡的普食   B．软食
   C．半流质   D．暂时禁食
   E．流质

9. 患者，女，便秘，护士指导患者排便时，
   可进行腹部按摩，顺序为
   A．升结肠→横结肠→降结肠
   B．横结肠→升结肠→降结肠
   C．升结肠→降结肠→横结肠
   D．降结肠→升结肠→横结肠
   E．降结肠→横结肠→升结肠

10. 患者，男性，50 岁。按医嘱进行保留灌肠。
    下列护理措施正确的是
    A．为保证疗效，在晨起时灌入

B．选择较粗的肛管
C．插入要浅
D．药量为 200 ml
E．提高压力，确保灌肠液进入肠道

11. 患者，男性，45 岁。胆道阻塞。排出的粪
    便呈
    A．柏油样便   B．暗红色便
    C．鲜血便   D．陶土样便
    E．果酱样便

12. 患者，男，68 岁。便秘 5 天，医嘱：0.2%
    肥皂水大量不保留灌肠。护士选用的灌肠
    液的温度应为
    A．4~8 ℃   B．15~20 ℃
    C．28~32 ℃   D．39~41 ℃
    E．45~50 ℃

13. 某患者，女，58 岁，子宫全切术后三日，
    出现腹胀，术后一直未排便，最佳的护理
    措施是
    A．"1、2、3" 溶液灌肠
    B．清洁灌肠
    C．保留灌肠
    D．大量不保留灌肠
    E．服泻药

14. 某患者，男，45 岁，诊断为肝硬化出血，
    护士在观察患者粪便时应特别注意
    A．形状   B．颜色
    C．量   D．软硬度
    E．气味

15. 马女士，40 岁，患伤寒病，遵医嘱为患者
    做大量不保留灌肠，灌肠液量及液面距肛
    门的距离是
    A．800 ml，不超过 30 cm
    B．800 ml，不超过 60 cm
    C．不超过 500 ml，不超过 30 cm
    D．不超过 500 ml，超过 30 cm
    E．800 ml，超过 30 cm

A3/A4 型题

（1~4 题共用题干）
患者，男，40 岁，长期失眠，医嘱：10%
水合氯醛 20 ml 保留灌肠。

1. 为患者进行保留灌肠应在何时进行
   A．早晨起床前   B．清晨
   C．晚餐   D．晚间睡前

E．晚间睡后

2．为发挥保留灌肠效果，操作时首先应

　　A．嘱患者排便

　　B．抬高患者臀部约 10 cm

　　C．液量不超过 200 ml

　　D．压力宜低

　　E．保留 1 h 以上

3．灌肠时，错误的操作是

　　A．嘱患者排便

　　B．左侧卧位

　　C．压力宜低

　　D．肛管插入 7～10 cm

　　E．嘱患者深呼吸，放松

4．保留灌汤后，溶液应保留

　　A．5～10 min　　　　B．20 min 左右

　　C．30 min 左右　　　D．40 min 左右

　　E．1 h 以上

（5～7 题共用题干）

　　患者，男，40 岁，慢性细菌性痢疾，用 2% 小檗碱灌肠。

5．该患者应采用下列哪种方式灌肠

　　A．大量不保留灌肠

　　B．小量不保留灌肠

　　C．清洁灌肠

　　D．保留灌肠

　　E．灌肠时压力要高

6．灌肠时应取何种卧位

　　A．仰卧位　　　　　B．左侧卧位

　　C．右侧卧位　　　　D．半坐卧位

　　E．膝胸卧位

7．以下灌肠操作哪项不妥

　　A．于晚上睡前灌入

　　B．药量 < 200 ml

　　C．于清晨灌入

　　D．插入肛管 10～15 cm

　　E．嘱患者保留 1 h

（8～9 题共用题干）

　　男性，70 岁，肝性昏迷前期，表现为意识

错乱、睡眠障碍、行为失常，3 天未排便。

8．因严重便秘。需行大量不保留灌肠，应禁用的灌肠液是

　　A．生理盐水　　　　B．"1、2、3" 溶液

　　C．肥皂水　　　　　D．0.9% 氯化钠

　　E．油剂

9．禁用该溶液的原因是

　　A．引起电解质平衡失调

　　B．易发生腹胀

　　C．对肠黏膜刺激性大

　　D．导致腹泻

　　E．减少氨的产生和吸收

（10～13 题共用题干）

　　患者，左先生，主诉腹部胀痛不适。腹部检查：腹部膨隆，叩诊呈鼓音。

10．患者出现了

　　A．尿潴留　　　　　B．腹膜炎

　　C．肠胀气　　　　　D．尿失禁

　　E．便秘

11．护士向左先生进行饮食指导，不妥的是

　　A．勿食用豆类食物

　　B．选用清淡、易消化的食物

　　C．多食牛奶、糖类等食物

　　D．多食用新鲜蔬菜

　　E．少饮汽水

12．护士为左先生行肛管排气，操作不妥的是

　　A．肛管插入深度为 15～18 cm

　　B．与肛管相连的橡胶管插入盛水瓶中

　　C．在患者腹部做离心按摩

　　D．帮助患者转换体位

　　E．肛管保留 1 h 以上

13．如排气不畅，可采用

　　A．嘱患者屏气以增加腹压

　　B．按结肠解剖位置做向心按摩

　　C．帮助患者转换体位

　　D．嘱患者做深呼吸

　　E．拔出肛管重插

　　　　　　　　　　　　　　　　（编者：向春柳）

第十五章　药物疗法

第一、二节　给药的基本知识、口服给药法

【知识要点】

一、给药的基本知识

1. 概述：

(1) 药物的种类：共三种，分别是内服药、注射药和外用药。

(2) 药物的领取：

① 病区常用药物由专人负责领取补充；贵重药、特殊药凭医生处方领取，麻醉药与剧毒药病区内有固定数量，用后应凭医生处方领取补充。

② 中心药房工作人员负责准备病区患者用药，病区护士负责核对并领回。

(3) 药物的保管：

① 药柜放置：专人负责，定期检查，保证用药安全。

② 分类放置：按药物的种类分类放置，按有效期先后顺序排列；贵重药、剧毒药和麻醉药，应加锁保管，专人负责，做好登记并严格交接班。

③ 标签明显：内服药——蓝边，外用药——红边，剧毒药和麻醉药——黑边。

④ 定期检查，有异常立即停止使用。

⑤ 妥善保存：根据药物性质采取不同的保存方法。

2. 安全给药的原则：

(1) 根据医嘱准确给药：护士必须严格遵医嘱给药。医院常用外文缩写与中文译义见表15-1。

表 15-1　医院常用外文缩写与中文译义

外文缩写	中文译义	外文缩写	中文译义
qh	每 1 h 一次	st	立即
q2h	每 2 h 一次	Prn	需要时（长期）
q3h	每 3 h 一次	sos	必要时（限用一次）
q4h	每 4 h 一次	Dc	停止
q6h	每 6 h 一次	aa	各
qd	每日一次	ad	加至
bid	每日二次	Rp.R	处方

外文缩写	中文译义	外文缩写	中文译义
tid	每日三次	inj	注射
qid	每日四次	po	口服
qod	隔日一次	OD	右眼
biw	每周两次	OS	左眼
qm	每晨一次	OU	双眼
qn	每晚一次	AD	右耳
am	上午	AS	左耳
pm	下午	AU	双耳
12n	中午 12 点	ID	皮内注射
12mn	午夜 12 点	H	皮下注射
hs	睡前	IM/im	肌内注射
ac	饭前	IV/iv	静脉注射
pc	饭后	ivjtt	静脉滴注

（2）执行查对制度：三查；七对；一注意。

① 三查：操作前、操作中、操作后查（查"七对"的内容）。

② 七对：对床号、姓名、药名、浓度、剂量、给药时间和方法。

③ 一注意：注意观察药物疗效和不良反应，并做好记录。

（3）正确、安全、合理给药：

① 做到"五准确"，即将准确的药物、按准确的剂量、用准确的途径、在准确的时间内给予准确的患者。

② 药物备好及时分发。

③ 准确掌握给药时间及方法。

④ 注意配伍禁忌。

⑤ 易过敏的药物，给药前询问有无过敏史，按需做药物过敏试验，并加强观察。

3. 给药途径：

（1）给药途径包括：口服、舌下含化、吸入、皮肤黏膜用药、直肠给药、注射（皮内、皮下、肌内、静脉注射）等。

（2）药物吸收顺序。由快到慢依次为：动/静脉＞吸入＞舌下含化＞直肠给药＞肌内注射＞皮下注射＞口服＞皮肤黏膜用药。

4. 给药次数和时间间隔：见表 15-2。

表 15-2　给药时间缩写与时间安排（24 h 制）

给药时间	时间安排	给药时间	时间安排
qm	6am	q2h	6am,8am,10am,12n,2pm…
qd	8am	q3h	6am,9am,12n,3pm,6pm…
bid	8am,4pm	q4h	8am,12n,4pm,8pm,12mn…
tid	8am,12n,4pm	q6h	8am,2pm,8pm,2am…
qid	8am,12n,4pm,8pm	qn	8pm

5．影响药物疗效的因素：

(1) 药物因素：① 药物剂量；② 药物剂型；③ 给药途径与时间；④ 联合用药。

(2) 机体因素：① 生理因素（年龄与体重、性别）；② 病理因素；③ 心理行为因素。

(3) 饮食因素。

二、口服给药法

口服给药法是将药物经口服后，被胃肠道吸收、利用，起到局部或全身作用，是临床最方便、最安全、最常用且经济的给药方法，因吸收较慢且不规则，不适用于急救、意识不清、频繁呕吐、禁食等患者。

1．安全给药指导：共八条。

2．口服给药法实施：见表 15-3。

表 15-3　口服给药法

操作流程		要点说明
备药	1．备物核对	严格查对制度。
	2．规范配药	① 配好一个患者的药后，再配另一患者的药物。
		② 配固体药：药粉、含化及特殊要求的药物须用纸包好。
		③ 配液体药：水剂先摇匀；不足 1ml 用滴管吸取。
	3．再次核对	操作者根据服药本重新查对一遍，再由另一名护士再次查对一遍。
	4．整理用物	
发药	1．核对	确保用药安全。
	2．备物	
	3．核对	核对后呼唤患者的名字，得到准确应答后才发药。
	4．发药	① 一次只能取一位患者的药物。 ② 患者不在或因故不能服药者，应将药物带回保管，适时再发或做好交班。
	5．协助服药	鼻饲患者须将药片研碎，用水溶解后从胃管内注入。
	6．整理记录	

3．注意事项：

(1) 严格执行查对制度及无菌操作原则。

(2) 婴幼儿、鼻饲、上消化道出血患者所用固体药应将药物研碎。

(3) 注意配伍禁忌。

(4) 患者对药物有疑问，应重新核对，确认无误，解释后再发药。

(5) 服药后仔细观察疗效及不良反应。

【课前预习】

1．"三查七对"："三查"指在＿＿＿＿＿＿、＿＿＿＿＿＿、＿＿＿＿＿＿查；"七对"是对＿＿＿＿＿、＿＿＿＿＿、＿＿＿＿＿、＿＿＿＿＿、＿＿＿＿＿、＿＿＿＿＿和＿＿＿＿＿。

2．药瓶标识清晰：内服药＿＿＿＿色标签，外用药＿＿＿＿色标签，剧毒药＿＿＿＿色标签。

3．最常用、最简便的给药方法是＿＿＿＿＿＿＿＿＿＿＿＿，作用速度最快的给药方法是＿＿＿＿＿＿＿＿＿＿＿＿。

【课后巩固】

一、名词解释

口服给药法

二、填空题

1. 填写以下医院常用外文缩写或中文译意：

bid_____ 每周2次_____ 临睡前_____ prn_____

需要时（限用1次）_____ am_____ 下午_____ ac_____

每日4次_____ qod_____ 每2 h一次_____ qn_____

2. 服药时应注意：对有腐蚀或牙染色药，用_____吸入；止咳糖浆对呼吸道有安抚作用，服后不宜_____；助消化药及对胃黏膜有刺激的药宜_____服；健胃药宜_____服；服用强心苷类药物时，若脉率每分钟低于____次或节律异常，应暂停服药。

3. 按药物性质保管：易氧化或遇光变质药，装入_____内，放_____处；易挥发、潮解、风化药，_____保存；易被热破坏的药物，放_____保存；易燃烧药物，远离_____。

三、简答题

发放口服药的注意事项有哪些？

【综合练习】

A2型题

1. 护士小林，为病房患者发药，下列操作错误的是
   A．严格执行查对制度
   B．发药前，应先评估患者情况
   C．如患者不在，可将普通药放置于床旁桌上
   D．分发麻醉药、催眠药时，应待患者服下后方可离开
   E．如患者提出疑问，应重新核对无误后，方可给药

2. 护士指导患者正确服药的方法，下列不正确的是
   A．健胃药应饭前服
   B．服用安眠药应防止成瘾
   C．服退热药后应多喝水
   D．缓释片、胶囊吞服时可嚼碎
   E．磺胺类药物服后多饮水

3. 患者李某，因慢性心功能不全服用洋地黄类药物，护士应重点观察
   A．胃肠道反应
   B．是否成瘾
   C．心率、心律
   D．尿液的形状
   E．有无皮疹

4. 患者，男，68岁，服用强心甙类药物，护士监测其心率，当心率低于多少次时应停用
   A．30次/min
   B．40次/min
   C．50次/min
   D．60次/min
   E．70次/min

5. 患者同时口服下列药物，护士为其指导正确服药顺序，其中宜最后服用的是
   A．维生素C
   B．复方阿司匹林
   C．地高辛
   D．复合维生素B
   E．止咳糖浆

6. 患者，男，因尿路感染给予口服磺胺类药物，护士嘱其服药后需多饮水，其目的是

A．避免难以溶解，妨碍吸收

B．减轻服药引起的恶心

C．避免尿中结晶析出

D．避免损害肝脏功能

E．增加药物的疗效

7. 患者李某，因贫血，需服用硫酸亚铁，发药时，护士应

A．待患者服下后再离开

B．发药前测量脉搏

C．告诉患者服药后多饮水

D．告诉患者服药后不宜饮水

E．告诉患者服药后不要饮茶

8. 患者张某，服用抗肿瘤药物环磷酰胺，护士发药时应注意

A．发药前测量患者脉搏

B．使用吸管避免药物和牙齿接触

C．待患者服下后方可离开

D．告诉患者服后多饮水

E．告诉患者服后不宜多饮水

9. 患者李某，患咽炎，医嘱为青霉素 20 万单位，qid，正确的执行时间是

A．上午、下午各一次

B．每日早、中、晚各一次

C．每日 4 次

D．每 4 h 一次

E．每 6 h 一次

10. 患儿 6 个月，医生开医嘱，5% 葡萄糖氯化钠溶液 40 ml iv qd，正确的执行时间是

A．每日上午 8 时

B．每日晚上 8 时

C．隔日上午 8 时

D．每日睡前一次

E．每日上午 8 时、下午 4 时各一次

11. 患者，男性，34 岁，因外伤下肢骨折入院。现恢复良好，今天开始行复健治疗。中午护士发口服药时患者复健治疗尚未回来，该护士应该将其药物

A．等待下次一起发

B．暂缓发药

C．置于床头柜

D．交给患者家属

E．告诉医生停药

12. 患儿，2 岁，因佝偻病入院。医嘱：鱼肝油 10 滴，每日一次。护士为患儿配药时，在药杯中都先加少量温开水，再加鱼肝油，其原因是

A．有利于吞服   B．减少药量损失

C．利于患儿口感   D．避免药物挥发

E．避免过凉

A3/A4 型题

（1~2 题共用题干）

患者陈某，56 岁，因心功能不全，服用洋地黄，0.2 g，bid。

1. 在患者服药过程中，护士应重点观察

A．胃肠道反应   B．是否成瘾

C．心率   D．尿液的性状

E．有无皮疹

2. 患者心率低于多少次时应停用

A．30 次/min   B．40 次/min

C．50 次/min   D．60 次/min

E．70 次/min

（3~4 题共用题干）

患者徐某，64 岁，患糖尿病 10 年，常规进行胰岛素 6U，餐前 30 min，H，tid。

3. "H" 译成中文的正确含义是

A．皮内注射   B．皮下注射

C．肌内注射   D．静脉注射

E．静脉点滴

4. "tid" 译成中文的正确含义是

A．每 3 h 一次   B．每 8 h 一次

C．每日 2 次   D．每日 3 次

E．每日 4 次

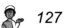

第三节 注射给药法

【知识要点】

注射给药法是将无菌药液或生物制剂注入人体内，达到预防、诊断、治疗疾病的目的。

一、注射原则（见表 15-4）

表 15-4 注射原则

注射原则	具体内容
1. 严格遵守无菌操作原则	① 操作者衣帽整洁，戴口罩，修剪指甲，注射前后必须洗手。 ② 保持环境整洁。 ③ 注射器的空筒内壁、活塞、乳头和针头的针梗、针尖必须保持无菌。 ④ 按要求消毒注射部位皮肤，并保持无菌。常规消毒方法：取 2% 碘酊螺旋式旋转涂擦 5 cm 以上，待干 20 s 后用 75% 乙醇脱碘；用 0.5% 碘伏或安尔碘消毒，消毒两遍，不需脱碘。
2. 严格执行查对制度	① 严格执行"三查、七对"和"五个准确"。 ② 仔细检查药液质量。 ③ 注意配伍禁忌。
3. 严格执行消毒隔离制度	① "一人一物"。 ② 注射用一次性医疗废弃物品，应严格分类处置。
4. 选择合适的注射器和针头	① 根据药物的剂量、黏稠度、刺激性、注射部位而选择注射用具。 ② 注射器应完好无损；注射器与针头衔接紧密。 ③ 一次性注射器不漏气，在有效期内，且包装密封。
5. 选择合适的注射部位	① 避开神经、血管。 ② 不可在炎症、硬结、损伤、瘢痕、皮肤病等处进针。 ③ 长期注射时，应更换注射部位交替注射。
6. 药物应现配现用	防止药物效价降低或污染。
7. 注射前排尽空气	严防空气进入血管形成空气栓塞。避免药液浪费。
8. 掌握合适的进针角度和深度	① 根据不同的注射方法，掌握正确的进针角度和深度。 ② 不可将针梗全部刺入注射部位内。
9. 注药前检查回血	① 进针后、推药前抽动活塞，检查有无回血。 ② 动、静脉注射时，回抽有回血方可给药。 ③ 皮下注射、肌内注射，回抽无回血方可给药，有回血必须拔出针头重新进针。
10. 掌握减轻患者疼痛的注射方法	① 注射前为患者取合适的体位，并分散其注意力。 ② 注射时"两快一慢加匀速"。 ③ 注射刺激性较强的药物应选用细长针头，深注射。 ④ 同时注射多种药物时，应先注射刺激性较弱的药物，后注射刺激性较强的药物。

二、注射用物

1. 基础注射盘。

2. 注射器和针头。

3. 注射药物：按医嘱准备。

4. 注射本或注射卡：便于"三查、七对"。

5. 治疗车备物：上层备手消毒液，下层备污物桶和锐器盒。

三、药物的抽吸

1. 操作要点：见表 15-5。

表 15-5　药物抽吸法

分　类	抽吸方法
1. 核对药物	严格查对制度及无菌操作原则
2. 抽吸药液	① 自安瓿内吸药法： · 轻弹安瓿，将安瓿尖端的药液弹回安瓿体部。 · 用 75% 乙醇消毒安瓿颈部，并取无菌纱布包绕安瓿及易折点，折断安瓿。 · 抽吸药液：将针头斜面向下放入安瓿内液面之下。吸药时只能握持活塞柄，不可握持活塞轴，以免污染。 ② 自密封瓶内吸药法：除去铝盖中心部分，常规消毒瓶塞待干。注射器内吸入与药液等量的空气后，将针头刺入密封药瓶内并注入空气；倒转密封瓶，拉动活塞柄抽吸药液。 · 吸取结晶、粉剂：用专用溶媒或生理盐水、注射用水将药物充分溶解后抽吸。 · 吸取黏稠油剂：用双手捂住药瓶对搓加温后（易被热破坏者除外），用粗针头吸取。 · 吸取混悬液：摇匀后立即用较粗的针头吸取。

2. 注意事项：

(1) 严格查对制度和无菌操作原则。

(2) 抽药时避免污染活塞体部和药液；排气时不可浪费药液。

(3) 根据药物性质抽取药液。

(4) 药液最好现用、现抽吸，避免被污染和效价降低。

四、常用注射法

1. 皮内注射法：将少量药液或生物制剂注射于表皮与真皮之间的方法。

(1) 操作要点：见表 15-6。

表 15-6　皮内注射法

注射法	目　的	操作要点
皮内注射法 （ID）	① 药物过敏试验。 ② 预防接种。 ③ 局部麻醉起始。	① 选择注射部位：前臂掌侧下段、上臂三角肌下缘、需麻醉的部位。 ② 消毒皮肤：用 75% 乙醇消毒待干，忌用碘酊消毒。 ③ 穿刺：以 5° 角进针，针尖斜面全部刺入皮内。 ④ 注入药液：注药 0.1 ml，20 min 后观察结果。 ⑤ 拔针观察：勿用干棉签按压穿刺局部。嘱咐患者 20 min 内不可离开病房，如有不适立即告知医务人员。 ⑥ 整理记录：阴性用蓝色"－"表示，阳性用红色"＋"表示。

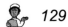

(2) 注意事项：

① 严格无菌操作及查对制度。

② 操作前详细询问用药史、药物过敏史及家族史。

③ 忌用含碘消毒液消毒皮肤。

④ 嘱咐患者勿按揉注射部位。

⑤ 结果为阳性反应时，应告知患者及家属，不能再使用该种药物。

2. 皮下注射法：将少量药液或生物制剂注入皮下组织的方法。

(1) 操作要点：见表 15-7。

表 15-7　皮下注射法

注 射 法	目 的	操 作 要 点
皮下注射法 （H）	① 注射小剂量或刺激性小的药物。 ② 需在一定时间内发生药效，但又不宜口服给药。 ③ 预防接种。 ④ 局部麻醉。	① 选择注射部位：上臂三角肌下缘、两侧腹壁、后背、大腿前侧及外侧。 ② 消毒皮肤：常规消毒待干。 ③ 穿刺固定：以 $30° \sim 40°$ 角进针；深度为针梗长度的 1/2 ～ 2/3。 ④ 无回血注药。 ⑤ 拔针按压。

(2) 注意事项：

① 严格执行查对制度、无菌操作原则及隔离原则。

② 过瘦者适当减小进针角度，进针角度不易超过 $45°$。

③ 需长期皮下注射者，应经常更换注射部位。

④ 刺激性强的药物一般不做皮下注射。

3. 肌内注射法：将一定量的无菌药液注入肌肉组织的方法。

(1) 操作要点：见表 15-8。

表 15-8　肌内注射法

注 射 法	目 的	操 作 要 点
肌内注射法 （IM）：	① 需要迅速产生药效，但不宜或不能口服、皮下或静脉注射者。 ② 注射刺激性较强或剂量较大的药物。	① 体位：侧卧位，俯卧位，仰卧位，坐位。 ② 选择注射部位：最常用臀大肌，其次为臀中肌、臀小肌、股外侧肌及上臂三角肌。 ③ 常规消毒待干。 ④ 穿刺固定：以 $90°$ 角进针，深度约为针梗的 2/3。 ⑤ 无回血注药。 ⑥ 拔针按压。

(2) 注意事项：

① 严格执行查对制度及无菌操作原则。

② 两种及两种以上药物同时注射时，注意配伍禁忌。

③ 2 岁以下婴幼儿不宜进行臀大肌注射，应选择臀中、小肌注射。

④ 勿将针梗全部刺入，防止针梗从根部折断。一旦折断，嘱患者保持局部和肢体不动，固定好局部组织，用无菌血管钳夹住断端针头取出。如断端全部埋入皮下，应通知外科医生处理。

⑤ 长期注射者，应经常更换注射部位，选用细长针头作深部注射。

4. 静脉注射法：将一定量的无菌药液自静脉注入体内的方法。

(1) 操作要点：见表 15-9。

表 15-9 静脉注射法

注射法	目 的	操作要点
四肢浅静脉注射法（IV）	① 药物不宜口服、皮下和肌内注射者；需迅速发挥药效。 ② 用于抢救重症患者。 ③ 诊断性检查用药。 ④ 静脉营养治疗。	① 选择注射部位：常用的有四肢浅静脉、股静脉、小儿头皮静脉。 ② 消毒皮肤：常规消毒。 ③ 扎止血带：在穿刺部位上方约 6 cm 处扎紧止血带，患者握拳。 ④ 穿刺固定：以 15°～30° 角刺入皮下，再沿静脉走向平行刺入静脉，见回血后再沿静脉走向进针少许。 ⑤ "两松一固定"再注药：观察穿刺局部和用药反应。 ⑥ 拔针按压。
头皮静脉注射	婴幼儿静脉治疗	① 体位：取仰卧位或侧卧位，头下垫小枕。 ② 消毒皮肤：常规消毒待干 ③ 穿刺前固定：助手站在患儿足端固定其头部及肢体；操作者站在患儿头端以左手拇指和食指固定静脉两端。 ④ 穿刺固定：沿静脉向心方向，以 10°～20° 刺入皮下，再沿静脉走向平行刺入静脉。 ⑤ 见回血注药，观察患儿局部及全身反应。 ⑥ 拔针按压。
股静脉注射法	① 抢救危重患者时，注入药物、加压输血输液等。 ② 采集血标本等。	① 体位：取仰卧位、下肢伸直略外展外旋。 ② 选择注射部位：股动脉内侧 0.5 cm。 ③ 消毒皮肤：常规消毒穿刺部位皮肤及操作者左手食指及中指。 ④ 穿刺固定：以 90° 或 45° 角，抽吸活塞见暗红色血液，提示已达股静脉，固定针头。若抽出鲜红色血液，提示刺入股动脉，应立即拔针，用无菌纱布加压按压穿刺处 5～10 min。 ⑤ 注射药液或采血。 ⑥ 拔针按压：加压 3～5 min 直至无出血。

(2) 注意事项：

① 严格执行查对制度、无菌和消毒隔离原则。

② 注射强烈刺激的药物，可先用 0.9% 生理盐水注射，确认在血管内再更换有药物的注射器。

③ 有出血倾向的患者不宜采用股静脉注射。

(3) 静脉注射失败的常见原因：① 针尖斜面未完全刺入静脉；② 针尖斜面刺入较深；③ 针头刺入过浅；④ 针头刺入过深。

(4) 特殊患者的静脉穿刺要点：① 肥胖患者；② 水肿患者；③ 脱水患者；④ 老年患者。

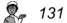

【课前预习】

一、基础复习

1. 无菌原则。　2. 三查、七对。

二、预习目标

1. 药液抽吸法：自安瓿内吸取药液时，将针头斜面向_____放入安瓿内的液面下，抽动活塞，吸取药液，吸药时手只能持_____。

2. 注射药物应_____，防止药效下降或被污染。

3. 皮内注射法（ID）：忌用_____消毒皮肤，以免_____影响结果的观察；注射部位不可按揉。

4. 静脉注射失败的常见原因：① _____；② _____；③ _____；④ _____。

【课后巩固】

一、名词解释

十字法　　联线法　　皮内注射法

二、填空题

1. 注射几种药液，应注意配伍禁忌，一般应先注射刺激性_____的药物，再注射刺激性_____的药物，且推药速度宜更慢，以减轻疼痛。

2. 注射时做到的"两快一慢"，是指_____。

3. 皮内注射法的目的：_____；_____；_____。部位：药物过敏试验为_____；预防接种为_____。针尖斜面向上，针尖与皮肤呈_____°刺入皮内。

4. 皮下注射法：针尖与皮肤呈_____°刺入皮下，进针深度为针梗的_____。

5. 股静脉注射：体位：_____位，下肢伸直略外展；进针角度：针头和皮肤呈____°或____°进针；注意事项：① 严格执行无菌操作，防止感染；② 操作完毕拔针后须加压按压_____min；③ 如抽出为鲜红色血液，提示刺入了_____，应立即拔出针头，用无菌纱布压迫穿刺处_____min，直至无出血为止。

6. 注射部位常规消毒：用棉签蘸_____，以注射点为中心，由内向外涂擦消毒，直径_____，待干后再用_____以同样的方法脱碘。

7. 严格检查药物质量，如发现药物有_____、_____、_____、_____、_____、_____或_____等现象，应立即停止使用。

8. 为了避免交叉感染，注射时做到_____人_____物。

9. 根据药物的_____、_____和_____的强弱和_____选择合适的注射器和针头。

10. 选择注射部位应避开_____和_____，不能在化脓感染、局部皮肤有_____、_____、_____及皮肤病处进针。

三、简答题

用表格形式列举出皮内、皮下、肌内和静脉注射法的区别，包括概念、目的、注射部位或体位、进针角度、进针深度、注意事项。

【综合练习】

A2 型题

1. 李某，2 岁，因急性扁桃体炎入院，现体温 **39.8 °C**，医嘱安痛定 **2 ml 肌内注射 St**。护士自安瓿内吸取药液错误的是
   - A．仔细核查
   - B．将安瓿尖端药液弹至体部
   - C．用砂轮在颈部划一锯痕，折断安瓿
   - D．将针头斜面向下放入安瓿内的液面下吸药
   - E．吸药时不能用手握住活塞

2. 患者，女，24 岁。因肺部感染行青霉素皮试，在皮试过程，下列操作错误的是
   - A．不可以用碘酊消毒皮肤
   - B．注射部位可在前臂掌侧下段
   - C．进针角度 5°
   - D．拔针时应用无菌的干棉签按住针眼
   - E．20 min 后观察皮试结果

3. 王某，患 2 型糖尿病，需长期注射胰岛素，出院时护士对其进行健康指导，不恰当的是
   - A．不可在发炎、有瘢痕、硬结处注射
   - B．应在上臂三角肌下缘处注射
   - C．行皮下注射，进针角度为 30° ~ 40°
   - D．注射区皮肤应消毒
   - E．进针后不能有回血

4. 患儿，1 岁 2 个月，因食物过敏给予抗过敏药进行肌内注射，其适宜的注射部位是
   - A．臀中肌、臀小肌　　B．上臂三角肌
   - C．前臂外侧肌　　　　D．股外侧肌
   - E．臀大肌

5. 患者，男，20 岁，因急性胃炎、胃痉挛，遵医嘱给予盐酸山莨菪碱注射液 10 mg 肌注，为患者进行臀大肌注射时，指导患者侧卧的正确姿势是
   - A．两腿弯曲

   - B．双膝向腹部弯曲
   - C．两腿伸直
   - D．上腿伸直，下腿稍弯曲
   - E．上腿伸直，上腿稍弯曲

6. 患者，女，38 岁，急性胃肠炎，遵医嘱给予 10% 硫酸镁溶液 10 ml 加 50% 葡萄糖液 20 ml 静脉注射，在注射过程中，下列操作错误的是
   - A．在穿刺点上方约 6 cm 处扎紧止血带
   - B．左手绷紧皮肤，右手持注射器，针尖斜面向上进针
   - C．针头与皮肤呈 20° 角，由静脉侧方刺入
   - D．见回血，松开止血带，嘱患者松拳
   - E．注射毕，先用力按压穿刺点，再拔针

7. 患者，男，68 岁，因肺部感染诊断为败血症，行股静脉采血做血培养，股静脉穿刺的正确部位是
   - A．股动脉内侧，0.5 cm 处进针
   - B．股动脉外侧，0.5 cm 处进针
   - C．股神经内侧，0.5 cm 处进针
   - D．股神经外侧，0.5 cm 处进针
   - E．股神经和股动脉之间

8. 患者因软骨瘤切除术，术前 30 min 给予苯巴比妥钠和阿托品肌内注射，同时混合注射药物时，护士首先应注意
   - A．药物有无配伍禁忌
   - B．药物的有效期
   - C．各种药物的剂量
   - D．药物的刺激性
   - E．各种药物的浓度

9. 患者，张某，男，68 岁，护士为其静脉注射 25% 葡萄糖注射液，在静脉注射前选择合适的穿刺部位，下列操作不正确的是

A．应选择粗、直、弹性好的静脉

B．选择易于固定的静脉

C．避开关节和静脉瓣

D．避免在有瘢痕处进针

E．需长期静脉给药者，应有次序地由近端到远端选择血管

10．患儿，2岁，需采血做血培养，股静脉穿刺后，局部按压时间至少为

A．1 min　　　　　　B．3 min

C．6 min　　　　　　D．7 min

E．10 min

11．患者，女，42岁。因皮肤过敏遵医嘱给予10% 葡萄糖酸钙 10 ml+10% 葡萄糖 20 ml 静脉注射，在静脉注射过程中，护士发现患者局部肿胀、疼痛，试抽有回血，

可能原因是

A．针头刺入过浅，未刺入静脉

B．针头刺入过深，针尖穿透对侧静脉壁

C．针头斜面一半在血管外

D．针头斜面紧贴血管壁

E．针头阻塞

12．患者，女，45岁。护士为其静脉注射25% 葡萄糖溶液，在静脉注射过程中，护士发现患者局部疼痛、肿胀明显，试抽无回血，可能的原因是

A．针头阻塞

B．针头刺入过浅

C．针头斜面紧贴血管壁

D．针头斜面一半在管腔外

E．针头刺入过深，针尖穿透对侧静脉壁

A3/A4 型题

（1～3题共用题干）

患者，女性，32岁。颅脑损伤后昏迷1周，现体温 39.8 ℃。医嘱复方氨基比林 2 ml 肌内注射 St。

1．护士选择股外侧肌作为注射部位，正确的注射范围是

A．大腿外侧，膝关节以上

B．髋关节以下，膝关节以上，大腿外侧

C．髋关节以下10 cm，膝关节以上10 cm，大腿外侧

D．大腿内侧，膝关节以上10 cm

E．髋关节以下10 cm，膝关节以上10 cm，大腿内侧

2．肌内注射时，进针深度为

A．针头斜面

B．针梗的 1/4～1/3

C．针梗的 1/3～1/2

D．针梗的 1/2～2/3

E．全部针梗

3．采取无痛注射，正确的叙述是

A．刺激性较强的药物注射要浅

B．掌握两慢一快的方法

C．使患者的肌肉放松

D．推注药物的速度要均匀而快

E．刺激性较强的药物先注射

（4～6题共用题干）

患者，男性，51岁。因哮喘发作前来急诊。医嘱氨茶碱 0.25 g 加入 25% 葡萄糖 20 ml 静脉注射。

4．静脉注射时穿刺的角度通常为

A．5°～10°　　　　　B．15°～30°

C．30°～40°　　　　　D．40°～50°

E．50°～60°

5．静脉注射不正确的步骤是

A．在穿刺点上方约 6 cm 处扎止血带

B．常规消毒皮肤后嘱患者握拳

C．针头与皮肤呈20°角进针

D．见回血后即推注药液

E．注射后用干棉签按压拔针

6．在注射过程中发现局部肿胀，抽吸有回血，患者诉疼痛明显，可能的原因是

A．针头穿透血管壁

B．针头斜面一半在血管外

C．针头刺入过深，药物注入组织间隙

D．针头斜面紧贴血管壁

E．针头堵塞

第四节　吸入给药法

【知识要点】

吸入给药法是利用雾化装置将药物变成细微的气雾，经鼻或口腔吸入呼吸道，从而达到湿化气道、消炎祛痰、缓解支气管痉挛等目的的给药方法。

一、超声波雾化吸入法

这是利用超声波声能，使药液变成细微的气雾，再由呼吸道吸入的方法。

1. 超声波雾化吸入器的构成：① 超声波发生器；② 水槽与晶体换能器；③ 雾化罐与透声膜；④ 螺纹管和口含嘴（或面罩）。

2. 超声波雾化吸入器的作用原理：

(1) 目的：

① 湿化气道，稀释痰液。

② 消炎祛痰，减轻呼吸道黏膜水肿，控制呼吸道感染。

③ 解除支气管痉挛，改善通气功能，保持呼吸道通畅。

④ 预防呼吸道感染。

⑤ 吸入抗癌药物治疗肺癌。

(2) 常用药物：

① 控制呼吸道感染：庆大霉素、卡那霉素等抗生素。

② 稀释痰液，帮助祛痰：α-糜蛋白酶。

③ 解除支气管痉挛：氨茶碱、沙丁胺醇。

④ 减轻呼吸道黏膜水肿：地塞米松。

(3) 操作要点：见表 15-10。

表 15-10　超声波雾化吸入法

操作流程	要点说明
1. 连接装置	检查有无松动脱落。
2. 水槽加水	加入冷蒸馏水约 250 ml，不可加入温水或热水，无水时不可开机。
3. 罐内加药	药物稀释至 30～50 ml。
4. 核对解释	严格执行查对制度，防止差错。
5. 开机调节	每次雾化 15～20 min。
6. 雾化吸入	嘱患者闭口做深呼吸。
7. 巡视观察	水温超过 50 ℃ 或水量不足应关机或加入冷蒸馏水。
8. 结束雾化	连续使用需间隔 30 min。
9. 整理消毒	水槽内的水倒掉并擦干；口含嘴、螺纹管和雾化罐需清洁消毒。
10. 洗手记录	

(4) 注意事项：

① 雾化前检查各部件是否完好。

② 水槽及雾化罐内禁止加入热水或温开水。

③ 水槽内水温不能超过 50 ℃，连续使用需间隔 30 min。

④ 操作和清洗过程中应注意保护透声膜及晶体换能器。

⑤ 治疗中需添加药物时不必关机，直接从小孔内添加。

二、氧气雾化吸入法

这是利用高速氧气气流，使药液形成雾状，随呼吸进入呼吸道的方法。

1. 目的：① 解除支气管痉挛，改善通气功能；② 治疗呼吸道感染；③ 预防呼吸道感染。

2. 操作要点：见表 15-11。

表 15-11　氧气雾化吸入法

操作流程	要点说明
1. 准备用物	药液稀释至 5 ml
2. 核对解释	严格执行查对制度
3. 连接氧气	氧流量 6 ~ 8 L/min
4. 雾化吸入	用嘴深吸气，用鼻呼气
5. 巡视观察	
6. 结束雾化	
7. 整理消毒	防止交叉感染
8. 洗手记录	

3. 注意事项：① 室内避免烟火及易燃品；② 氧气湿化瓶内勿盛水。

三、手压式氧气雾化吸入法

这是利用拇指按压雾化器顶端，使药液从喷嘴喷出，形成气雾作用于口腔及咽部、气管、支气管黏膜而被吸收的治疗方法。

1. 目的：解除支气管痉挛，改善通气功能。

2. 操作要点：见表 15-12。

表 15-12　手压式雾化吸入法

操作流程	要点说明
1. 准备用物	检查装置是否完好
2. 核对解释	严格执行查对制度
3. 雾化吸入	深吸气、屏气、呼气，尽量延长屏气时间在 10 s 左右
4. 结束雾化	
5. 整理记录	使用后放在阴凉处保存

3. 注意事项：① 使用前检查各部件是否完好；② 嘱患者尽量延长屏气时间，然后呼气；③ 每次 1 ~ 2 喷，两次间隔时间不少于 3 ~ 4 h。

【课前预习】

超声雾化吸入时,先开_____开关,再开_____开关,嘱患者紧闭口唇深吸气;使用中若水槽内水温超过_____℃,须关闭机器换冷蒸馏水,治疗时间每次_____min;治疗毕,先关_____开关,再关_____开关,避免损坏电子管;水槽和雾化罐中切忌加_____,需连续使用时,应间歇____min。

【课后巩固】

一、名词解释

超声波雾化吸入　　氧气雾化吸入

二、填空题

1. 手压式雾化吸入法每次喷_____次,两次间隔时间不少于_____h。
2. 超声波雾化吸入方法:水槽内加_____蒸馏水_____ml;雾化罐内放药液,稀释至_____ml。
3. 氧气雾化吸入法要点:稀释药液至_____ml,氧流量_____/min。

【综合练习】

A2 型题

1. 患者王某,患慢性支气管炎,痰液黏稠,不易咳出,为使痰液易于排出,遵医嘱给予氧气雾化吸入治疗,下列操作错误的是
   - A. 吸入前患者应先漱口
   - B. 药液稀释在 5 ml 以内
   - C. 氧流量需 6～8 L/min
   - D. 氧气湿化瓶中应加入蒸馏水
   - E. 嘱患者吸气时应按住出气口

2. 患者,女,56 岁,因 COPD 行超声波雾化吸入,吸入后,下列不需消毒的物品是
   - A. 雾化罐
   - B. 螺纹管
   - C. 口含嘴
   - D. 水槽
   - E. 面罩

A3/A4 型题

（1～3 题共用题干）

马先生,67 岁,患慢性支气管炎,近几天咳嗽加剧,痰液黏稠,不易咳出,给予超声波雾化吸入治疗。

1. 此患者超声雾化吸入治疗的目的不包括
   - A. 消除炎症
   - B. 减轻咳嗽
   - C. 稀化痰液
   - D. 帮助祛痰
   - E. 促进食欲

2. 为此患者首选的药物应是
   - A. 沙丁胺醇
   - B. 氨茶碱
   - C. 地塞米松
   - D. α-糜蛋白酶
   - E. 青霉素

3. 护士的以下操作方法哪项是错误的
   - A. 先解释说明目的
   - B. 开电源,调雾量
   - C. 嘱患者张嘴深吸气
   - D. 吸入时间 15 min

E．治疗毕，先关雾化开关，再关电源开关

（4～5题共用题干）

患者李某，60岁，咳嗽、胸痛、痰液黏稠，伴呼吸困难，给予氧气雾化吸入治疗。

4．氧气雾化吸入时，下列哪项是错误的

A．患者吸入前漱口

B．药物用蒸馏水稀释，药液在5 ml以内

C．湿化瓶内不能放水

D．嘱患者吸气时松开出气口

E．吸入时间15 min

5．氧气雾化吸入时氧的流量是

A．2 L/min

B．3 L/min

C．4 L/min

D．5 L/min

E．6 L/min以上

第五节　药物过敏试验法

【知识要点】

一、药物过敏反应的特点

1．仅发生于少数人。

2．过敏反应的发生与人的体质有关。

3．一般发生于再次用药过程中。

4．与剂量无关。

5．与药物的药理作用和毒性无关。

二、常用药物过敏试验法

1．青霉素过敏试验：

(1) 过敏反应发生机制：I型变态反应。

(2) 过敏反应的预防措施：① 使用青霉素前必须做过敏试验；② 正确实施药物过敏试验；③ 现配现用；④ 试验结果阳性的患者禁止使用任何剂型的青霉素；⑤ 加强工作责任心。

(3) 过敏试验方法：

① 青霉素皮试液的标准：每毫升含青霉素200～500 U。

② 试验方法：按皮内注射的方法注射0.1 ml青霉素皮试液，观察20 min后判断试验结果，并正确记录。

③ 结果判断：

· 阴性：皮丘大小无改变，周围无红肿及伪足，无自觉症状及不适表现。

· 阳性：皮丘增大隆起，出现红晕、硬结，直径大于1 cm，周围有伪足、痒感，严重者可出现过敏性休克。

④ 结果记录：阴性以蓝色笔"（–）"表示，阳性以红色笔"（＋）"表示。

⑤ 注意事项：

· 做青霉素过敏试验前详细询问三史。

· 皮试液准确配置，现配现用。

· 不宜空腹时做试验，也不能同时做两种及以上试验。

· 对试验结果怀疑时，可在对侧前臂做对照试验。

(4) 过敏反应的临床表现：

① 过敏性休克，是最严重的过敏反应。表现为：呼吸道阻塞症状；循环衰竭症状；中枢神经系统症状；其他器官或组织过敏症状。

② 血清病型反应：一般发生于用药后 7~14 天。症状为：发热、皮肤瘙痒、荨麻疹、腹痛、关节肿痛、全身淋巴结肿大等。

(5) 过敏性休克的急救措施：

① 立即停药、平卧，给予保暖，通知医生，就地抢救。

② 立即皮下注射 0.1% 盐酸肾上腺素 1 ml。

③ 给予吸氧。

④ 根据医嘱使用激素类、抗组胺类药物。

⑤ 遵医嘱静脉滴注扩血管药物、升压药及纠正酸中毒的药物。

⑥ 密切观察病情变化。

2. 其他药物过敏试验法：头孢菌素类药物、TAT、链霉素、普鲁卡因、碘过敏试验、细胞色素 C 过敏试验，见表 15-13。

表 15-13   其他药物过敏试验法

药敏试验种类	试验阳性表现	过敏试验方法
1. 头孢菌素类药物（先锋霉素 IV）皮内注射	同"青霉素"	① 先锋霉素 IV 皮试液的标准：每 ml 含先锋霉素 IV 500 μg。 ② 试验方法：取皮试液 0.1 ml 皮内注射，观察 20 min 后判断、记录皮试结果。 ③ 过敏反应的判断处理同"青霉素"。 ④ 青霉素过敏者对头孢菌素类有部分交叉过敏，使用头孢菌素类药物应慎重，青霉素过敏性休克者绝对禁忌使用头孢菌素类药物。
2. 破伤风抗毒素（TAT）皮内注射	皮丘红肿，硬结直径大于 1.5 cm，红晕范围直径超过 4 cm，可有伪足或痒感。	曾使用过 TAT 但已超过 1 周再次使用时，应重做过敏试验： ① TAT 皮试液的标准：每毫升含 TAT 150 IU。 ② 试验方法：取皮试液 0.1 ml 皮内注射，观察 20 min 后判断、记录皮试结果。 ③ 脱敏注射法：用于 TAT 过敏试验阳性者。具体方法是少量多次逐渐增量，每间隔 20 min 行肌内注射。 ④ 过敏反应的临床表现及急救措施：同"青霉素"。
3. 链霉素皮内注射	同"青霉素"	① 链霉素皮试液的标准：每毫升含链霉素 2 500 U。 ② 试验方法：取皮试液 0.1 ml 皮内注射，观察 20 min 后观察判断、记录皮试结果。 ③ 过敏反应的临床表现：同"青霉素"。其毒性反应为：全身麻木、抽搐、肌肉无力、眩晕、耳鸣、耳聋等症状。 ④ 过敏反应的急救措施：同"青霉素过敏反应的处理"，可同时静脉注射 10% 葡萄糖酸钙（或 5% 氯化钙），降低其毒性反应。

续表

药敏试验种类	试验阳性表现	过敏试验方法
(4) 普鲁卡因 皮内注射	同 "青霉素"	① 普鲁卡因皮试液的标准：以 0.25% 普鲁卡因为标准，即每毫升含普鲁卡因 2.5 mg。 ② 试验方法：取皮试液 0.1 ml 皮内注射，观察 20 min 后判断、记录皮试结果。 ③ 过敏反应的临床表现及急救措施：同 "青霉素"。
(5) 碘 ① 口服 ② 皮内注射 ③ 静脉注射	① 口服试验法：口麻、头晕、心慌、呕吐、流泪、流涕、皮肤荨麻疹等。 ② 皮内注射法：局部有红肿硬块、皮丘直径超过 1 cm。 ③ 静脉注射法：有血压、脉搏、呼吸及面色等改变。	① 口服试验法：取 5%~10% 碘化钾 5 ml 口服，每日 3 次；连服 3 天，观察、判断、记录口服试验结果。 ② 皮内注射法：取碘造影剂原液 0.1 ml 皮内注射，观察 20 min 后判断、记录皮试结果。 ③ 静脉注射法：先皮内注射碘造影剂，阴性后再静脉注射 30% 泛影葡胺 1 ml，5~10 min 后观察、判断、记录试验结果。
(6) 细胞色素 C ① 皮内注射 ② 划痕试验	两种方法均以局部发红、直径大于 1 cm，出现丘疹者为阳性。	① 细胞色素 C 皮试液的标准：每毫升含细胞色素 C 0.75 mg。 ② 皮内试验的方法：取细胞色素 C 皮试液 0.1 ml 皮内注射，观察 20 min 后判断、记录皮试结果。 ③ 划痕试验法。 ④ 过敏反应的临床表现及急救措施：同 "青霉素"。

【课前预习】

一、基础复习

1. 青霉素。　2. 破伤风抗毒素。

二、预习目标

1. 过敏反应的发生与药物的_____、_____、_____均无关。

2. 青霉素过敏性休克急救时，首选药物是_____，剂量为_____。

3. 破伤风抗毒素皮试结果判断：阳性，局部皮丘红肿，硬结大于_____cm，红晕超过_____cm，有时出现伪足，主诉痒感。

【课后巩固】

一、名词解释

脱敏注射法

二、填空题

1. 应用青霉素，凡属于以下情况均须按常规做过敏试验：初次用药、停药_____天再用者或用药过程中_____。

2. 破伤风抗毒素对人体是一种异性蛋白，具有_____，用药前必须做过敏试验。

3. 碘过敏试验的方法有口服法、_____、_____。

4. 青霉素皮试液浓度为_____/ml；破伤风抗毒素皮试液浓度为_____/ml；链霉素皮试液浓度为_____/ml；头孢菌素（先锋霉素 IV）皮试液浓度为_____/ml。

5. 青霉素过敏性休克，属于_____型变态反应，是过敏反应中最_____的表现。

6. 做药物过敏试验要仔细询问的三史分别是：①_____；②_____；③_____。

7. 青霉素药物过敏试验结果为阴性的表现：皮丘大小_____，周围无_____、_____，无自觉症状及不适表现。

8. 青霉素皮试结果阳性依据为：局部皮丘增大隆起，直径大于_____ cm，周围出现_____伴伪足和痒感。全身可出现头晕、心慌、恶心等不适反应，甚至发生_____。

8. 对 TAT 试验结果阳性者采取脱敏注射法：将 TAT 分为_____ ml、_____ ml、_____ml 和余量共 4 组，分别加入生理盐水至_____ ml，每隔_____min 肌内注射 1 次，每次注射后均须密切观察患者反应。

三、简答题

1. 简述青霉素过敏性休克的临床表现及抢救措施。

2. 简述 TAT 试验结果阳性的表现及处理方法。

【综合练习】

A2 型题

1. 患者，李某，注射青霉素过程中感觉头晕、胸闷、面色苍白。查体：脉细弱，血压下降。应立即注射的药物是

　A．0.1% 盐酸肾上腺素

　B．氢化可的松

　C．异丙嗪

　D．去甲肾上腺素

　E．尼可刹米

2. 患者，急性咽炎，在门诊注射青霉素过程中呼吸急促、面色苍白，继而神志不清。抢救处理措施错误的是

　A．立即停药，送抢救室抢救

　B．立即皮下注射肾上腺素 0.5～1 ml

　C．氧气吸入

　D．根据医嘱给予抗过敏药物

　E．密切观察，注意保暖

3. 学生张某，青霉素过敏试验后 5 min 出现头晕眼花、四肢麻木，继而意识丧失、抽搐，出现这些症状的原因是

　A．肺水肿

　B．脑组织充血

　C．脑组织缺氧

　D．毛细血管扩张

　E．平滑肌收缩

4. 方先生需注射青霉素，皮试结果：皮丘红肿，直径 1.2 cm，有伪足，全身无不适，需采取的措施不包括

　A．禁用青霉素

　B．门诊卡上注明青霉素皮试阳性

　C．报告医生

　D．皮下注射肾上腺素

　E．皮试结果告知患者及家属

5. 刘某，肺炎，需要用青霉素治疗，在做皮试时突然发生青霉素过敏性休克，其原因可能是

　A．从未使用过青霉素

B．体内已有特异性抗体

C．青霉素剂量过大

D．患者抵抗力差

E．致病菌对青霉素敏感

6. **进行药物过敏试验前，护士最重要的准备工作是**

A．环境要清洁、宽敞

B．备好 75% 乙醇及无菌棉签

C．抽药剂量要准确

D．询问患者有无过敏史

E．选择合适的注射部位

7. **患者，女性，30 岁，因结核性胸膜炎，长期肌内注射链霉素，在注射过程中，护士**

应特别注意

A．评估患者局部组织状态

B．针梗不可全部刺入

C．询问患者有无过敏史

D．认真消毒患者局部皮肤

E．患者体位的舒适

8. **患者杨某，女，35 岁。诊断为肺结核。遵医嘱行链霉素过敏试验。皮试过程中发生链霉素过敏反应，为了减轻链霉素的毒性可以静脉注射**

A．氯丙嗪　　　　　B．氯苯那敏

C．乳酸钙　　　　　D．氯化钙

E．异丙肾上腺素

A3/A4 型题

（1~3 题共用题干）

吴先生，32 岁，脚底被铁锈钉刺伤，遵医嘱注射破伤风抗毒素。

1. **皮肤试验结果阳性，不符合破伤风抗毒素皮试结果阳性的表现是**

A．局部皮丘红肿扩大

B．硬结直径为 1 cm

C．红晕大于 4 cm

D．皮丘周围有伪足、痒感

E．患者出现气促、发绀、荨麻疹

2. **脱敏注射第一次剂量为**

A．15 IU　　　　　B．50 IU

C．100 IU　　　　D．150 IU

E．200 IU

3. **破伤风抗毒素脱敏注射时出现轻微反应的处理是**

A．立即停止脱敏注射

B．立即皮下注射盐酸肾上腺素

C．待反应消退后减量增次注射

D．待反应消退后按原量注射

E．待反应消退后一次注射

（4~6 题共用题干）

王女士，50 岁，左踝部外伤，住院治疗。

医嘱：青霉素 80 万 U 肌内注射。

4. **进行青霉素皮肤试验前首先应了解**

A．心理反应　　　　B．治疗需要

C．护理要求　　　　D．有无过敏史

E．经济承受能力

5. **青霉素过敏试验，正确的步骤是**

A．注射前不需消毒注射部位皮肤

B．进针部位在前臂掌侧上段

C．进针时针头与皮肤呈 5° 角

D．注入药物前要抽回血

E．拔针后用干棉签轻压针刺处

6. **青霉素过敏试验后，如发生过敏性休克，最早出现的症状通常是**

A．中枢神经系统症状

B．循环衰竭症状

C．呼吸系统症状

D．泌尿系统症状

E．消化系统症状

（7~8 题共用题干）

患者李某，20 岁，因上呼吸道感染需青霉素治疗。皮试 5 min 后患者出现胸闷、气急、皮肤瘙痒、面色苍白、脉搏细弱、血压下降、烦躁不安。

7. 请问患者发生了何种反应

A. 青霉素毒性反应

B. 血清病型反应

C. 呼吸道过敏反应

D. 过敏性休克

E. 皮肤组织过敏反应

8. 根据病情，首先选择的关键性措施是

A. 立即平卧，皮下注射 0.1% 盐酸肾上腺素

B. 立即皮下注射异丙肾上腺素

C. 立即静脉注射地塞米松

D. 立即注射呼吸兴奋剂

E. 立即静脉输液，给予升压药

（9~11 题共用题干）

患者，女性，40 岁。诊断为"破伤风"，医嘱 TAT 治疗。患者 TAT 过敏试验阳性。

9. TAT 过敏试验阳性的局部表现是

A. 硬结直径大于 1 cm，红晕范围直径超过 2 cm

B. 硬结直径大于 1 cm，红晕范围直径超过 3 cm

C. 硬结直径大于 1 cm。红晕范围直径超过 4 cm

D. 硬结直径大于 1.5 cm，红晕范围直径超过 3 cm

E. 硬结直径大于 1.5 cm，红晕范围直径超过 4 cm

10. 正确的处理是

A. 停止注射 TAT

B. 采用脱敏疗法注射 TAT

C. 再次做过敏试验并用生理盐水做对照试验

D. 注射肾上腺素等药物抗过敏

E. 先准备好抢救器械，然后直接注射 TAT

11. 以下脱敏注射法正确的是

A. 将一支 TAT 分四次注射，每次注入 1/4 支

B. 采用皮下注射法

C. 每次注射相隔 20 min

D. 注射后患者如有不适则停止注射，改用其他药物

E. 脱敏注射法永久有效

（编者：罗春燕）

第十六章　静脉输液与输血

第一节　静脉输液

【知识要点】

一、概　述

1. 定义：静脉输液是利用大气压和液体静压的原理，将一定量的无菌溶液、药液直接输入静脉内的方法。

2. 原理：静脉输液是利用大气压和液体静压的原理。

二、输液的目的

1. 预防和纠正水、电解质紊乱，维持酸碱平衡。

2. 增加循环血量，改善微循环，维持血压。

3. 输入药物，治疗疾病。

4. 补充营养，供给热能，促进组织修复。

5. 输入脱水剂，降低颅内压，利尿消肿。

三、常用溶液的种类及作用

1. 晶体溶液：

(1) 葡萄糖溶液：常用 5% 葡萄糖溶液、10% 葡萄糖溶液，用于补充水分和热能。

(2) 等渗电解质溶液：5% 葡萄糖氯化钠溶液、0.9% 氯化钠溶液、复方氯化钠溶液（即林格液，内含氯化钠、氯化钾和氯化钙）等，用于补充水分及电解质。

(3) 碱性溶液：5% 碳酸氢钠溶液、11.2% 乳酸钠溶液，用于纠正酸中毒，调节酸碱平衡。

(4) 高渗溶液：25% 葡萄糖溶液、50% 葡萄糖溶液、20% 甘露醇、25% 山梨醇，用于利尿脱水，减轻水肿，也可以降低颅内压，改善中枢神经系统的功能。

2. 胶体溶液：

(1) 右旋糖酐：

① 中分子右旋糖酐，用于提高血浆胶体渗透压、扩充血容量。

② 低分子右旋糖酐，用于降低血液黏稠度、改善微循环和抗血栓形成。

(2) 代血浆：羟乙基淀粉（706 代血浆）、氧化聚明胶等溶液。输入后可增加血浆胶体渗透压和循环血量，在急性大出血时可与全血共用。

(3) 血液制品：有 5% 白蛋白和血浆蛋白等，用于提高胶体渗透压，补充蛋白质和抗体，有助于组织修复和增强机体免疫力。

3. 静脉高营养液：复方氨基酸、脂肪乳剂等，用于供给热能，补充营养，维持正氮平衡。

四、常用输液部位

1. 周围浅静脉：① 上肢浅静脉（手背静脉网是成人输液的首选部位）；② 下肢浅静脉。
2. 头皮静脉：3 岁以下小儿首选头皮静脉穿刺。
3. 中心静脉。

五、常见输液工具的种类

1. 头皮针。
2. 静脉留置针。
3. 外周静脉中等长度导管。
4. 中心静脉导管（CVC）。
5. 经外周静脉植入中心静脉导管（PICC）。
6. 植入式输液港（VPA）。

六、常用静脉输液法

1. 密闭式周围静脉输液法：
(1) 目的：同"静脉输液的目的"。
(2) 操作程序：① 评估；② 计划；③ 实施（见表 16-1）；④ 评价。

表 16-1　密闭式周围静脉输液法

方法	操作流程	操作步骤与要点说明
头皮针输液法	核对备药	
	插输液器	关闭调节器。
	核对解释	操作前检查。
	挂瓶排气	① 倒置茂菲滴管，并挤压滴管使输液瓶内液体流入滴管内，当达到 1/2～2/3 满时，迅速转正滴管，打开调节器，液体缓缓下降，待液体流入头皮针管内即可关闭调节器。 ② 检查输液管内有无气泡。
	选择静脉	选择粗直、弹性好、避开关节和静脉瓣的静脉。
	消毒皮肤	① 消毒范围大于 5 cm。 ② 在穿刺点上方 6～8 cm 处扎止血带。
	核对排气	① 操作中查对。 ② 打开调节夹，再次排气至少量药液滴出，关闭调节夹并检查针头及输液管内有无气泡，取下护针帽。
	静脉穿刺	嘱患者握拳，左手绷紧穿刺部位下端皮肤，固定血管，右手持头皮针针柄，使针尖斜面向上并与皮肤呈 15°～30° 角进针，见回血后再将针头沿血管方向潜行少许。
	固定针头	① 一只手固定针柄，另一只手松开止血带，打开调节器，嘱患者松拳。 ② 待液体滴入通畅后用敷贴（或胶布）固定。

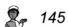

续表

方法	操作流程	操作步骤与要点说明
头皮针输液法	调节滴速	根据患者的年龄、病情和药物性质调节滴速，一般成人 40~60 滴/min，儿童 20~40 滴/min。
	核对挂卡	操作后查对，记录并挂输液卡于输液架上。
	整理记录	
	加强巡视	观察输液部位情况，认真倾听患者主诉，及时处理异常情况。
	更换药液	
	拔针按压	
	整理记录	
静脉留置针输液法	核对备药	
	插输液器	
	连接排气	
	选择静脉	在穿刺点上方 10 cm 处扎止血带。
	消毒皮肤	
	核对排气	
	穿刺送管	① 转动针芯。 ② 进针：针头与皮肤呈 15°~30° 角进针，见回血后，降低穿刺角度，以 5°~10° 推进 0.2 cm 左右。 ③ 送外套管：一只手固定留置针，另一只手退出针芯约 0.5 cm 后固定针芯，将外套管全部送入静脉，撤出针芯。
	固定调速	① 松止血带，松调节器开关，嘱患者松拳。 ② 根据患者的年龄、病情及药物性质调节滴速。
	再次查对	
	整理记录	
	完毕封管	采用脉冲正压式封管，即采用推一下、停一下的手法，当封管液剩余 0.5~1 ml 时，一边推注一边退针（推注速度大于退针速度），确保留置针内全是封管液体，最后边推边关闭导管夹，以确保正压封管。
	再次输液	
	拔针按压	

(3) 注意事项：

① 严格无菌及查对制度。

② 合理使用静脉：对需长期输液的患者，要合理使用静脉，一般从远端小静脉开始（抢救时例外）。对连续输液者，应 24 h 更换输液器一次。

③ 合理安排输液顺序。

④ 根据患者的年龄、病情和药物性质调节滴速：

· 对严重脱水、血容量不足、输入脱水剂等，需快速输液。

· 对年老体弱、婴幼儿、患有心肺疾病的患者以及输入高渗盐水、含钾药物、升压药物时，严格控制滴速。

· 对心肺功能良好者，输入速度可酌情加快。

⑤ 加强巡视。

⑥ 防止空气栓塞。

⑦ 严禁在输液的肢体进行抽血化验或测量血压。

⑧ 使用留置针前后都要冲管。

⑨ 留置针输液法应严格掌握留置时间，一般保留 3～5 天，最好不超过 7 天。

2. 头皮静脉输液法：婴幼儿静脉输液首选头皮静脉。

(1) 目的：同"周围静脉输液法"。

(2) 操作程序：① 评估；② 计划；③ 实施（见表 16-2）；④ 评价。

表 16-2 小儿头皮静脉输液法

流　　程	操作步骤与要点说明
核对备药	
插输液器	
挂瓶排气	
安置患儿	患儿取仰卧位或侧卧位，助手固定患儿头部与四肢，操作者位于患儿头端
选择静脉	选择较粗、直的头皮静脉，剃去局部毛发，清洁局部皮肤，便于固定
消毒皮肤	常规消毒皮肤
核对排气	
穿刺固定	① 护士左手拇指、食指分别固定穿刺静脉两端，右手持针柄，沿静脉向心方向平行穿刺，见回血后再将针头推进少许。 ② 推注少许液体，如无异常，即用无菌敷贴固定。 ③ 分离针头和注射器，连接头皮针与输液器。
调节滴速	根据年龄、病情和药物性质调节滴速，一般不超过 20 滴/min。
再次核对	
整理记录	
加强巡视	
更换药液	
拔针处理	

(3) 注意事项：

① 输液前要告知患儿家长在进行静脉穿刺前不要喂奶、喂水。

② 操作过程中密切观察危重患儿的面色和一般情况，及时发现病情变化。

③ 输液过程中加强巡视。

④ 拔针后按压时间适当延长。

⑤ 注意小儿头皮静脉与动脉的鉴别（见表 16-3）。

表 16-3　头皮静脉与动脉的鉴别

鉴别项目	头皮静脉	头皮动脉
颜色	微蓝色	正常肤色或淡红色
管壁	薄、易被压瘪	厚、不易被压瘪
活动度	固定	易滑动
回血颜色	暗红色	鲜红色
搏动	无	有
血流方向	向心	离心
穿刺后表现	回血正常、推药阻力小、液体滴入顺畅。	痛苦貌或尖叫，回血呈冲击状，推药阻力大，局部呈树枝样苍白，液体不滴。

七、输液速度的调节

在输液过程中，每毫升溶液的滴数称为该输液器的点滴系数。目前常用静脉输液器的点滴系数有 10、15、20、50 等几种型号。静脉点滴的速度和时间可按下列公式计算。

1. 已知输入液体总量和预计输完所用的时间，则：

$$每分钟滴数 = \frac{液体总量(ml) \times 滴系数(滴/ml)}{输液所用的时间(min)}$$

2. 已知输入液体总量和每分钟滴数，则：

$$输完液体所用的时间(h) = \frac{液体总量(ml) \times 滴系数(滴/毫升)}{每分钟滴数(滴/min) \times 60(min)}$$

八、常见的输液故障及排除技术

1. 溶液不滴：① 针头斜面紧贴血管壁；② 针头滑出血管外；③ 针头堵塞；④ 压力过低；⑤ 静脉痉挛。

2. 茂菲滴管内液面过低。

3. 茂菲滴管内液面过高。

4. 茂菲滴管内液面自行下降。

九、输液反应及护理

常见的输液反应及处理见表 16-4。

表 16-4　常见的输液反应及处理

输液反应	原因及临床表现	预防和护理措施
1. 发热反应（最常见的输液反应）	**原因**：输入致热物质而引起。 **表现**：畏寒、寒战和发热。轻者体温在 38.0 ℃ 左右，停止输液后数小时内体温可自行恢复正常；严重者初起寒战，继之高热，体温可高达 41 ℃，并伴有恶心、呕吐、头痛、脉速等全身症状。	**预防**：严格执行无菌技术操作原则及查对制度，认真检查药液质量和输液器具的包装、灭菌日期、有效期等。 **护理**： ① 轻者减慢输液速度，严重者立即停止输液。 ② 保留余液和输液器:进行检测,查找原因。 ③ 对症处理。 ④ 按医嘱给药。

续表

输液反应	原因及临床表现	预防和护理措施
2．循环负荷过重（急性肺水肿）	**原因：** ① 短时间内输入液体量过多、速度过快。 ② 患者原有心肺功能不良。 **表现：**突发呼吸困难、胸闷、气促、咳嗽，咳出粉红色泡沫样痰，严重时痰液可从口、鼻涌出，听诊双肺可闻及湿啰音，心率快且心律不齐。	**预防：**根据患者病情严格控制输液速度和输液量，对心肺功能不良、老年人、儿童更应谨慎，并密切观察。 **护理：** ① 立即停止输液，同时通知医生。 ② 患者取端坐位，双腿下垂。必要时四肢轮扎。 ③ 改善缺氧状况：高流量吸氧，一般氧流量为 6～8 L/min，以提高肺泡内压力，减少肺泡内毛细血管渗出液的产生；同时用 20%～30% 的乙醇进行湿化，降低肺泡内泡沫的表面张力，使泡沫破裂消散，改善肺部气体交换，缓解缺氧症状。 ④ 遵医嘱给药。 ⑤ 心理护理。
3．静脉炎	**原因：** ① 长期输注高浓度和刺激性较强的药液或刺激性较大的导管在静脉内放置时间过长； ② 静脉输液时无菌操作不严。 **表现：**沿静脉走向出现条索状红线，局部组织出现红、肿、热、痛，可伴有畏寒、发热等全身症状。	**预防：** ① 严格执行无菌技术操作原则； ② 刺激性较强的药物应充分稀释后再使用； ③ 输液速度宜慢； ④ 注意保护静脉。 **护理：** ① 立即停止输液，抬高患肢并制动。 ② 用 50% 硫酸镁或 95% 乙醇局部湿热敷。 ③ 超短波理疗或如意黄金散外敷。 ④ 抗生素治疗。
4．空气栓塞	**原因：**静脉输液时输液管内空气未排尽，输液装置有裂隙或衔接不紧；加压输液、输血时无专人守护；对需连续输液的患者未及时添加液体。 **表现：**患者突然感到异常不适或胸骨后疼痛，呼吸困难、严重发绀，伴濒死感。心前区听诊可闻及响亮、持续的"水泡声"。	**预防：** ① 输液前排尽空气； ② 加强巡视； ③ 严密封闭穿刺点； ④ 加压输液、输血时必须有专人守护。 **护理：** ① 立即停止输液，并通知医生。 ② 取左侧头低足高卧位。 ③ 给予高流量氧气吸入。 ④ 从中心静脉导管中抽出空气。 ⑤ 密切病情观察，及时对症处理。

十、输液微粒污染

【课前预习】

一、基础复习

液体静压原理。

二、预习目标

静脉输液的原理是：利用_____和_____的原理，将大量无菌液体、电解质、药物由静脉输入人体内。

【课后巩固】

一、名词解释

静脉输液法　　　发热反应

二、填空题

1. 0.9% 氯化钠、5% 葡萄糖氯化钠、复方氯化钠溶液的作用为_____。

2. 输液的目的：① _____、② _____、
③ _____、④ _____。

3. 5% 碳酸氢钠、11.2% 乳酸钠溶液的作用为_____。

4. 20% 甘露醇、50% 葡萄糖溶液的作用为_____。

5. 根据患者的_____、_____和_____调节滴速，一般成人_____滴/min，儿童_____滴/min，对严重脱水、血容量不足、输入脱水剂等的患者需_____，对年老体弱、婴幼儿、患有心肺疾病的患者需_____，对输入高渗盐水、含钾药物、升压药物的患者需_____，对心肺功能良好者，输入速度可_____。

6. 静脉留置针常用的封管液是无菌的_____、_____。

7. 输液时溶液不滴的常见原因：① _____，② _____，
③ _____，④ _____，⑤ _____。

8. 滴管内液面过高：从输液架上取下输液瓶，倾斜液面，使插入瓶内的针头露于_____上，待溶液缓缓流下，直至滴管露出液面，再将瓶挂于输液架上，继续进行滴注。

9. 滴管内液面过低：折叠滴管_____输液管，同时挤压塑料滴管，迫使液体流入滴管。

10. 常见的输液反应有：① _____，② _____，③ _____，
④ _____。其中以_____最常见。

11. 发热反应原因：输入_____引起。急性肺水肿原因：输液速度_____、时间_____。

12. 急性肺水肿主要表现：突发_____、_____、
_____，_____。

13. 发生肺水肿，应立即停止_____，通知医生紧急处理。给予_____、双腿_____，以减少静脉回流量；给予高流量加压给氧、氧气经_____乙醇湿化后吸入，以降低肺泡内_____，改善气体交换；按医嘱给予药物。

14. 急性肺水肿时，进行四肢轮流结扎，每隔_____min 轮流放松一侧肢体上的止血带。

15. 静脉炎的症状是：沿静脉走向出现_____红线，局部组织出现① _____、
② _____、③ _____、④ _____，有时伴_____、_____等全身症状。处理方法为患肢_____并_____；超短波理疗；局部用_____或_____行热湿敷。

16. 空气栓塞最危险的是：① 空气阻塞_____，血液不能进入肺内进行气体交换。
② 表现：_____疼痛，_____，_____，有濒死感。听诊心前区闻及持续响亮的_____。心电图示心肌缺血和急性肺心病表现。③ 护理：取_____卧位，使气体浮向_____，避开_____。

三、简答题

1. 静脉输液时如何选择血管?
2. 简述小儿头皮静脉和头皮动脉的区别。
3. 发热反应的防治措施有哪些?
4. 简述急性肺水肿的临床表现和处理。
5. 静脉输液时发生了空气栓塞,应置患者何种体位? 为什么?

【综合练习】

A2 型题

1. 患者,女性,36 岁,因突发性头晕、头痛伴恶心、呕吐入院,入院后诊断为高血压性脑出血。医嘱要求给予脱水治疗,首选的液体是
   A. 低分子右旋糖酐
   B. 中分子右旋糖酐
   C. 代血浆
   D. 浓缩白蛋白
   E. 20% 甘露醇

2. 林某,男,23 岁,突发性耳聋 1 周,医嘱给予 250 ml 右旋糖酐 40 静脉滴入,护士应了解此药的主要作用是
   A. 补充热量　　　B. 改善微循环
   C. 扩充血容量　　D. 维持酸碱平衡
   E. 增加胶体渗透压

3. 王某,男,45 岁,车祸后昏迷 10 天,需要输入下列药物,其中应快速滴入的是
   A. 氯化钾　　　　B. 脂肪乳
   C. 多巴胺　　　　D. 高渗盐水
   E. 20% 甘露醇

4. 护士给 3 床的患者行静脉输液,静脉穿刺见回血后,护士应该做
   A. 松拳
   B. 松手
   C. 松止血带
   D. 再平行进针少许
   E. 观察输液是否通畅

5. 林护士在巡视病房过程中,发现 2 床患者的液体滴入缓慢,经检查确定为静脉痉挛

引起,下列处理方法正确的是
   A. 局部热敷
   B. 调整针头位置
   C. 调整输液肢体位置
   D. 抬高输液瓶的位置
   E. 更换针头重新穿刺

6. 张某,男,75 岁,慢性心衰 4 年,因肺炎入院,医嘱给予阿奇霉素静脉滴入,应调节滴数为
   A. 30~40 滴/min　　B. 40~60 滴/min
   C. 60~70 滴/min　　D. 70~80 滴/min
   E. 80~100 滴/min

7. 患者,男,45 岁,输液 1 000 ml,滴速为 50 滴/min,计划从上午 8:30 开始,估计何时输完
   A. 上午 11:10　　　B. 中午 12:30
   C. 下午 1:30　　　 D. 下午 2:10
   E. 下午 2:30

8. 患者,女性,36 岁,患风湿性心脏病。在输液过程中,患者出现突发性呼吸困难,听诊心前区有响亮的"水泡音",患者可能发生空气栓塞,空气栓塞的部位是在
   A. 主动脉入口　　　B. 肺动脉入口
   C. 肺静脉入口　　　D. 上腔动脉入口
   E. 下腔动脉入口

9. 护士巡视病房,发现患者静脉输液的溶液不滴,挤压时感觉输液管有阻力,松手时无回血,此种情况是
   A. 输液压力过低

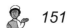

B．针头滑出血管外

C．静脉痉挛

D．针头斜面紧贴血管壁

E．针头阻塞

10．患者因输液左上肢出现条索状红线，红肿热痛，伴畏寒、发热。下述处理措施错误的是

A．用抗生素　　　　B．95% 乙醇湿敷

C．超短波理疗　　　D．抬高患肢

E．增加患肢活动

11．患者，女性，20 岁。因剧烈呕吐医嘱给予补液，包括氯化钾溶液。输液过程中患者诉说穿刺局部疼痛，当班护士检查穿刺局部无肿胀，且输液管内回血良好，该护士的处理方法最合适的是

A．拔针后另选静脉穿刺

B．转动针尖斜面位置

C．给予局部止痛

D．继续观察

E．减慢输液速度

12．患者，男性，72 岁，咳嗽 1 周，高热 1 天，诊断：大叶性肺炎。医嘱：青霉素 160 万 U ＋ 0.9% 氯化钠 100 ml，vd。输液中护士给予观察，处理不正确的是

A．滴液是否顺畅

B．患者有无头晕、恶心、呼吸困难等全身反应

C．注射部位有无肿胀

D．固定是否牢固，针头有无脱出

E．患者诉说疼痛应立即拔针

13．患儿，男性，6 岁，急性胃肠炎，轻度脱水。输液治疗中患儿出现寒战、高热、头痛、恶心。考虑可能的情况为

A．发热反应　　　　B．微粒栓塞

C．空气栓塞　　　　D．循环负荷过重

E．过敏反应

14．周某，男，45 岁，输液过程中出现恶心、呕吐、寒战，体温 39 ℃，疑为发热反应，以下有关处理措施不正确的是

A．安慰患者

B．解释发热的原因为药液过期

C．停止输液，通知医生

D．保留剩余液体和输液器送检

E．按医嘱给予激素治疗

15．张某，女，56 岁，在输液过程中出现急性肺水肿的症状，护士给予乙醇湿化吸氧，其目的是

A．湿润呼吸道

B．稀释痰液

C．使肺泡内压力增加

D．降低肺泡内泡沫的表面张力

E．预防肺部感染

16．王某，男，65 岁，在输液过程中出现急性肺水肿症状，为减轻其心脏负担，给予四肢轮流结扎，护士应注意每隔多长时间放松肢体一次

A．3～5 min　　　　B．5～10 min

C．10～15 min　　　D．15～30 min

E．30～60 min

17．李某，男，45 岁，加压输液过程中，出现呼吸困难，严重发绀，听诊心前区可闻及响亮的、持续的"水泡声"，此时护士首先应

A．通知医生　　　　B．停止输液

C．给患者吸氧　　　D．取头低足高位

E．连接监护仪

A3/A4 型题

（1～4 题共用题干）

患者，女，45 岁，因风湿性心脏病住院治疗。入院后查体：心功能三级。在一次输液过程中，患者擅自将滴速调至 80 滴/min，输液进行 20 min 以后，患者出现呼吸困难、咳嗽、咯粉红色泡沫痰。

1．根据患者的临床表现，护士考虑患者出现了哪种输液反应

A．急性肺水肿　　　B．静脉炎

B．空气栓塞　　　　D．发热反应

E．过敏反应

2. 为了缓解症状，护士可协助患者取

　　A．半卧位　　　　　B．中凹卧位

　　C．平卧位　　　　　D．端坐位

　　E．头高脚低位

3. 护士应首先采取的措施是

　　A．立即停止输液

　　B．通知医生

　　C．给予强心剂、扩管药

　　D．高流量吸氧

　　E．四肢轮流结扎

4. 为降低肺泡内泡沫的表面张力，护士可采用

　　A．10%~20% 的乙醇湿化给氧

　　B．20%~30% 的乙醇湿化给氧

　　C．30%~40% 的乙醇湿化给氧

　　D．40%~50% 的乙醇湿化给氧

　　E．50%~60% 的乙醇湿化给氧

（5~8 题共用题干）

　　曾某，男，54 岁，胃部手术后，医嘱给予 20% 脂肪乳注射液 250 ml 静脉滴入，每天 1 次，共 3 天。

5. 林护士要为曾某进行输液，以下有关穿刺点的选择方法叙述不正确的是

　　A．选择弹性好的血管

　　B．避开关节部位

　　C．避开静脉瓣

　　D．选择远端小静脉

　　E．避开血肿和损伤部分皮肤

6. 静脉穿刺成功后，护士应给其调节滴速为

　　A．30~40 滴/min　　　B．40~60 滴/min

　　C．60~70 滴/min　　　D．70~80 滴/min

　　E．80~100 滴/min

7. 输液过程中，患者出现液体不滴，但局部无肿胀，挤压输液管感到有阻力，无回血，应

　　A．减慢输液速度

　　B．调整输液瓶位置

　　C．调整针头位置

　　D．用肝素冲管

　　E．更换针头，重新穿刺

8. 第三天输液的时候，患者输液静脉局部出现条索状红线，局部组织发红、肿胀、疼痛，确定为静脉炎，护士可用以下哪种溶液局部湿敷

　　A．25% 乙醇　　　　B．75% 乙醇

　　C．25% 硫酸镁　　　D．50% 硫酸镁

　　E．75% 硫酸镁

第二节　静脉输血

【知识要点】

一、目　的

1. 补充血容量。

2. 补充血红蛋白。

3. 补充血小板和各种凝血因子。

4. 补充抗体和补体。

5. 补充血浆蛋白。

6. 排出有害物质。

二、血液及血液制品的种类

1. 全血：

(1) 新鲜血：主要适用于血液病患者。

(2) 库存血：

① 4 ℃冰箱内冷藏，保存期 2 ~ 3 周，适用于各种原因引起的大出血。

② 短期内输入大量库存血易引起出血倾向。

③ 大量输入库存血时，可导致酸中毒和高钾血症。

2. 成分血：纯度高，体积小，一血多用，节约血源，治疗效果好，不良反应少且稳定性好，易于保存。

三、静脉输血的方法

1. 输血前准备：

(1) 备血：做血型鉴定和交叉配血试验。

(2) 取血：两人共同进行"三查、八对"。

① 三查：检查血液制品的有效期、血液质量（见表 16-5）、输血装置是否完好。

② 八对：核对患者床号、姓名、住院号、血型、交叉配血试验结果、血袋号、血液种类及剂量。

表 16-5　正常血液与异常血液的鉴别

成　　分	正常血液	异常血液
上层血浆	淡黄色、半透明	红色、混浊
下层血细胞	暗红色	暗紫色
两层界限	清楚、无凝块	不清楚、有凝块

(3) 取血后：防止溶血。

① 血液从血库取出后，勿剧烈振荡血液。

② 血液制品不能加温。取回的血液在室温下放置 15 ~ 20 min 后再输入。

③ 血液制品中不得加入任何药物。

(4) 核对：两人查对。

(5) 知情同意。

2. 输血法：

(1) 目的：同"静脉输血的目的"。

(2) 操作程序：① 评估；② 计划；③ 实施（见表 16-6）；④ 评价。

表 16-6　密闭式静脉输血法

方　　法	流　　程	操作步骤与要点说明
1. 间接输血法：将抽出的血液按静脉输液法输给患者的方法，是临床最常用的输血法	核对解释	2 名护士共同查对。
	输入液体	同"密闭式静脉输液法"，穿刺成功后输入少量生理盐水。
	摇匀血液	避免剧烈震荡。
	消毒输血	
	操作中核对	

续表

方　法	流　程	操作步骤与要点说明
1. 间接输血法： 　　将抽出的血液按静脉输液法输给患者的方法，是临床最常用的输血法	调节滴速	① 开始输入速度宜慢，不超过 20 滴/min，密切观察 10～15 min，如无不良反应，根据病情、年龄及输注血液制品的成分调节滴数。 ② 一般成人一般 40～60 滴/min，儿童、年老体弱、严重贫血、心衰患者滴速宜慢。
	操作后核对	
	整理记录	
	加强巡视	
	再输盐水	
	拔针处理	
	整理记录	
2. 直接输血法： 　　将供血者的血液抽出后立即输给患者的方法，适用于急需又无库存血时以及对婴幼儿少量输血	查对解释	
	安置体位	受血者和供血者分别卧于相邻的两张床上，暴露一侧手臂。
	抽抗凝剂	一般 50 ml 血中需加入 3.8% 枸橼酸钠溶液 5 ml，避免血液凝固。
	抽输血液	① 将血压计袖带缠于供血者上臂并充气，使压力维持在 100 mmHg 左右。 ② 操作由三人协作完成，一人抽血，一人传递，另一人输血，如此连续进行。 ③ 从供血者静脉内抽血时不可过急过快，并注意观察其面色、血压的变化，并询问有无不适。 ④ 推注速度不可过快，随时观察患者的反应。 ⑤ 需连续抽血时，无须拔出针头，只需更换注射器。注意：更换注射器时应松血压计袖带，用手指压迫穿刺点静脉近心端针尖斜面部位以减少出血。
	拔针处理	输血结束，拔出针头，用无菌纱布按压穿刺点至无出血。
	整理记录	

(3) 注意事项：

① 严格执行无菌操作和查对制度，保证两人查对。

② 根据输血申请单正确采集血标本，一次只能为一个患者采集血标本。

③ 血制品及输血通路不可随意加入任何物质。

④ 输血前后和输两袋血之间要滴注少量 0.9% 氯化钠溶液。

⑤ 加强巡视，并听取患者主诉，观察有无输血反应。

⑥ 全血与成分血同时输注时，首先输入成分血，其次新鲜血，最后库存血。

⑦ 加压输血时必须有专人守护，避免发生空气栓塞。

⑧ 输血完毕后，血袋应保留 24 h。

⑨ 禁止在输液通道或正在输液的一侧肢体抽取血标本。

3. 自体输血。

四、输血反应及护理

常见输血反应及护理见表 16-7。

表 16-7　常见输血反应及护理

输血反应	原因及临床表现	预防和护理措施
1. 发热反应（这是最常见的输血反应）	**原因：** ① 输入致热源； ② 违反无菌技术操作原则； ③ 免疫作用。 **表现：**多在输血过程中或输血后 1~2 h 以内发生，寒战，发热，体温升高至 38~41℃，可伴有皮肤潮红、头痛、恶心、呕吐、抽搐等全身症状。	**预防：** ① 严格执行无菌技术操作原则。 ② 严格管理血液制品和输血器，防止污染。 **护理：** ① 轻者减慢输血速度或暂停输血，严重者立即停止输血，及时通知医生。 ② 遵医嘱给药。 ③ 对症处理。 ④ 保留余血和输血器，以便查找原因。
2. 过敏反应	**原因：** ① 患者为过敏体质。 ② 所输入血中含有致敏物质。 ③ 输入血中含抗体。 ④ 多次输血产生抗体。 **表现：** ① 大多发生在输血后期或输血即将结束时，症状出现得越早，反应越严重。 ② 轻者出现皮肤瘙痒，局限性或全身性荨麻疹，眼睑、口唇水肿。 ③ 严重者可因喉头水肿、支气管痉挛出现呼吸困难，两肺闻及哮鸣音，甚至出现过敏性休克。	**预防：** ① 献血者在采血前 4 h 内不宜食用高蛋白和高脂肪食物，以免血中含有过敏物质，宜用清淡饮食或饮糖水。 ② 选用无过敏史的献血者。 ③ 有过敏史和需多次输血的患者，输血前遵医嘱给予抗过敏药物。 **护理：** ① 轻度过敏者，减慢输血速度，继续观察；重度过敏反应，应立即停止输血，保留静脉通路，通知医生。 ② 遵医嘱给予激素或抗过敏药物。 ③ 对症处理。 ④ 保留余血和输血装置，查找反应原因。
3. 溶血反应（是最严重的输血反应）	**原因：** ① 输入异型血。 ② 输入变质血。 ③ Rh 血型系统不符。一般发生在输血后几小时至几天。 **表现：**一般在输入血液 10~15 ml 后发生，死亡率高。 ① 开始阶段：头胀痛、四肢麻木、腰背部剧痛。由于红细胞凝集成团，部分小血管被阻塞。 ② 中间阶段：黄疸、血红蛋白尿，伴呼吸急促和血压下降。由于红细胞溶解，大量血红蛋白释放进入血浆。 ③ 最后阶段：少尿、无尿等急性肾功衰。由于大量血红蛋白在肾小管遇酸变成结晶体，同时抗原抗体作用使肾小管内皮细胞缺血、缺氧，坏死脱落阻塞肾小管。	**预防：** ① 严格执行"三查、八对"和血液采集与保存规则。 ② 认真做好血型鉴定和交叉配血试验。 **护理：** ① 立即停止输血，通知医生。 ② 吸氧，保留余血，重做血型鉴定和交叉配血试验。 ③ 保护肾脏： · 双侧腰部封闭，热水袋热敷肾区。 · 碱化尿液：静脉注射碳酸氢钠。 · 监测每小时尿量。 ④ 遵医嘱给药。 ⑤ 观察生命体征，给予心理支持。

续表

输血反应	原因及临床表现	预防和护理措施
4．大量输血后反应	① 循环负荷过重：原因、临床表现同"静脉输液反应"。 ② 出血倾向： **原因**：输入大量的库存血引起。 **表现**：皮肤、黏膜出现瘀点或瘀斑，穿刺部位可见大块瘀血斑或手术伤口渗血等。 ③ 枸橼酸钠中毒反应： **原因**：大量输入库存血，导致大量枸橼酸钠进入体内，与血中游离钙结合而使血钙下降。 **表现**：手足抽搐、血压下降、出血倾向、心率缓慢甚至心搏骤停。 ④ 酸中毒和高血钾。 ⑤ 体温过低。	① 循环负荷过重：护理措施同"静脉输液反应"。 ② 出血倾向： **预防**：输入库存血时，应间隔输入新鲜血液或血小板浓缩悬液或凝血因子，以补充血小板和凝血因子。 **护理**：密切观察患者意识状态和生命体征的变化，注意皮肤、黏膜及伤口处有无出血。 ③ 枸橼酸钠中毒反应： **预防**： · 每输入库存血超过 1 000 ml 时，遵医嘱静脉注射 10% 葡萄糖酸钙或 10% 氯化钙 10 ml。 · 严密观察患者病情变化及输血后的反应。
5．其他反应	① 空气栓塞：原因、临床表现同"静脉输液反应"。 ② 细菌污染反应：较少见。 ③ 病毒性肝炎、疟疾、艾滋病。	

【课前预习】

一、基础复习

血型鉴定和交叉配血试验。

二、预习目标

溶血反应是指输入的_____或受血者的_____发生异常破坏而引起的一系列临床症状。开始阶段最典型的症状为患者出现_____、_____和胸闷等；中间阶段出现_____和_____；最后阶段患者急性肾衰竭，出现_____、_____。

【课后巩固】

一、名词解释

溶血反应

二、填空题

1. 静脉输血的目的：① _____、② _____、③ _____、④ _____、⑤ _____。

2. 全血种类：① _____，指在 4 ℃ 的常用抗凝保养液中，保存_____周内的血。基本保留了血液的所有成分，适用于_____患者，可以补充各种血细胞、凝血因子和血小板。② ＿＿＿＿＿＿＿＿＿＿虽含有血液的各种成分，但白细胞、血小板、凝血酶原等成分破坏较多，钾离子含量增多，酸性增高，大量输注可引起＿＿＿＿＿＿＿＿＿＿和＿＿＿＿＿＿＿＿＿＿。库存血在4 ℃的冰箱内可保存＿＿＿＿＿＿＿＿＿＿周，适用于各种原因引起的大出血。

3. 输血准备：(1) 填写申请单，做＿＿＿＿＿＿＿＿＿＿和＿＿＿＿＿＿＿＿＿＿＿＿试验。(2) 取血查对。凭取血单与血库人员共同做好："三查"① ＿＿＿＿＿＿＿＿＿＿＿＿＿＿＿＿＿＿、② ＿＿＿＿＿＿＿＿＿＿、③ ＿＿＿＿＿＿＿＿＿＿＿；"八对"① ＿＿＿＿＿＿＿＿＿＿＿、② ＿＿＿＿＿＿＿＿＿＿、③ ＿＿＿＿＿＿＿＿＿＿、④ ＿＿＿＿＿＿＿＿＿＿、⑤ ＿＿＿＿＿＿＿＿＿＿、⑥ ＿＿＿＿＿＿＿＿＿＿、⑦ ＿＿＿＿＿＿＿＿＿＿、⑧ ＿＿＿＿＿＿＿＿＿＿。(3) ＿＿＿＿＿＿＿＿＿＿＿＿＿＿＿；血制品不能＿＿＿＿＿＿＿＿＿＿，室温下放置＿＿＿＿＿min。(4) 两人核对无误后输血。

4. 输血时发生过敏反应：① 原因：患者＿＿＿＿＿＿＿＿＿＿＿＿体质；献血员在献血前用过＿＿＿＿＿＿＿＿＿＿＿＿＿；输入血中含＿＿＿＿＿＿＿＿＿＿＿＿＿＿＿；多次输血体内产生＿＿＿＿＿＿＿＿＿＿。② 预防：勿选用＿＿＿＿＿＿＿＿＿＿的献血员。献血员在采血前＿＿＿＿h内不吃高＿＿＿＿＿＿＿＿和高＿＿＿＿＿＿＿食物，宜用少量清淡饮食或糖水。

5. Rh血型不合所致的溶血反应，一般发生在＿＿＿＿＿＿＿＿＿＿。确诊后尽量避免再次输血。

6. 与大量输血有关的反应：大量输血一般是指在＿＿＿＿h内紧急输血量大于或相当于患者总血容量。大量输库血后常见的输血反应有① ＿＿＿＿＿＿＿＿＿＿＿＿＿＿、② ＿＿＿＿＿＿＿＿＿＿＿、③ ＿＿＿＿＿＿＿＿＿＿＿、④ ＿＿＿＿＿＿＿＿＿＿＿、⑤ ＿＿＿＿＿＿＿＿＿＿等。

7. 出血倾向症状表现为：皮肤、黏膜出现＿＿＿＿＿＿＿＿＿＿＿＿或＿＿＿＿＿＿＿＿＿＿＿＿，穿刺部位可见大块＿＿＿＿＿＿＿血斑或手术伤口＿＿＿＿＿＿＿＿＿＿＿＿＿＿等。出血倾向预防：可根据医嘱间隔输入＿＿＿＿＿＿＿＿＿＿或＿＿＿＿＿＿＿＿＿＿。

8. 输入库血1 000 ml以上时，为预防枸橼酸钠中毒反应，遵医嘱静脉注射＿＿＿＿＿＿＿＿＿＿＿或＿＿＿＿＿＿＿＿＿＿＿10 ml，以防止低血钙的发生。

9. 枸橼酸钠中毒的原因是大量输血使枸橼酸钠尚未氧化即和血中＿＿＿＿＿＿＿＿＿＿＿结合使＿＿＿＿＿＿＿＿＿＿＿，表现为＿＿＿＿＿＿＿＿＿＿＿、＿＿＿＿＿＿＿＿＿＿＿、＿＿＿＿＿＿＿＿＿＿＿，甚至心搏骤停。

10. 库存血，血浆呈＿＿＿＿＿＿＿，血细胞呈＿＿＿＿＿＿＿＿，界限不清，提示血液变质，不能使用。

三、简答题

1. 简述静脉输血时"三查、八对"的内容。
2. 简述静脉输血溶血反应的临床表现。
3. 输血前应做哪些准备工作？

【综合练习】

A2 型题

1. 患者，男性，36岁，患十二指肠溃疡。2 h前突然呕血，面色苍白，脉搏120次/min，血压70/50 mmHg，医嘱输血400 ml，其目的是补充
   A．抗体　　　　B．血容量
   C．血小板　　　D．凝血因子
   E．血红蛋白

2. 李某，男，43岁，肝功能严重受损引起凝血因子缺乏，下列血制品可用于补充患者凝血因子的是

A．库存血　　　　　B．新鲜血浆

C．保存血浆　　　　D．浓缩红细胞

E．血小板浓缩液

3. 章护士要为 **2** 床的患者进行输血，章护士应注意取出的库存血应在几小时内输完

A．48 h　　　　　B．24 h

C．12 h　　　　　D．4 h

E．2 h

4. 李护士主管的 **2** 床和 **4** 床患者需要输库存血，下列有关输血前的准备工作正确的是

A．根据配血单，同时为两人采集血标本

B．取血时，与血库人员共同做好"三查、八对"

C．库存血取回之后，应在室内放置 30 min 再输入

D．如天气寒冷，可将库存血加温后再输入

E．输血前将血浆以旋转动作轻轻摇匀

5. 陈护士为 **1** 床的患者准备输血，检查库存血质量，下列哪种情况说明库存血质量正常，可以正常输入

A．库存血呈均匀淡红色

B．库存血呈均匀淡黄色

C．血细胞呈暗紫色

D．库存血中有少量血凝块

E．库存血分两层，上层为黄色，下层为红色

6. 王某，男，**24** 岁，截肢手术后，需输血 **400 ml**，下列操作不正确的是

A．输血前应先输入少量生理盐水

B．输血开始时，滴入速度宜低于 20 滴/min

C．输血开始时，应先观察 10~15 min，看有无不良反应

D．输完一袋血应立即更换下一袋血

E．输血后应继续滴入少量生理盐水

7. 患者，女性，**27** 岁，因异位妊娠破裂后急需输入 **400 ml** 血液，每输完 **200 ml** 血液，再次输入另一袋血之前应滴注

A．0.9% 生理盐水　　B．5% 葡萄糖

C．复方氯化钠　　　D．平衡液

E．5% 葡萄糖盐水

8. 张先生，在输血后期出现口唇、眼睑水肿，呼吸困难、皮肤瘙痒，查两肺布满哮鸣音。以下措施正确的是

A．高压吸氧

B．取左侧卧位，头低足高位

C．给予利尿剂

D．给予抗过敏药物

E．给予碳酸氢钠静推

9. 患者，女，**22** 岁，输血 **15 min** 后感觉头胀，四肢麻木，腰背酸痛，血压下降，下列处理措施中错误的是

A．余血送验做血型鉴定和交叉试验

B．热水袋敷腰部

C．观察血压、尿量

D．减慢输血速度

E．立即通知医生

10. 患者，女性，**28** 岁。因异位妊娠破裂后大量输血，现患者出现手足抽搐、血压下降，可静脉缓慢注射

A．10% 葡萄糖酸钙 10 ml

B．4% 碳酸氢钠 10 ml

C．0.9% 氯化钠 10 ml

D．盐酸肾上腺素 2 ml

E．地塞米松 5 mg

11. 王某，女，**34** 岁，由于失血过多，需要输血，下列哪组症状不需要立即停止输血

A．四肢麻木，腰背剧痛

B．喉头水肿，呼吸困难

C．手足发凉，心率减慢

D．呼吸急促，咳粉红色泡沫样痰

E．呼吸困难，心前区"水泡声"

12. 章护士要给 **2** 床的患者输血 **1 300 ml**，患者容易出现以下哪组电解质和酸碱平衡紊乱

A．碱中毒和低血钾

B．碱中毒和高血钾

C．酸中毒和低血钾

D．酸中毒和高血钾

E．低血钾和低血钠

13. 李某，女，**56** 岁，输血过程中出现溶血反应，护士分析溶血反应的发生可能与以下

因素有关，下列分析中不正确的是

A．ABC 血型不合

B．库存血保存过久

C．库存血保存温度不当

D．血液受到细菌感染

E．多次、反复输血

14. 温某，男 45 岁，输血 15 ml 后出现溶血

反应，下列哪组症状说明溶血反应已到第二阶段

A．四肢麻木，腰背剧痛

B．手足抽搐，血压下降

C．黄疸，血红蛋白尿

D．头部胀痛，面部潮红

E．口唇水肿，两肺闻及哮鸣音

A3/A4 型题

（1~3 题共用题干）

男性，50 岁，半天来呕血 4 次，量约 1 200 ml，黑便两次，量约 600 g，伴头晕心悸，血压 10.6/8 kPa（80/60 mmHg），心率 118 次/min，神志淡漠。

1. 此时给予患者首要的处理是

A．配血等待输血

B．配血快速输液等待输血

C．紧急胃镜检查明确出血部位

D．急查红细胞压积

E．采取左侧卧位

2. 快速补液时发生肺水肿。特征性症状是

A．咳嗽，呼吸困难

B．发绀，烦躁不安

C．咳嗽、气促、胸闷，咳泡沫血性痰

D．恶心、呕吐

E．胸闷、心悸，伴呼吸困难

3. 输血前准备工作错误的是

A．做血型鉴定及交叉配血

B．输血量多可将血液加温

C．须由二人进行"三查、八对"

D．血液取出后勿剧烈振荡

E．输血前先静脉滴注生理盐水

（4~6 题共用题干）

女性，38 岁，子宫颈癌，子宫行次全切除术，术中出血较多，医嘱输 A 型血 300 ml，输血数分钟后，患者出现头胀痛、四肢麻木、腰背剧痛，呼吸急促，排出尿液呈酱油色。

4. 患者因输血发生了

A．发热反应

B．过敏反应

C．溶血反应

D．急性肺水肿

E．枸橼酸钠毒性反应

5. 患者尿中可含有

A．红细胞　　　B．淋巴液

C．大量白细胞　　D．胆红素

E．血红蛋白

6. 患者出现腰背剧痛的原因是

A．红细胞凝集成团，阻塞部分肾血管

B．凝集的红细胞发生溶解，大量血红蛋白释放入血

C．血红蛋白变成结晶体，阻塞肾小管

D．肾小管皮质缺血、缺氧而坏死脱落

E．血管强烈收缩，肾缺血

（编者：赵秀娟）

第十七章　护理安全与防护

【知识要点】

一、护理安全控制

1. 概念：① 护理安全；② 护理事故；③ 护理差错；④ 护理不良事件。

2. 护理安全的重要性：① 直接关系护理效果；② 是衡量医院护理管理水平的重要标志；③ 直接影响医院的社会效益与经济效益。

3. 护理安全的相关因素：人、机、料、法、环。

(1) 人：① 护理人员（国家卫健委规定病房床位与护理人员之比为 1:0.4）；② 护理管理者；③ 患者及家属。

(2) 仪器设备（机）。

(3) 资料及用物（料）。

(4) 法律法规、规章制度（法）。

(5) 重点环节、医院环境（环）。① 重点环节：重点人群。② 医院的内部环境。③ 医院的外部环境。

4. 护理安全的防范措施：

(1) 患者身份的准确识别：严格执行查对制度。

(2) 确保用药的安全：遵循安全给药的原则。

(3) 加强医务人员间的有效沟通，做到正确执行医嘱。

(4) 建立临床试验室"危急值"报告制度，加强危急值的管理。

(5) 防止手术患者、手术部位发生错误。

(6) 严格落实消毒隔离制度。

(7) 防范与减少患者意外伤害。

(8) 鼓励护士主动报告护理不良事件，建立激励长效机制。

(9) 鼓励患者参与护理安全。

二、护理职业防护

1. 概念：① 护理职业风险；② 护理职业暴露；③护理职业防护 ；④标准预防。

2. 护理职业防护的意义：① 提高护士职业生命质量；② 规避护理职业风险；③ 营造和谐的工作氛围。

3. 护理职业损伤的危险因素：

(1) 生物性因素：细菌、病毒。

(2) 化学性因素：化学药物、化学消毒剂的使用。

(3) 物理性因素：锐器伤、机械性损伤、热力性损伤、放射性损伤、噪声。

(4) 心理-社会因素。

4. 常见护理执业损伤的防护措施：

(1) 锐器伤的职业防护：

① 锐器伤的概念：由医疗锐器造成的意外伤害。

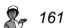

② 发生锐器伤的原因：护士因素；医院因素；患者因素。

③ 防护措施：有 8 个方面。

④ 紧急处置流程：一挤、二冲、三消毒、四报告、五监测与处理。

(2) 血源性病原体职业损害的防护：

① 发生血源性病原体职业损害的原因：接触血液、体液的护理操作；与针刺伤有关的护理操作。

② 防护措施：洗手，戴手套，戴口罩和护目镜，穿隔离衣，安全注射，正确处理医疗废物。

(3) 化疗药物损害的职业防护：

① 发生化疗药物职业损害的原因：准备化疗药物过程中；化疗药物注射过程中；处理化疗药物使用后的过程中。

② 预防化疗药物损害的防护措施：遵循两个基本原则，即减少与化疗药物的接触、减少化疗药物对环境的污染。具体措施如下：设立标准的化疗药物配制间，配备专业人员，化疗药物配置时的防护，给药时防护，处置后防护。

③ 化疗药物暴露后的处理：迅速脱去手套或隔离衣；立即用肥皂和清水清洗污染部位的皮肤；眼睛被污染时，迅速用清水或等渗洁眼液冲洗眼睛；记录接触情况。

【课前预习】

1. 国家卫健委规定病床与护理人员之比为_____。

2. 手术室应落实_____方查对制度。

3. WHO 规定，病房中的声音强度不应超过_____dB。

【课后巩固】

一、名词解释

护理安全　护理事故　护理差错　护理职业暴露　护理职业防护　标准预防

二、填空题

1. 影响护理安全的因素包括_____、_____、_____、_____、_____五个方面。

2. 禁止_____手回套针帽；禁止_____传递锐器。

3. 护理职业损伤的物理性危险因素有：_____、_____、_____、_____、_____。

4. 发生锐器伤后的紧急处置流程是：一_____、二_____、三_____、四_____、五_____。

5. 最常见、最危险的病毒是_____、_____和_____。

三、简答题

1. 简述护理安全的防范措施。

2. 简述锐器伤的防护措施。

【综合练习】

A2 型题

1. 患者，男性，30 岁，因"反复发热伴消瘦、腹泻 1 个月余"入院。入院诊断为艾滋病。护士在护理这位患者的过程中不慎被针头扎了一下，以下处理措施中正确的是

A．不用处理

B．立即去检测 HIV

C．冲洗消毒后服用抗病毒药物

D．上报医院等医院处理

E．立即检测患者的病毒载量

2. 某护士在给 **HBeAg** 阳性的慢性肝炎患者采血时不慎刺破左手拇指，此时急需采取的重要措施是

　　A．立即注射乙肝疫苗

　　B．立即进行乙醇消毒

　　C．定期复查肝功能和 HBV-IgM

　　D．立即清洗消毒并注射高效价乙肝免疫球蛋白和查血 HBsAg 及 HBsAb

　　E．立即接种乙肝疫苗，1 周内注射高效价乙肝免疫球蛋白

3. 心理社会性职业危害不同于其他类型的职业暴露损伤的特点是

　　A．容易发现也容易被重视

　　B．在发生的第一时间就能采取干预措施

　　C．缓慢发生，不易被发现

　　D．远期影响很小

　　E．诱因明显

4. 在护理日常工作中，以下哪项不是导致护理职业损伤的物理因素

　　A．锐器伤　　　　　B．机械性损伤

　　C．放射性损伤　　　D．噪声

　　E．病毒

5. 护士打开安瓿时，下列哪个选项是错误的做法

　　A．打开前用手轻弹安瓿颈部

　　B．用砂轮锯安瓿颈部

　　C．常规消毒安瓿颈部

　　D．用平镊敲打安瓿颈部

　　E．用纱布包裹安瓿颈部将其折断

6. 刘护士，在配置化疗药物时，因药瓶压力过大，药物溅到眼睛内，刘护士应立即

　　A．用肥皂水清洗眼睛

　　B．用高渗盐水清洗眼睛

　　C．用低渗盐水清洗眼睛

　　D．用弱酸溶液清洗眼睛

　　E．用清水清洗眼睛

7. 某护士在急诊科工作 13 年，由于工作长期处于紧张状态，在患者行动不便时还要协助搬运患者，劳动强度较大，经常感到身心疲惫。近期腰部不适加重，检查为腰椎间盘突出，导致其损伤的职业因素属于

　　A．化学性因素　　　B．生物性因素

　　C．放射性因素　　　D．机械性因素

　　E．心理因素

8. 某护士在抽吸药液的过程中，不慎被掰开的安瓿瓶划伤了手指，不妥的处理方法是

　　A．用 0.5% 的碘伏消毒伤口，并包扎

　　B．用 75% 的乙醇消毒伤口，并包扎

　　C．从伤口的远心端向近心端挤压

　　D．及时填写锐器伤登记表

　　E．用肥皂水彻底清洗伤口

A3/A4 型题

（1~2 题共用题干）

　　某肿瘤科护士，长期在配置化疗药物过程中未按照程序要求穿隔离衣、戴手套操作，在得知怀孕后也未引起重视，后产下一畸形儿。因脱发严重，该护士进行了一系列检查，发现其白细胞低，骨髓造血功能受到影响。

1. 以下哪项不是因为护士未穿隔离衣、未戴手套而发生的

　　A．生下畸形儿

　　B．白细胞低下

　　C．脱发

　　D．未严格查对而发生的护理事故

　　E．骨髓功能受损

2. 以下哪项不是肿瘤科护士正确的行为

　　A．正确打开安瓿

　　B．配药时戴口罩

　　C．配药时穿隔离衣

　　D．尽量减少接触药物和患者

　　E．有防范

（编者：罗春燕）

第十八章　标本采集

第一、二节　标本采集的意义和原则以及常用标本采集法

【知识要点】

标本采集的意义和原则

一、标本采集的意义

二、标本采集的原则

1. 遵医嘱采集。

2. 做好准备：根据检验目的选择适当容器，容器外贴标签，注明科别、病区、床号、姓名、检验目的及送检日期等。

3. 严格查对。采集前、中、后及送检前认真核对：医嘱，检验项目，申请时间，患者所在科别、床号、姓名、住院号，采集容器及方法等。

4. 正确采集：

(1) 采集细菌培养标本应在患者使用抗生素前，如已使用，应在下次使用抗生素前采集，并在检验单上注明。

(2) 严格执行无菌操作，标本需放入无菌容器内，而且容器无裂缝，瓶塞干燥。

(3) 不可混入防腐剂、消毒剂和药物。

(4) 培养液要足量，无混浊、变质。

5. 及时送检。

常用标本采集法

一、血液标本采集法

1. 静脉血标本采集法：

(1) 目的：

① 全血标本：测定血沉、血常规及血液中某些物质的含量，如血糖、尿素氮、尿酸、肌酐、肌酸、血氨等。

② 血清标本：测定电解质、血清酶、脂类、肝功能等。

③ 血培养标本：用于查找血液中的病原菌。

(2) 操作程序：① 评估；② 计划；③ 实施（见表18-1）；④ 评价。

表 18-1　静脉血标本采集法

流　程	操作步骤与要点说明
准备容器	
核对解释	
选择静脉	
消毒皮肤	
二次核对	
采集标本	① 真空采血器采集。 ② 注射器采集。 · 若同时采集不同种类的血标本，将血液依次注入培养瓶→抗凝管→干燥试管。 · 血培养标本：严格执行无菌技术操作，防止血标本污染；血培养取血量5 ml，对亚急性心内膜炎患者，为提高培养阳性率，采集10～15 ml。 · 全血标本：取下针头，将血液顺管壁缓慢注入盛有抗凝剂的试管内，立即轻轻混匀，使血液和抗凝剂充分混合，防止血液凝固。 · 血清标本：取下针头，将血液顺管壁缓慢注入干燥试管内，勿将泡沫注入，避免振荡，防止红细胞破裂溶血。
整理记录	
送检标本	

(3) 注意事项：

① 生化检验时，宜清晨空腹采血，提前通知患者。

② 严禁在输血、输液的针头处或同侧肢体抽取血标本，应在对侧肢体采集血标本，以防血液被稀释及药物作用影响检验结果。

③ 真空试管采血时，不可在穿刺成功前先将真空试管与采血针头相连，以免试管内负压消失而影响采血。

2. 动脉血标本采集法：

(1) 目的：血液气体分析。

(2) 操作程序：评估；计划；实施（见表18-2）；评价。

表 18-2　动脉血标本采集法

流　程	操作步骤与要点说明
准备容器	
核对解释	
选择动脉	桡动脉、股动脉
消毒皮肤	
二次核对	
采集标本	① 动脉血气针采血。　　② 普通注射器采血。
拔针按压	无菌纱布按压穿刺点5～10 min。
隔绝空气	拔出针头后立即刺入软木塞或橡胶塞。
整理记录	
送检标本	

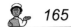

(3) 注意事项：有出血倾向的患者，应谨慎采集动脉血标本。

3. 毛细血管采集法。

二、尿液标本采集法

1. 目的：

(1) 尿常规标本：用于检查尿液的颜色、透明度、有无细胞和管型，测定尿密度，做尿蛋白及尿糖定性等。

(2) 12 h 或 24 h 尿标本：用于各种定量检查，如尿艾迪计数（12 h 尿细胞计数），钾、钠、氯、肌酐、肌酸、17-羟类固醇、17-酮类固醇、尿糖、尿蛋白定量，以及尿浓缩查结核杆菌等。

(3) 尿培养标本：采集未被污染的尿液，查找尿液中的病原菌。

2. 操作程序：① 评估；② 计划（常用防腐剂见表 18-3、表 18-4）；③ 实施（见表 18-4）；④ 评价。

表 18-3　常用防腐剂的作用和用法

名 称	作 用	用 法	临床应用
40% 甲醛	固定尿液中的有机成分，防腐	每 100ml 尿液加 400mg/L 甲醛 0.5ml	尿艾迪计数（12 h 尿细胞计数）
浓盐酸	防止尿液中激素被氧化，防腐	24 h 尿液中加入 10 ml	17-羟类固醇17-酮类固醇
0.5%～1% 甲苯	保持尿液中的化学成分不变，防腐	每 100 ml 尿液加甲苯 0.5 ml（甲苯于第一次尿液倒入后即加入，使之形成薄膜覆盖在尿液表面，防止细菌污染）	尿蛋白、尿糖定量，尿钠、钾、氯、肌酐、肌酸定量

表 18-4　尿液标本采集法

流 程	内容与要点说明
准备容器	
核对解释	
采集标本	① 常规标本： · 嘱患者留取清晨第一次尿液的中段尿 30～50 ml 于标本瓶中，测尿比重则需留 100 ml。 · 对不能自理的患者协助留尿：昏迷或尿潴留患者可通过导尿术留取标本。 ② 12 h 尿标本：晚 7 时患者排空膀胱后至次晨 7 时的全部尿液。 ③ 24 h 尿标本：晨 7 时患者排空膀胱后，留至次晨 7 时的全部尿液。 ④ 培养标本：严格无菌操作。 · 导尿术留取法：留取中段尿 5～10 ml。 · 中段尿留取法：留取中段尿 5～10 ml。
整理记录	
送检标本	

3. 注意事项：

(1) 女性患者在月经期不宜留取尿标本；如会阴分泌物过多，应先清洗或冲洗会阴，再留取标本。

(2) 避免经血、白带、精液、粪便或其他异物混入标本。

(3) 做早孕诊断试验应留取晨尿。

三、粪便标本采集法

1. 目的:

(1) 常规标本:检查粪便的颜色、性状、混合物、寄生虫卵等。

(2) 隐血标本:检查粪便内肉眼不能观察到的微量血液。

(3) 寄生虫及虫卵标本:检查粪便中寄生虫成虫、幼虫和虫卵。

(4) 培养标本:检查粪便中的致病菌。

2. 操作程序:① 评估;② 计划;③ 实施(见表 18-5);④ 评价。

表 18-5 粪便标本采集法

流　程	操作步骤与要点说明
准备容器	
核对解释	
采集标本	1. 常规标本: ① 嘱患者排便于清洁便盆中。 ② 用棉签或检便匙挑取黏液、脓血等异常粪便 5 g(相当于蚕豆大小)放入蜡纸盒内。 ③ 腹泻者应取 15~30 ml 盛于容器中。 2. 培养标本: ① 能自行排便者:嘱患者排便于消毒便盆中,用无菌长棉签取中央部分或带脓血黏液等异常部分的粪便放入无菌培养管中送检,量为 2~5 g,放入无菌培养瓶内,盖紧。 ② 不能排便者:将肛拭子前端用无菌甘油或生理盐水湿润,插入肛门 4~5 cm 处,顺一个方向轻轻在直肠内旋转,蘸取直肠内黏液后取出,置于无菌培养瓶内,盖紧。 3. 隐血标本:嘱患者检查前 3 天禁食肉类、动物血、肝脏、绿色蔬菜、含铁丰富的食物和药物,第 4 天按常规标本采集粪便标本。 4. 寄生虫及虫卵标本: ① 检查寄生虫及虫卵: • 找寄生虫体或虫卵计数:嘱患者排便于清洁便盆中,采集不同部位带脓血、黏液的粪便 5~10 g 送检。 • 患者服驱虫药后或做血吸虫孵化检查则应留取全部粪便。 ② 检查阿米巴原虫:采集粪便标本前,先将便盆加温,患者排便后连同便盆立即送检,因为阿米巴原虫在低温下会失去活力而难以查找。 ③ 检查蛲虫: • 嘱患者于晚上睡觉前或清晨未起床前,将透明胶带贴在肛门四周(因为蛲虫常在午夜或清晨时爬到肛门处产卵)。 • 取下粘有虫卵的透明胶带,粘贴在载玻片上或将透明胶带对合。
整理记录	
送检标本	

3. 注意事项:

(1) 采集粪便标本时,不可混入尿液及其他杂物。

(2) 粪便标本采集后容易干结,应及时送检。

(3) 查阿米巴原虫时,采集前 3 天,停服钡剂、油质或含金属的泻剂等。

四、痰标本采集法

1. 分类及目的：

(1) 常规标本：检查痰的一般性状，涂片检查痰内癌细胞、细菌、虫卵等。

(2) 24 h 痰标本：检查 24 h 痰液的量、性状，协助诊断。

(3) 痰培养标本：检查痰液中的致病菌。

2. 操作程序：① 评估；② 计划；③ 实施（见表 18-6）；④ 评价。

表 18-6　痰标本采集法

流　程	操作步骤与要点说明
准备容器	
核对解释	
留取标本	1．常规标本： ① 能自行排痰的患者，嘱患者晨起后用清水漱口，以去除口腔中的杂质，深呼吸数次后，用力咳出气管深处第一口痰液，盛于痰盒内，加盖。 ② 无法咳痰或不合作的患者，将患者取适当卧位，先叩击患者背部，然后将集痰器与吸引器连接，抽吸痰液于集痰器内，留取痰标本。 2．24 h 标本： ① 注明留痰起止时间，容器内加少量清水。 ② 嘱患者晨起（7:00）进食前漱口后第一口痰开始留取，至次日晨（7:00）进食前漱口后第一口痰结束，全部痰液留入集痰器内送检。 3．培养标本： ① 嘱患者晨起先用朵贝尔溶液漱口，去除口腔中的细菌，再用清水漱口。 ② 数次深呼吸后，用力咳出气管深处的痰液，盛于无菌集痰器内。 ③ 若患者不能咳痰或配合，按吸痰法将痰液吸入无菌集痰器内；也可用大号注射器连接吸痰管直接抽吸痰液。
整理记录	漱口，必要时做口腔护理。
送检标本	

3. 注意事项：

(1) 如留痰标本查找癌细胞，应立即送检，或用 10% 甲醛溶液或 95% 乙醇溶液固定后送检。

(2) 采集痰标本时，嘱患者不可将漱口水、唾液、鼻涕等混入标本中。

(3) 留取 24 h 痰液时，要注明起止时间，应注意减去所加入清水的量。

(4) 如痰液不易咳出时，可用雾化吸入法，以湿化痰液。

五、咽拭子标本采集法

1. 目的：从咽部或扁桃体部采集分泌物做细菌培养或病毒分离，协助临床诊断与治疗。

2. 操作程序：① 评估；② 计划；③ 实施（见表 18-7）；④ 评价。

表 18-7 咽拭子标本采集法

流　　程	操作步骤与要点说明
准备容器	
核对解释	
采集标本	① 嘱患者张口发出"啊"的声音，用压舌板轻压舌部，暴露咽喉部，取出咽拭子中的无菌长棉签，迅速擦拭患者口腔两侧腭弓及咽部、扁桃体的分泌物，避免咽拭子触及其他部位。 ② 在酒精灯火焰上消毒管口及塞子，将棉签插入培养管，塞紧。
整理记录	
送检标本	

3. 注意事项：

(1) 为了防止呕吐，避免患者在进食后 2 h 以内采集咽拭子标本，同时动作轻柔、敏捷。

(2) 棉签不要触及其他部位，以免影响检验结果。

(3) 采集真菌培养标本，应在口腔溃疡面上采取分泌物。

【课前预习】

一、基础复习

静脉注射法的操作步骤及注意事项。

二、预习目标

标本采集的原则：① _____ 、② _____ 、③ _____ 、
④ _____ 、⑤ _____ 。

【课后巩固】

一、填空题

1. 静脉取血后，应取下_____，将血液_____缓慢注入血管中，且勿将_____注入，以防发生_____，影响检验结果。

2. 采集血培养标本，取血量为_____ml。亚急性心内膜炎患者，应取血____ml，以提高_____。

3. 同时抽取不同种类的血标本注血顺序：_____→_____→_____试管。

4. 输液、输血时，应在_____肢体采血。

5. 血培养标本应在患者使用_____前采集，或者_____采集。不可混入_____、_____及其他药物，以免影响检验结果。

6. 尿常规标本是留取_____尿，尿量_____ml 左右。女患者在_____期不宜留取尿标本。24 h 尿标本留取，弃前留后，晨起_____时排空膀胱，以后尿液全部留于容器中，次晨_____时最后排尿至容器内；12 h 尿标本留取，弃前留后，晚_____时排空膀胱，以后尿液全部留于容器中，次晨_____时最后排尿至容器内。

7. 常用防腐剂：40% 甲醛，固定尿中_____，用于_____；浓盐酸，用于_____、_____检查，防止尿中_____；甲苯：用于① _____、② _____、③ _____、④ _____、⑤ _____、⑥ _____、⑦ _____等检查，防止细菌污染，延缓化学成分分解。

8. 尿培养标本的采集方法有_____和_____。

9. 留取中段尿时，应确认膀胱_____时留尿，按导尿术清洁、消毒外阴，接取_____尿液_____ml。

10. 粪便标本采集：常规标本，检查粪便的_____、_____、_____等；培养标本，检查粪便中的_____；隐血标本，查粪便内肉眼不可见的_____。寄生虫标本，对粪便中的_____、_____以及_____计数检查。

11. 采集粪便标本查寄生虫虫卵时，应在_____留取_____的粪便。采集粪便标本做血吸虫孵化验检查时，应留取_____粪便；检验粪便中的寄生虫，应留取_____粪便；查阿米巴原虫时，采集前容器要_____。

12. 痰标本采集：请患者清晨起床未进食前先_____，去除口腔杂质，深呼吸后用力咳出气管_____的痰液，盛于痰盒内盖好。

13. 痰培养标本：用于检查痰液中的_____。患者能自行留取痰液时，请患者清晨起床后未进食前先用_____漱口，再用_____漱口，深呼吸后用力咳出气管深处的痰液于无菌集痰器内，盖好瓶盖。昏迷患者留取痰培养标本时可用_____吸取痰液。

14. 痰标本不可混入_____、_____、_____；留痰查癌细胞用的固定液是_____和_____，采集痰培养标本应严格_____操作。

15. 咽拭子标本采集：无菌长棉签轻擦两侧_____、_____上的分泌物。为防止呕吐，采集咽拭子标本应避免在进食_____h 内进行。作真菌培养时，应在_____上采取分泌物。

二、简答题
1. 标本采集的原则有哪些？
2. 护士如何正确指导患者留取 24 h 尿标本做尿糖定量测定？

【综合练习】

A2 型题

1. 患儿，5 岁。扁桃体发炎。医嘱要求采集咽拭子标本，正确的做法是
   A．先用清水漱口
   B．用力擦拭，取足量分泌物
   C．用长棉签蘸无菌生理盐水
   D．将棉签前端剪下置入试管中
   E．送检试管应密封

2. 患者，女性，28 岁。近日晨起呕吐，月经停止，疑为妊娠前期，为确诊需采集尿标本，留取标本时间宜为
   A．饭前
   B．饭后 2 h
   C．即刻
   D．睡前
   E．晨起

3. 张女士，26 岁，初步诊断为阿米巴痢疾，医嘱留取标本查找阿米巴原虫，护士为患者准备的标本容器是
   A．无菌容器
   B．装有培养基的容器

C．清洁容器

D．加温的清洁容器

E．加有 95% 乙醇的容器

4. 患者，女性，28 岁，近 1 周来出现晨起眼睑水肿，肉眼血尿，疑急性肾小球肾炎，需留 12 h 尿做艾迪计数。应在尿液中加入

　　A．甲醛　　　　　　　B．乙醛

　　C．乙酚　　　　　　　D．稀盐酸

　　E．浓盐酸

5. 患者，男性，50 岁，患肾脏疾病，做尿蛋白定量检查。需在标本中加入

　　A．甲醛　　　　　　　B．乙醛

　　C．甲苯　　　　　　　D．稀盐酸

　　E．浓盐酸

6. 患者，男性，60 岁，因呕血、黑便 6 天入院。入院后需做潜血试验。护士应嘱患者在检查前 3 天禁食

　　A．豆制品　　　　　　B．牛奶

　　C．芋头　　　　　　　D．动物血

　　E．面包

7. 患者，男性，32 岁，口腔溃疡 3 天，需采集标本做真菌培养，护士正确的采集方法是

　　A．采集患者 24 h 痰液

　　B．用无菌长棉签擦拭腭弓分泌物

　　C．用无菌长棉签在口腔溃疡面上取分泌物

　　D．用无菌长棉签快速擦拭扁桃体分泌物

　　E．用无菌长棉签擦拭咽部分泌物

8. 李护士要给 7 床的患者抽血查肝功能，她应在什么时候采集抽血

　　A．临床前　　　　　B．饭前半小时

　　C．饭后半小时　　　D．清晨空腹

　　E．没有时间限制

9. 王护士要给 3 床的患者抽血，查血脂，她应准备以下哪种采血管

　　A．无菌试管　　　　　B．液状石蜡试管

　　C．肝素抗凝管　　　　D．草酸钾抗凝管

　　E．清洁干燥试管

10. 杨某，54 岁，吸烟 30 余年，咳嗽、偶有痰中带血，X 线见肺部有癌性阴影，需留取痰液做细胞学检查，在采集标本后，护士可加入下列哪种溶液以固定癌细胞

　　A．40% 甲苯　　　　　B．10% 甲醛

　　C．40% 甲醛　　　　　D．10% 甲苯

　　E．75% 乙醇

11. 患儿，女，8 岁，肺部感染待查，需抽血做血培养标本，下列叙述不正确的是

　　A．用于查找血液中的致病菌

　　B．血标本应在抗生素使用前采集

　　C．如已经使用抗生素，应在下次用药之前采集

　　D．培养瓶、瓶塞应保持干燥

　　E．操作过程严格遵循无菌原则

12. 林某，男，3 岁，肛周奇痒，怀疑蛲虫感染，应如何采集标本检查蛲虫

　　A．取黏液或脓血部分粪便送检

　　B．直接排便于清洁便盆内，取不同部位的粪便送检

　　C．直接排便于清洁便盆内，连同便盆送检

　　D．用无菌棉签插入肛门 6～7 cm，轻轻旋转取标本送检

　　E．晚上睡觉前将透明胶带贴在肛门周围取标本

A3/A4 型题

（1～2 题共用题干）

林先生，支气管扩张患者。医生需根据痰培养标本结果选择合适的抗生素。

1. 采集痰标本，以下不正确的方法是

　　A．随时均可采集

　　B．应用抗生素前采集

　　C．采集前用复方硼酸液漱口

　　D．采集时严格执行无菌技术操作

　　E．标本应放在无菌培养盒内

2. 采集痰标本时，最后用的漱口液为

　　A．0.1% 醋酸溶液

　　B．1%～4% 碳酸氢钠溶液

　　C．复方硼砂溶液

　　D．生理盐水

E．2%～3% 硼酸溶液

（3～5 题共用题干）

患者，女性，23 岁，学生。10 天前出现发热、腰痛。体温 39.1 ℃，脉搏 140 次/min，血压 110/70 mmHg，急性面容，全身皮肤有多处出血斑及出血点。入院诊断：亚急性细菌性心内膜炎。

3．为患者在做血培养时的取血量为
　　A．1～2 ml　　　　B．3～5 ml
　　C．6～9 ml　　　　D．10～15 ml
　　E．16～20 ml

4．在什么时间采集血培养标本最好
　　A．定时　　　　　B．空腹
　　C．夜间熟睡　　　D．畏寒发热时
　　E．经降温处理后

5．为该患者进行静脉采血拔针后，穿刺点局部按压时间以多少为宜
　　A．5 min　　　　　B．10 min
　　C．2 min　　　　　D．3 min
　　E．8 min

（6～7 题共用题干）

张某，男，65 岁，近 1 个月来咳嗽、咳痰，痰中带血丝，疑为肺癌，需留痰查找癌细胞。

6．一般需采集何种类型的痰标本
　　A．咽拭子标本　　B．24 h 痰标本
　　C．痰常规标本　　D．痰培养标本
　　E．用吸引器留取深部痰标本

7．如不能立即送检，可用于固定癌细胞的试剂是
　　A．70% 乙醇　　　B．95% 乙醇
　　C．40% 甲醛　　　D．10% 甲苯
　　E．浓盐酸

（8～11 题共用题干）

男性，40 岁，发热待查收入院，入院后患者意识清楚，但精神萎靡，全身消瘦。

8．医嘱留取血标本做肝功能检查。下列做法错误的是
　　A．嘱患者空腹
　　B．准备干燥试管

C．评估患者，做好思想工作，消除顾虑
D．宜于清晨取血
E．为了尽快得到化验结果，可随时取血

9．为了确诊，需留 24 h 尿标本查结核菌。护士应
　　A．备清洁不带盖容器，容量为 3 000 ml
　　B．嘱患者于晚 7 时至次日晨 7 时留尿
　　C．为了防腐，尿中可加入过氧乙酸
　　D．容器贴标签，注明起止时间
　　E．留取中段尿

10．为保证检验标本质量，不正确的是
　　A．定期送检
　　B．采集时间要准确
　　C．特殊标本应注明采集时间
　　D．血培养标本宜在使用抗菌素前留取
　　E．采血标本，宜严格执行无菌操作

11．如患者需留取血培养标本，护士应避免
　　A．应用无菌培养瓶
　　B．取血 5～10 ml
　　C．血液注入培养瓶后轻轻摇动
　　D．严格执行无菌操作
　　E．为了减轻患者痛苦，可在输液针头处取血

（12～13 题共用题干）

患者李某，40 岁，因血尿、蛋白尿、高血压、水肿入院，诊断为急性肾小球肾炎。

12．遵医嘱行尿常规检查，下列说法错误的是
　　A．可检查尿液的色泽
　　B．可测定尿比重
　　C．可检查尿液的细胞
　　D．可作尿的生化检查
　　E．可作尿蛋白定性检查

13．若测定血中尿素氮，应采集的标本及选择的试管是
　　A．全血标本，抗凝试管
　　B．血清标本，抗凝试管
　　C．血培养标本，抗凝试管
　　D．血清标本，干燥试管
　　E．全血标本，干燥试管

（编者：赵秀娟）

第十九章   病情观察及危重患者的护理和抢救

第一、二节   病情观察、危重患者的抢救管理和护理

病情观察

【知识要点】

危重患者是指病情严重且变化快，随时可能发生生命危险的患者。

一、病情观察的概念及意义

1. 病情观察的概念及意义。

2. 护士应具备的条件。

3. 病情观察的方法：

(1) 直接观察法：视诊、触诊、叩诊、听诊、嗅诊。

(2) 间接观察法。

4. 病情观察的内容：

(1) 一般情况的观察：

① 发育与体型：

· 成人发育正常状态的判断指标：胸围等于身高的一半，坐高等于下肢的长度，两上肢展开长度约等于身高。

· 体型是身体发育的外观表现，成人体型分为三种：匀称型（正力型）、矮胖型（超力型）、瘦长型（无力型）。

② 饮食与营养：评估患者食欲是否下降、食量是否能满足机体需要，饮食习惯、进食后反应、特殊嗜好或偏食等，通过患者的皮肤、毛发、皮下脂肪、肌肉发育情况来综合判断其营养状况。

③ 面容与表情：临床常见的典型面容：急性面容、慢性面容、贫血面容、甲亢面容、二尖瓣面容、满月面容等。

④ 皮肤与黏膜：评估皮肤和黏膜的颜色、温湿度、弹性及完整性，有无出血、皮疹、水肿、黄疸、发绀、压疮等。贫血患者皮肤苍白；肝胆疾病患者巩膜和皮肤黄染；严重缺氧患者口唇、指、趾端发绀；严重脱水患者皮肤弹性降低；造血系统疾病患者出现皮肤黏膜出血点、紫癜、瘀斑；肾性水肿多为晨起眼睑、颜面水肿；心源性水肿多为下肢和全身水肿。

⑤ 体位：体位与疾病密切相关，按性质分为主动卧位、被动卧位、被迫卧位。多数患者常呈主动卧位；急性腹痛常双腿蜷曲，以减轻腹部疼痛，呈被迫卧位；极度衰竭或昏迷者常呈被动卧位。

⑥ 姿势与步态：姿势是指个体的举止状态；步态是指走动时的姿态；患者突然出现步态改变，常提示病情变化。

⑦ 呕吐：

· 评估呕吐时间、次数、方式、伴随症状。

· 评估呕吐物的性状、量、颜色、气味等。

· 必要时留取标本，及时送检。

⑧ 排泄物：包括尿液、粪便、痰液及汗液等。评估：性状、量、色、气味及次数等。

(2) 生命体征的观察：详见第十章"生命体征的评估及护理"。

(3) 意识状态的观察：

① 定义：意识障碍是指个体对外界环境的刺激缺乏正常反应的一种精神状态。

② 分类：根据意识障碍的轻重程度可分为嗜睡、意识模糊、昏睡、昏迷，也可出现谵妄。

· 嗜睡：为最轻度意识障碍，患者处于持续睡眠状态，能被言语或轻度刺激可唤醒，醒后能正确、简单而缓慢地回答问题。

· 意识模糊：意识障碍程度较嗜睡深，表情淡漠，思维、语言不连贯，定向力完全或部分障碍。

· 昏睡：患者处于熟睡状态，不易唤醒。强刺激可唤醒，醒后答非所问或答话含糊。

· 昏迷：最严重的意识障碍。

· 浅昏迷：意识大部分丧失，无自主运动，对周围环境及声、光刺激无反应，但强刺激有痛苦表情或躲避反应，瞳孔对光反射、角膜反射、吞咽、咳嗽及各种防御反射仍存在，生命体征无明显改变。

· 中昏迷：对周围事物及各种刺激均无反应，对于剧烈刺激可出现防御反射。角膜反射弱，瞳孔对光反射迟钝，眼球无转动。

· 深昏迷：意识完全丧失，对各种刺激均无反应，全身肌肉松弛，深浅反射均消失，呼吸不规则，血压下降，大小便失禁或尿潴留。

③ 谵妄：一种以兴奋性增高为主的高级神经中枢的急性功能失调状态，伴有知觉障碍（幻觉、错觉）。

(4) 瞳孔的观察：评估瞳孔的形状、边缘、大小、对称性及对光反应。

① 形状：正常瞳孔呈圆形，边缘整齐。瞳孔呈椭圆形伴散大，常见于青光眼；瞳孔呈不规则形，常见于虹膜粘连。

② 大小和对称性：正常瞳孔在自然光线下直径 2~5 mm，两侧等大等圆，位置居中，两侧调节反射相等。

· 瞳孔缩小：指瞳孔直径小于 2 mm，若小于 1 mm 则称为针尖样瞳孔。两侧瞳孔缩小常见于有机磷、吗啡、氯丙嗪等药物中毒；单侧瞳孔缩小常提示同侧小脑幕裂孔疝的早期。

· 瞳孔散大：指瞳孔直径大于 5 mm。两侧瞳孔散大常见于阿托品、颠茄类药物反应或中毒、颅内压增高、濒死状态等；单侧瞳孔散大并固定，常提示同侧颅内血肿或肿瘤等所致的小脑幕裂孔疝的发生。

③ 对光反应：

· 正常情况：对光反射灵敏，光亮处收缩，昏暗处放大。

· 异常情况：瞳孔对光反射迟钝或消失，见于危重或深昏迷患者。

(5) 心理状态的观察：危重患者常见的心理反应包括：紧张、猜疑、焦虑、抑郁、悲伤、恐惧、绝望等。

(6) 特殊患者的观察：

① 特殊检查和治疗后的观察：特殊检查是指未明确诊断的患者进行的一些常规和特殊专科检查，如各种造影、内镜检查、穿刺等。特殊检查和治疗具有一定的危险性，可能产生不良后果。护士应了解可能造成的危险并密切观察患者，防止并发症发生或及时处理并发症。

② 特殊药物治疗患者的观察：药物治疗是临床最常用的治疗方法。护士应观察其疗效、副作用及毒性反应。

(7) 其他方面的观察：① 自理能力；② 睡眠情况。

危重患者的抢救管理和护理

【知识要点】

一、抢救工作的组织管理与抢救设备管理

1. 抢救工作的组织管理：

(1) 成立责任明确的抢救组织结构：指定抢救责任人，医院抢救分为全院性抢救和科室（病区）抢救。

① 全院性抢救：用于大型灾难等突发情况，由院长负责，各科室参与。

② 科室内抢救：由科主任、护士长负责，各级医务人员参与。

(2) 制订抢救方案：由医生、护士根据患者病情共同参与制订抢救方案。

(3) 严格做好核对工作：

① 各种急救药物须经两人核对，准确无误方可使用。

② 口头医嘱须向医生复述一遍，双方确认无误后方可执行。

③ 抢救完毕，医生及时补写医嘱和处方。

④ 抢救中使用的药物空安瓿、输液空瓶、输血空袋等集中放置，便于统计和查对。

(4) 及时、准确做好各项记录：记录字迹清楚、及时准确、详细全面，注明抢救时间及执行者。

(5) 护士参加医生组织的查房、会诊及病例讨论。

(6) 抢救室内抢救器械和药品的管理：

① 抢救物品、药品严格执行"五定"制度，完好率达 100%。

② 抢救室内物品一律不得外借，护士每班交接，并做好记录。

③ 熟悉抢救物品的性能和使用方法。

(7) 抢救用物的日常维护：及时清理、及时补充，保持整齐清洁。

(8) 做好交接班工作。

2. 抢救设备管理：

(1) 抢救室：急诊室和病区都应设抢救室。病区抢救室应靠近护士站，环境宽敞、明亮、安静、整洁，有严密、科学的抢救管理制度及完善的抢救设施。

(2) 抢救床：多功能床为佳，另备复苏板。

(3) 抢救车：① 急救药品；② 各种无菌急救包；③ 无菌用物；④ 非无菌用物。

(4) 急救器材。

二、危重患者的支持性护理

危重患者的支持性护理见表 19-1。

表 19-1 危重患者的支持性护理

项　目	内　容
1．密切观察病情，做好抢救准备	随时密切观察生命体征，及时采取抢救措施。
2．保持呼吸道通畅	① 昏迷患者：头偏向一侧，及时吸出呼吸道分泌物，防止误吸。 ② 清醒患者：鼓励做深呼吸、咳嗽或轻拍背部，以助分泌物咳出。 ③ 预防性措施：指导有效咳嗽训练、肺部物理治疗、吸痰等。
3．加强基础护理	① 保护眼睛：眼睑不能闭合，涂金霉素眼膏或覆盖凡士林纱布。 ② 口腔护理：保持清洁、湿润，增进食欲，预防并发症。 ③ 皮肤护理：做到"七勤一好"，预防压疮。 ④ 加强肢体锻炼： ・ 保持肢体处于功能位置。 ・ 病情许可，协助患者做肢体及关节的被动或主动运动，每日 2～3 次。 ・ 配合按摩，促进血液循环，防止肌肉萎缩、关节强直、静脉血栓等并发症。
4．补充营养和水分	① 食欲下降或不能进食者，设法增进食欲，鼓励进食。 ② 自理缺陷者，协助其进食。 ③ 不能经口进食者，予鼻饲或静脉高营养支持。 ④ 体液不足者，补充足够的水分。
5．维持排泄功能	① 尿潴留、尿失禁者：协助排尿，必要时导尿。 ② 便秘者：可采用简易通便法或灌肠法。 ③ 二便失禁者：做好会阴部皮肤护理。
6．保持导管通畅	① 妥善固定各种引流管，安全放置，防止管道堵塞、受压、扭曲、脱落，确保引流通畅。 ② 严格无菌技术操作，防治发生逆行感染。
7．确保患者安全	① 对意识丧失、谵妄、躁动者，正确使用保护具以防止坠床摔伤。 ② 对牙关紧闭抽搐者，用压舌板裹上数层纱布放于上下臼齿之间，以免咀嚼肌痉挛而咬伤舌头。 ③ 正确执行医嘱，确保患者医疗安全。
8．心理护理	① 态度和蔼、诚恳、富有同情心，语言简练易懂，举止稳重。 ② 治疗前向患者解释清晰，取得配合。 ③ 与患者有效沟通。 ④ 采用"治疗性触摸"，关心、理解、尊重患者。 ⑤ 鼓励患者参与自我护理活动及治疗方案的选择。 ⑥ 减少环境因素刺激。 ⑦ 鼓励家属及亲友探视。

【课前预习】

一、基础复习

1. 体格检查的方法。　　2. 全身状态的评估。

二、预习目标

1. 根据意识障碍的程度一般可分为：_____、_____、_____、_____。

2. 正常瞳孔在自然光线下直径为_____mm；瞳孔直径<_____mm，称为瞳孔缩小，常见于_____、_____等药物中毒；瞳孔直径>_____mm 称为瞳孔散大，常见于_____、_____药物中毒、_____等；一侧瞳孔扩大、固定常提示_____侧颅内病变（如颅内血肿、脑肿瘤等）所致的_____的发生。

3. 为保持呼吸道通畅，昏迷患者头应_____，及时用吸引器吸出呼吸道分泌物，防止误吸。

【课后巩固】

一、名词解释

危重患者　　意识障碍

二、填空题

1. _____病容表现为面色潮红、表情痛苦、呼吸急促、鼻翼扇动等征象。

2. _____病容表现为面容憔悴、面色苍白或灰暗、目光暗淡、双眼无神、消瘦无力。

3. 嗜睡：是最_____度的意识障碍。患者处于持续_____状态，但能被_____或_____唤醒，醒后能_____而缓慢、简单地回答问题，但反应_____，刺激去除后又很快_____。

4. 意识模糊：意识障碍程度较嗜睡_____，表情_____、_____和_____不连贯，对_____、_____、_____的定向力完全或部分障碍。

5. 昏睡：患者处于熟睡状态，不易被唤醒。压迫_____神经或摇动身体等强刺激可被唤醒，醒后_____或答话含糊，停止刺激后又很快入睡。

6. 昏迷是最_____的意识障碍。按其程度可分为_____和_____。

7. 浅昏迷：意识_____丧失，无_____运动，对声、光刺激_____反应，对____刺激可有痛苦表情或躲避反应。_____反射、_____反射、_____反射、_____反射等可存在。生命体征一般_____明显改变。

8. 深昏迷：意识_____丧失，对各种刺激均____反应。全身肌肉_____，深浅反射均_____。呼吸不规则，血压下降，机体仅能维持循环与呼吸的最基本功能。

9. 谵妄：是一种以兴奋性_____为主的高级神经中枢急性失调状态，伴有知觉障碍。

10. 正常人瞳孔为_____形，边缘_____，两侧等____等____。瞳孔呈椭圆形并伴散大，常见于_____，瞳孔呈不规则形常见于_____。

11. 正常瞳孔对光反射_____，当光线照射瞳孔时，瞳孔立即_____；移去光线或闭合眼睑后瞳孔迅速_____。瞳孔对光反射迟钝或消失，常见于_____或_____患者。

12. 眼睑不能自行闭合的患者，为预防角膜干燥、溃疡及结膜炎，可涂_____或覆盖_____，以保护角膜。

13. 对危重患者，病情许可时，可为患者做肢体、关节的_____运动，每日_____次，并做按摩，以促进血液循环，增加肌肉张力，预防_____、_____和_____的形成。

14. 对意识丧失、谵妄或昏迷的患者，要保证其安全，必要时可使用_____防坠床摔伤；牙关紧闭、抽搐的患者，可用压舌板裹上数层纱布放于上下_____之间，以免因_____痉挛而咬伤舌。室内光线宜_____，工作人员动作要_____，避免因外界刺激而引起抽搐。

三、简答题

简述危重患者的支持性护理措施。

【综合练习】

A2 型题

1. 患者，女性，25 岁。夜间急诊入院，患者表情很痛苦、呼吸急促，伴有鼻翼扇动，口唇有疱疹，面色潮红，测体温 39 ℃，该患者属于
   A. 急性病容
   B. 慢性病容
   C. 病危病容
   D. 休克病容
   E. 恶性病容

2. 患者，男，39 岁，近日来咳嗽，食欲减退，四肢乏力。入院时患者面色晦暗，消瘦，结核菌检查结果为阳性，诊断为肺结核。患者呈现的面容是
   A. 急性病容
   B. 慢性病容
   C. 病危病容
   D. 二尖瓣面容
   E. 贫血面容

3. 患者，女性，36 岁。因车祸后致脑出血入院。入院后呼之不应，无自主运动，对声、光刺激无反应，该患者的意识为
   A. 嗜睡
   B. 意识模糊
   C. 意识淡漠
   D. 昏迷
   E. 定向力障碍

4. 患者，女，53 岁。因突起意识障碍伴右侧肢体瘫痪入院。查体：呼之不应，压眶有痛苦表情，角膜反射及瞳孔对光反射存在。护士判断该患者意识状态为
   A. 嗜睡
   B. 昏睡
   C. 意识模糊
   D. 浅昏迷
   E. 深昏迷

5. 患者，男性，34 岁，颅脑外伤后出现一侧瞳孔扩大、固定，常提示发生
   A. 同侧小脑幕裂孔疝
   B. 有机磷农药中毒
   C. 吗啡中毒
   D. 氯丙嗪中毒
   E. 深昏迷

6. 患者，女性，32 岁。因药物中毒被送入院抢救。检查其瞳孔发现双侧瞳孔扩大，可能的中毒物为
   A. 有机磷农药
   B. 吗啡
   C. 氯丙嗪
   D. 安眠药
   E. 颠茄类药物

7. 刘先生，30岁，因高空作业时不慎坠落，现处于昏迷状态。观察病情时，不包括
   A．生命体征的变化
   B．瞳孔的变化
   C．心理的变化
   D．尿量的变化
   E．意识的变化

8. 患者胡某，脑外伤入院，护士体检发现瞳孔散大，判断瞳孔散大的标准是
   A．小于2 mm　　　　B．2～3 mm
   C．3～4 mm　　　　D．4～5 mm
   E．大于5 mm

9. 宫某，男，35岁。癫痫大发作，收入院治疗，被安置在抢救室，患者抽搐，牙关紧闭，以下采取的措施中不妥的是
   A．取下义齿，以防窒息
   B．使用床挡，以防坠床
   C．枕头立于床头，以防撞伤
   D．将压舌板放于上下门齿之间
   E．室内光线宜暗

10. 吴先生，男，24岁。因在田间喷洒有机磷农药时防护不当造成中毒，其瞳孔变化是

   A．双侧扩大　　　　B．双侧缩小
   C．双侧大小不等　　D．双侧同向偏斜
   E．单侧扩大固定

11. 魏某，男性，脑血栓引起一侧偏瘫，护士协助他每日肢体活动，适宜的次数是
   A．1～2次　　　　B．2～3次
   C．3～4次　　　　D．4～5次
   E．5～6次

12. 患者，女，27岁，因癫痫发作突然跌倒，护士赶到时患者仰卧，意识不清，牙关紧闭，上肢抽搐，首要的急救措施是
   A．人工呼吸
   B．保持呼吸道通畅
   C．胸外心脏按压
   D．氧气吸入
   E．应用简易呼吸机

13. 支气管扩张患者出现反复咯血，有窒息的危险。患者最可能出现的心理反应是
   A．抑郁　　　　　　B．悲伤
   C．恐惧　　　　　　D．愤怒
   E．震惊

A3/A4 型题

（1～4题共用题干）

男性，60岁，患脑出血，目前处于昏迷状态，反应迟钝，肌张力丧失，心跳减弱，血压降低，呼吸微弱，有痰鸣音。

1. 为了保持患者呼吸道通畅，护士应
   A．氧气吸入
   B．用液状石蜡湿润口唇
   C．密切观察生命体征
   D．保证营养供给
   E．将患者头偏向一侧，必要时吸痰

2. 当患者眼睑不能闭合时，保护眼睛的最好方法是
   A．液状石蜡纱布覆盖
   B．眼周擦润滑油
   C．定时滴眼药水

   D．凡士林纱布覆盖
   E．按揉上睑至闭合

3. 向家属解释护眼的目的，主要是预防
   A．结膜炎　　　　　B．角膜溃疡
   C．红眼病　　　　　D．不适感
   E．睫状体炎

4. 为改善患者的血液循环，护士应
   A．注意保持患者皮肤及被服的清洁干燥
   B．妥善使用保护具
   C．安置合适的体位
   D．应用语言和触觉与其保持联系，以协助定位
   E．观察四肢颜色变化，必要时使用热水袋保暖

第三节 常用抢救技术

【知识要点】

一、氧气吸入疗法

氧气吸入疗法：指通过给氧，提高动脉血氧分压（PaO_2）和动脉血氧饱和度（SaO_2），增加动脉血氧含量（CaO_2），从而纠正各种原因所造成的缺氧状态，促进组织新陈代谢，维持机体生命活动的治疗方法。

1. 缺氧的表现和程度判断：

(1) 根据患者的缺氧症状和血气分析检查结果判断缺氧程度，见表19-2。

表 19-2 缺氧的表现及程度判断

缺氧程度	PaO_2（mmHg）	SaO_2（%）	临床表现			给氧流量
			发绀	呼吸困难	神志	
轻度	>50	>80%	轻度	不明显	清楚	一般不需氧疗或 1~2 L/min
中度	30~50	60%~80%	明显	明显	正常/烦躁不安	2~4 L/min
重度	<30	<60%	显著	严重，三凹征明显	半昏迷/昏迷	绝对适应证，4~6 L/min

(2) 氧气吸入的适应证：用于各种原因引起的缺氧。血气分析检查是用氧效果监测的客观指标，动脉血氧分压（PaO_2）正常值为 95~100 mmHg（12.6~13.3 kPa），当患者 PaO_2 低于 50 mmHg（6.67 kPa）时，应给予吸氧。

① 呼吸系统疾患：如哮喘、支气管肺炎、气胸、肺气肿等。

② 心功能不全：如心力衰竭，可使肺部充血而导致呼吸困难。

③ 各种中毒引起的呼吸困难：如一氧化碳中毒、巴比妥药物中毒。

④ 昏迷患者：如脑血管意外或颅脑损伤所致昏迷患者，中枢受抑制而引起缺氧。

⑤ 其他：如某些外科手术后患者、大出血休克患者等。

2. 供氧装置：① 氧气筒与氧气表装置；② 氧气管道化装置（中心供氧装置）。

3. 氧气成分、氧浓度和氧流量的换算：

(1) 氧气成分与吸氧浓度：

① 氧浓度低于 25%，与空气中的氧含量相近，无治疗价值。

② 常压下吸入 40%~60% 的氧是安全的。

③ 高于 60%，超过 24 h 有引起氧中毒的危险。

④ 缺氧和二氧化碳潴留并存者，应低流量、低浓度持续吸氧。

(2) 氧浓度和氧流量换算法：吸氧浓度（%）=21+4×氧流量（L/min）。

4. 氧疗方法，见表19-3。

表 19-3　常用吸氧法

种　类		适应范围	优点或不足	操作要点
1．鼻导管法	(1) 单侧鼻导管法		① 氧气无外漏，可节约氧气。 ② 插管较深、刺激鼻腔黏膜，不宜长时间使用。	插管长度：鼻尖至耳垂的 2/3，每日应更换鼻导管 2 次以上。
	(2) 双侧鼻导管法	长期吸氧的患者	① 易于固定，刺激性小。 ② 氧气可经鼻腔部分溢出。	插管深度：将双侧鼻导管插入双鼻孔内，深约 1 cm。
2．鼻塞法		长期吸氧者	易于固定，刺激性小、舒适性好，适于长期吸氧者。	将鼻塞插入一侧鼻前庭。鼻塞应每日更换。
3．氧气枕法		家庭氧疗、危重患者的抢救与途中转运。	使用方便。	连接吸氧管于氧气枕，置于患者枕部。
4．面罩法		张口呼吸及病情较重者。	① 刺激性小，使用方便。 ② 影响进食、谈话，翻身易移位。	① 固定面罩于口鼻部，调节氧流量为 6~8 L/min。 ② 面罩应 4~8 h 更换。
5．漏斗法		婴幼儿、气管切开者。	① 优点：无刺激。 ② 不足：耗氧量大。	固定漏斗距患者口鼻 1~3 cm 处。
6．头罩法		新生儿、婴幼儿。	无刺激，便于观察病情，不易发生氧中毒。	头部置于头罩内，调整氧流量。注意：头罩须与患儿颈部保持距离，防止呼出的二氧化碳滞留及再吸入。
7．家庭供氧方法		慢性呼吸系统疾病、持续低氧血症的患者等。	优点：小巧易携带、方便、易操作。 缺点：维持时间短。	① 便携式制氧机：连接吸氧管与制氧机，一键开机。 ② 小型氧气瓶：按压面罩即可吸氧。

5．吸氧注意事项：

(1) 严格遵守操作规程，做好"四防"。

(2) 用氧时，先调好流量再使用；停氧时，先拔鼻导管再关开关；吸氧中途若需改变氧流量，需先断开鼻导管与氧气的连接，调好流量后再连接。

(3) 密切观察病情。

(4) 氧气筒内氧气不可用尽，压力表上指针降至 0.5 MPa（5 kg/cm^2）时即不可再用，且氧气筒标志明确。

(5) 常用湿化液为灭菌蒸馏水，急性肺水肿时用 20%~30% 乙醇。

(6) 鼻导管定期更换。

6．氧疗监护：

(1) 缺氧症状。

(2) 氧气装置：管道是否通畅，有无漏气。

(3) 实验室检查：血气分析。

(4) 氧疗的副作用：① 氧中毒；② 肺不张；③ 呼吸抑制；④ 晶状体后纤维组织增生；⑤呼吸道分泌物干燥。

二、吸痰法

1．概述：吸痰法指利用负压吸引作用，经口、鼻腔或人工气道将呼吸道分泌物吸出，以保

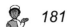

持呼吸道通畅，预防吸入性肺炎、窒息、肺不张等并发症的一种方法。

2．吸痰装置：① 中心负压吸引装置；② 电动吸引器；③ 注射器吸痰和口对口吸痰（紧急情况）。

3．吸痰法：

(1) 吸痰目的：

① 吸出呼吸道分泌物或误吸的呕吐物，保持呼吸道通畅。

② 预防吸入性肺炎、呼吸困难、发绀、窒息。

③ 改善肺通气，促进呼吸功能。

(2) 操作程序：见表 19-4。

表 19-4　吸痰法

操作流程	操作要点
1．用物准备	吸痰盘用物备齐至患者床旁。
2．核对解释	操作前核对患者床号、姓名，做好解释。
3．检查调压	① 正确连接吸引器各部件，接通电源，检查吸引器性能。 ② 调节吸引负压：一般为 0.040～0.0533 MPa（40.0～53.3 kPa），儿童<0.040 MPa（40 kPa）。
4．安置体位	① 清醒者：嘱其去枕平卧，头偏向护士侧、张口。 ② 昏迷者：用开口器打开口腔，注意取下义齿。 ③ 舌后坠者：用舌钳拉出舌体。
5．连接试吸	连接吸痰管，试吸生理盐水，检查整个管路是否通畅。
6．按序吸引	① 一只手反折吸痰管末端，堵住负压以防损伤黏膜；另一只手用无菌镊或止血钳持吸痰管前端，送至吸痰部位进行吸引。 ② 吸引动作轻柔、手法敏捷：由深部左右轻轻旋转、向上提拉，每次吸引时间不超过 15 s。 ③ 吸引顺序：先吸净口咽部痰液，更换吸痰管，再吸净气管内痰液。 ④ 气管切开患者：严格遵守无菌技术，先吸气管切开处，再吸口咽部。 ⑤ 经口腔吸痰有困难者，可经鼻腔吸痰。
7．吸痰完毕	① 冲管，关闭吸引器。 ② 观察病情，安置患者合适体位。 ③ 整理用物、洗手记录。

(3) 吸痰的注意事项：

① 严格执行无菌操作：吸痰所用物品应每天更换 1~2 次，吸痰导管每次更换，储液瓶内液体不应超过瓶的 2/3。

② 吸痰前检查性能；吸痰前后，应增加氧气的吸入，且每次吸痰时间应小于 15 s。

③ 密切观察病情，保持呼吸道通畅，痰液黏稠可协助变换体位，叩背或雾化吸入。

④ 吸痰负压调节适宜，动作轻柔。

⑤ 根据患者年龄选择合适的吸痰管及负压，禁止增加吸引器负压。

三、洗胃法

洗胃法是让患者口服药物引吐或将胃管由口腔或鼻腔插入胃内，反复注入和吸出一定量的溶液，以冲洗并排出胃内容物，减轻或避免吸收中毒的胃灌洗方法。

1. 洗胃的目的：

(1) 解毒：清除胃内毒物或刺激物，避免毒物被吸收，6 h 以内洗胃效果最好。

(2) 减轻胃黏膜水肿：主要适用于幽门梗阻患者。

(3) 某些手术或检查前的准备。

2. 操作程序：各种药物中毒的灌洗溶液（解毒剂）和禁忌药物见表 19-5。

表 19-5　各种药物中毒的灌洗溶液（解毒剂）和禁忌药物

中毒药物	灌洗溶液	禁忌药物
1．酸性物	镁乳、蛋清水，牛奶。	
2．碱性物	5% 醋酸、白醋、蛋清水、牛奶。	
3．氰化物	① 口服 3% 过氧化氢溶液后引吐。 ② 1:15 000～1:20 000 高锰酸钾洗胃。	
4．敌敌畏	① 2%～4% 碳酸氢钠。 ② 1% 盐水。 ③ 1:15 000～1:20 000 高锰酸钾洗胃。	
5．乐果（4049）、1605、1059	2%～4% 碳酸氢钠洗胃。	高锰酸钾
6．敌百虫（美曲膦酯）	① 1% 盐水或清水洗胃。 ② 1:15 000～1:20 000 高锰酸钾洗胃。	碱性药物
7．DDT（灭害灵）、666	① 温开水或 0.9% 氯化钠溶液洗胃。 ② 50% 硫酸镁导泻。	油性泻药
8．巴比妥类（安眠药）	① 1:15 000～1:20 000 高锰酸钾洗胃。 ② 硫酸钠导泻。	硫酸镁
9．异烟肼（雷米封）	① 1:15 000～1:20 000 高锰酸钾洗胃。 ② 硫酸钠导泻。	
10．灭鼠药（磷化锌）	① 1:15 000～1:20 000 高锰酸钾、0.5% 硫酸铜洗胃。 ② 口服 0.5%～1% 硫酸铜溶液，每次 10 ml 饮用后催吐，每 5～10 min 重复一次。	鸡蛋、牛奶、脂肪及其他油性食物。
11．酚类	① 温开水、植物油洗胃至无酚味。 ② 50% 硫酸镁导泻。 ③ 洗胃后多次服牛奶、蛋清保护胃黏膜。	液状石蜡
12．苯酚（石碳酸）	1:15 000～1:20 000 高锰酸钾洗胃	
13．有机氟类	① 0.2%～0.5% 氯化钙或石灰水洗胃。 ② 硫酸钠导泻。 ③ 饮用牛奶、豆浆、蛋白水等。	
14．河豚、生物碱、毒蕈	1%～3% 鞣酸	
15．发芽马铃薯	1% 活性炭悬浮液。	

3. 洗胃的方法：

(1) 口服催吐法：

① 适应证：清醒、合作的患者。

② 操作要点：备洗胃液 10 000 ~ 20 000 ml，温度 25 ~ 38 ℃，协助患者一次性饮入 300 ~ 500 ml 后，用压舌板刺激舌根部，吐出饮入液。重复该步骤，直至吐出的灌洗液澄清无味。

(2) 胃管洗胃法：

① 漏斗胃管洗胃法：

· 原理：虹吸作用。

· 洗胃液准备：同"口服催吐法"。

· 体位：中毒较轻者取坐位或半坐位；中毒较重者取左侧卧位；昏迷者取平卧位，头偏向一侧。

· 铺橡胶单及治疗巾，取下活动义齿。

· 插管：润滑胃管并插入胃内（插管长度：前额发际至剑突的距离，一般 45 ~ 55 cm），证实胃管在胃内，固定胃管。

· 洗胃：将漏斗放置低于胃部的位置，挤压橡胶球，抽尽胃内容物。举漏斗高于头部 30 ~ 50 cm，缓慢倒入洗胃液 300 ~ 500 ml/次，待其缓慢流入胃内，当漏斗内余少量液体时，迅速将漏斗放低至胃部以下的位置，将胃内液体引出至污水桶，反复灌洗重复该步骤，直至洗出液澄清无味。

· 拔管：洗胃毕，反折胃管末端并拔管。

② 注洗器洗胃法：适用于幽门梗阻，胃、十二指肠手术前的患者。

· 原理：负压吸引。

· 洗胃液准备：同"口服催吐法"。

· 体位：坐位或半坐卧位。

· 插管：同"漏斗胃管洗胃法"。

· 洗胃：胃管末端与注洗器连接，每次注入洗胃液约 200 ml，再抽吸弃去，反复冲洗，直至洗净。

· 拔管：洗胃毕，反折胃管末端并拔管。

③ 电动吸引器洗胃法：适用于抢救急性中毒患者。

· 原理：负压吸引。

· 洗胃液准备：同"口服催吐法"。

· 体位：同"漏斗胃管洗胃法"。

· 插管：同"漏斗胃管洗胃法"。

· 洗胃：调节吸引器负压为 13.3 kPa；洗胃时每次进入胃内液量 300 ~ 500 ml，反复冲洗，直至洗出液澄清无味。

· 拔管：洗胃毕，反折胃管末端并拔管。

④ 自动洗胃机洗胃法：

· 动力源：电磁泵。

· 洗胃液准备：同"口服催吐法"。

· 体位准备及插管方法：同"漏斗胃管洗胃法"。

· 洗胃流程：正确连接洗胃机上各管路后调试洗胃机；连接胃管与洗胃机；启动洗胃机，先按"手吸"键，吸出胃内容物，再按"自动键"，开始对胃进行反自动冲洗，直至洗出液澄清无味，按"停机"键，机器停止工作。注意：洗胃过程中始终保持进液管位于洗胃液液面之下。

4. 洗胃注意事项：

(1) 急性中毒患者，应立即采取口服催吐，必要时进行胃管洗胃。插管时动作迅速、轻柔。注意：洗胃时应先吸后洗。

(2) 插管时动作轻、快，并将胃管充分润滑，以免损伤食道黏膜或误入气管。

(3) 毒物性质不明，留取第一次胃内容物送检，用温开水或生理盐水洗胃。待毒物明确后选取对抗剂洗胃。

(4) 注意洗胃的适应证和禁忌证：

① 适应证：非腐蚀性毒物中毒，如有机磷、安眠药、重金属类、生物碱及食物中毒。

② 禁忌证：

· 若误服强酸或强碱等腐蚀性药物，禁忌洗胃，以免导致胃穿孔，可遵医嘱给予物理对抗剂以保护胃黏膜。

· 肝硬化伴食管胃底静脉曲张、近期曾有上消化道出血、胃穿孔的患者，禁忌洗胃。

· 食管阻塞、消化性溃疡、胃癌等患者不宜洗胃。

· 为昏迷患者洗胃应谨慎，采取去枕平卧位，头偏向一侧或侧卧位，以防窒息。

(5) 洗胃过程中，密切观察患者病情变化。如患者感觉腹痛、吸出血性液体或休克，应立即停止洗胃并报告医生，配合医生进行急救。

(6) 每次灌入量以 300～500 ml 为宜，不能超过 500 ml。

(7) 为幽门梗阻患者洗胃，应在饭后 4～6 h 或空腹时进行，并记录胃潴留量。

(8) 洗胃后注意患者胃内毒物清除情况，中毒症状有无得到缓解或控制。

四、人工呼吸器的使用

1. 目的：① 维持和增加机体通气量；② 纠正威胁生命的低氧血症。

2. 实施：

(1) 简易呼吸器：

① 适用范围：简易呼吸器是最简单的呼吸辅助装置，适用于紧急抢救时进行的呼吸支持。

② 操作方法：

· 安置体位：取去枕仰卧位，解开衣领及裤带，清理其呼吸道异物，取下活动义齿。

· 操作者站于患者头侧，患者头尽量后仰，托起下颌，开放气道。

· 操作者左手将简易呼吸器的面罩紧扣于患者口鼻部，保持不漏气，右手挤压呼吸囊，挤压气体量 500～1 000 ml/次，挤压频率为 10 次/min。挤压时应密切观察患者胸廓起伏及呼吸有无恢复等情况。患者若有自主呼吸，辅助呼吸应与自主呼吸同步进行。

(2) 人工呼吸机：

① 适用范围：用于危重患者，循环、呼吸长期靠呼吸器械维持者。

② 工作原理：利用呼吸机机械装置产生的动力，建立肺泡与气道口的压力差，从而产生肺通气。可对无呼吸患者进行强迫通气，对通气障碍的患者进行辅助呼吸。

③ 分类：分为定容型、定压型、混合型。

④ 操作要点：

· 接通电源，连接管道，检查机器性能。

· 调节参数（见表 19-6）。

· 连接呼吸机与患者气道：面罩连接法；气管插管连接法；气管套管连接法。

· 上机护理：注意观察病情，保持呼吸道通畅，预防感染。

· 观察记录：记录使用时间、参数及患者情况。

· 撤机护理：循序渐进，加强心理护理。

· 安置患者，洗手记录，整理用物，做好消毒。

表 19-6 人工呼吸机主要参数的调节

项 目	数 值
1．呼吸频率（R）	10～16 次/min
2．每分钟通气量（VE）	8～10 L/min
3．潮气量（V_r）	10～15 ml/kg（600～800 ml）
4．吸/呼比值（I/E）	1:1.5～1:3.0
5．呼气压力（EPAP）	0.147～1.96 kPa（一般＜2.94 kPa）
6．吸入氧浓度	30%～40%（一般＜60%）
7．呼气末正压（PEEP）	0.49～0.98 kPa（渐增）

3．注意事项：

(1) 呼吸机的监护：

① 密切观察病情变化：

· 通气量合适：胸廓起伏、肺部呼吸音清晰、生命体征较平稳。

· 通气量不足：二氧化碳潴留，皮肤潮红、多汗、烦躁、血压升高、浅表静脉充盈消失。

· 通气过度：出现昏迷、抽搐等碱中毒的症状。

② 观察呼吸机的工作情况。

③ 监测血气分析和电解质的变化，调整参数。

(2) 保持呼吸道通畅和湿化。

(3) 预防和控制感染。

(4) 做好生活护理。

(5) 做好记录。

【课前预习】

一、基础复习

血气分析。

二、预习目标

1．氧浓度与流量的换算法：吸氧浓度（%）=_____。

2．注意用氧安全，切实做好"四防"，即_____、_____、_____、_____。氧气筒应放_____处，周围严禁烟火及易燃品，至少距明火_____m，距暖气_____m，以防引起燃烧。

3．电动吸引器吸痰法是利用_____原理，将痰吸出。调节负压_____kPa。每次吸痰时间不超过____s。

4．幽门梗阻患者洗胃宜在饭后_____h 或_____时进行。

5．采用电动吸引器洗胃法进行洗胃时，将胃管润滑后由口腔或鼻腔插入_____cm，证实在胃内后用胶布固定，调节负压保持在_____kPa，以免损伤胃黏膜。

6．简易呼吸器操作步骤：先清除患者上呼吸道分泌物或呕吐物，扣紧面罩，挤压呼吸囊，空气自气囊进入肺部，一次挤压可有_____ml 空气进入肺内，以_____次/min 的速度，反复而有规律地进行。

【课后巩固】

一、名词解释

吸氧法　　吸痰法　　洗胃法

二、填空题

1. 缺氧程度的判断：轻度缺氧：$PaO_2 >$ _____mmHg，$SaO_2 >$_____，发绀_____，呼吸困难_____，神志_____；中度缺氧：PaO_2_____mmHg，SaO_2_____%，有发绀，呼吸困难明显，神志_____；重度缺氧：$PaO_2 <$_____mmHg，$SaO_2 <$____%，发绀显著，呼吸困难严重，三凹征明显，嗜睡或昏迷。

2. 氧气吸入的浓度一般认为在常压下吸入_____% 的氧是安全的，低于____% 的氧浓度无治疗价值，高于____% 的氧浓度，吸入持续时间超过____h 以上，就有发生氧中毒的可能。缺氧和二氧化碳滞留同时并存者，应以_____、_____持续给氧为宜。

3. 单侧鼻导管给氧法：鼻导管插入长度为_____。双侧鼻导管给氧法是将双侧鼻导管插入鼻孔内约_____cm。

4. 面罩法：将面罩置于患者的口鼻部供氧，流量调至_____L/min，适用于_____的患者。

5. 氧气头罩法：将患者头部置于头罩里，此法主要用于_____供氧。

6. 使用氧气时，应先调节_____后再插管。停用氧气时，应先_____，再关闭氧气开关。中途改变流量，先将氧气和鼻导管_____，调好流量再接上。

7. 吸氧时常用的湿化液有冷开水或_____。急性肺水肿用_____% 的_____。

8. 氧气筒内氧气勿用尽，压力表至少要保留_____MPa（____kg/cm^2），以免灰尘进入筒内使再充气时引起爆炸。

9. 持续给氧，单侧鼻导管每日更换_____次以上，双侧鼻孔交替插管；鼻塞_____更换；面罩_____h 更换。

10. 小儿吸痰时，吸痰管应_____，压力不能过大。

11. 吸痰时密切观察病情，保持呼吸道通畅。若痰液黏稠，可协助_____、_____或_____后再吸痰。

12. 治疗盘内吸痰用物每天更换_____次，吸痰导管_____更换，勤做口腔护理。

13. 洗胃的目的包括：_____，_____，_____的准备。

14. 口服催吐法适用于_____的患者；准备洗胃液_____ml，液体温度_____℃。

15. 漏斗胃管洗胃法是利用_____原理，排除胃内容物及毒物。电动吸引器洗胃法是利用_____原理，吸出胃内毒物，负压宜保持在_____kPa 左右。

16. 危重患者洗胃时取_____卧位；昏迷患者洗胃应谨慎，可采用_____卧位、头_____或侧卧位。

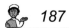

17. 当毒物性质不明时，洗胃溶液可选用＿＿＿＿＿＿＿＿＿或＿＿＿＿＿＿＿，待毒物性质明确后，再用对抗剂洗胃。

18. 吞服强酸、强碱等腐蚀性药物时，禁忌＿＿＿＿＿＿＿，以免造成＿＿＿＿＿＿＿。可给予物理对抗剂。

19. 洗胃每次灌入量以＿＿＿＿ml 为宜。灌入量与引出量应平衡。防止灌入量过多，导致急性胃扩张，一方面使胃内压＿＿＿＿＿＿，促进中毒物质进入肠道，增加毒物吸收；另一方面突然胃扩张使＿＿＿＿＿＿＿神经兴奋，可引起反射性心搏骤停。

20. 各种药物中毒的灌洗液和禁忌药物：① 1605、1059、4049（乐果）：洗胃溶液为＿＿＿＿＿＿＿＿＿，禁忌药物为＿＿＿＿＿＿＿＿＿。②敌百虫：洗胃溶液为＿＿＿＿＿＿、＿＿＿＿＿＿、＿＿＿＿＿＿，禁忌药物为＿＿＿＿＿＿＿＿＿。 ③ 敌敌畏：洗胃溶液为＿＿＿＿＿＿＿、＿＿＿＿＿＿＿、＿＿＿＿＿＿＿。④ 巴比妥类（安眠药）：洗胃溶液为＿＿＿＿＿＿＿＿＿、＿＿＿＿＿＿＿＿＿导泻，禁忌用＿＿＿＿＿＿＿＿＿导泻。

21. 使用呼吸器时观察通气量：患者吸气时胸廓隆起，呼吸音清晰，生命体征平稳表示通气量＿＿＿＿＿＿；患者出现烦躁不安、多汗、皮肤潮红、血压升高、脉搏加速表示通气量＿＿＿＿＿＿。患者出现昏迷、抽搐等碱中毒症状时表示通气量＿＿＿＿＿＿。

三、简答题

1. 为患者实施氧气吸入治疗时应注意什么？
2. 简述吸痰的注意事项。
3. 洗胃的禁忌证包括哪些？
4. 给患者吸痰时，若痰液黏稠不易吸出应如何处理？
5. 敌百虫中毒的患者应禁用何种溶液洗胃？为什么？

【综合练习】

A2 型题

1. 患者，男性，55 岁。呼吸困难，张口呼吸，按医嘱给予氧疗，合适的方法是
   A. 鼻导管法　　　　　B. 鼻塞法
   C. 面罩法　　　　　　D. 氧气枕法
   E. 头罩法

2. 患者，男性，59 岁，慢性支气管炎，鼻导管吸氧后病情好转，按医嘱停用氧气。停用氧时首先应
   A. 关闭氧气筒总开关
   B. 关闭氧气流量开关
   C. 取下湿化瓶
   D. 拔出鼻导管

   E. 记录停氧时间

3. 患者，男性，64 岁。诊断为"肺气肿"，吸入氧浓度为 33%，应调节氧流量为
   A. 1 L/min　　　　　B. 2 L/min
   C. 3 L/min　　　　　D. 4 L/min
   E. 5 L/min

4. 患儿，3 岁，高热惊厥，在急诊科经止惊、给氧等紧急处理后，情况稳定，欲送儿科病房做进一步治疗。运送过程中最适宜的供氧装置是
   A. 氧气筒　　　　　B. 氧气枕
   C. 中心管道　　　　D. 人工呼吸机

E．简易呼吸器

5．梁先生，65 岁，肺气肿，现给予鼻导管吸氧，导管插入的适宜长度为

　　A．鼻尖至耳垂

　　B．鼻尖至耳垂的 1/2

　　C．鼻尖至耳垂的 1/3

　　D．鼻尖至耳垂的 2/3

　　E．鼻尖至耳垂的 1/4

6．患者，男，55 岁，大面积烧伤，半小时内输入 500 ml 液体后突然出现气促、呼吸困难、咳粉红色泡沫样痰，为该患者吸氧时湿化瓶内应放入的液体是

　　A．乙醇溶液　　　　B．温开水

　　C．蒸馏水　　　　　D．矿泉水

　　E．生理盐水

7．患者，女性，76 岁。高浓度吸氧 2 天，提示患者可能出现氧中毒的表现是

　　A．轻度发绀

　　B．显著发绀

　　C．三凹征明显

　　D．干咳、胸痛

　　E．动脉血 $PaCO_2 > 12.0$ kPa

8．患者，男，56 岁。因肺心病需要吸氧，以下错误的操作是

　　A．插管前用湿棉签清洁鼻孔

　　B．插管前检查导管是否通畅

　　C．先调节好流量再插管

　　D．给氧期间不可直接调节氧流量

　　E．停用氧气时先关流量开关

9．患者，男性，67 岁，痰多，咳嗽无力，护士给予吸痰，正确的方法是

　　A．从深部向上抽吸

　　B．自下而上抽吸

　　C．上下移动进行抽吸

　　D．左右旋转从深部向上提吸

　　E．固定于一处抽吸

10．患者，男性，67 岁，痰液黏稠，下列措施中错误的一项是

　　A．叩拍胸背部

　　B．使用超声雾化吸入

　　C．生理盐水滴入

　　D．滴入化痰药物

　　E．增加吸引器负压

11．陆先生，男，70 岁。脑出血入院，深昏迷，呼吸深大，伴明显痰鸣音。须使用电动吸引器为患者吸痰，下列操作错误的是

　　A．先检查吸引器性能

　　B．调节负压 0.02 ～ 0.04 MPa

　　C．痰液黏稠可叩拍胸背部

　　D．可连续抽吸 15 min

　　E．吸痰管每次更换

12．男性，患者，45 岁。误吃毒蘑菇中毒，患者清醒，能主动配合。为该患者洗胃的适合方法是

　　A．口服催吐法

　　B．漏斗胃管洗胃法

　　C．电动吸引器洗胃法

　　D．注洗器洗胃法

　　E．自动洗胃机洗胃法

13．患者，男性，53 岁。诊断为"幽门梗阻"，为其洗胃的适宜时间是

　　A．饭前半小时

　　B．饭后半小时

　　C．饭前 2 h

　　D．饭后 2 h

　　E．饭后 4 ～ 6 h 或空腹时

14．急诊室接诊一位中毒患者，已意识不清，陪同人员不清楚患者服用了哪种中毒物质，护士应选择的洗胃液是

　　A．牛奶

　　B．生理盐水

　　C．1 : 15 000 高锰酸钾

　　D．肥皂水

　　E．2% ～ 4% 碳酸氢钠

15．张先生，40 岁，患幽门梗阻，为其清除胃内容物，宜选择

　　A．口服催吐法

B．电动吸引洗胃法

C．漏斗胃管洗胃法

D．注洗器洗胃法

E．自动洗胃机洗胃法

16. **患者，男性，40岁。自主呼吸微弱，应用呼吸机辅助呼吸，以下错误的做法是**

　　A．经常检查呼吸机各管道的连接，观察

有无脱落和漏气

　　B．定期抽血检查血气分析及电解质变化

　　C．每周更换呼吸机各管道并用消毒液浸泡消毒

　　D．病室每日消毒空气1~2次

　　E．吸入的气体要加温湿化，必要时帮助患者吸痰

A3/A4 型题

（1~3题共用题干）

　　患者，男性，71岁。诊断为慢性阻塞性肺疾病，血气分析结果显示：动脉血氧分压 4.6 kPa，二氧化碳分压 12.4 kPa。

1. **该患者吸氧适宜的是**

　　A．高浓度、高流量、持续给氧

　　B．高浓度、高流量、间断给氧

　　C．低浓度、低流量、持续给氧

　　D．低浓度、低流量、间断给氧

　　E．低浓度与高流量交替持续给氧

2. **装氧气表时，先打开总开关是为了**

　　A．检查氧气筒内有无氧气

　　B．观察氧气流出是否通畅

　　C．估计氧气筒内氧气量

　　D．清洁气门，保护氧气表

　　E．测定氧气筒的压力

3. **吸氧过程中需要调节氧流量，以下方法正确的是**

　　A．先关总开关，再调氧流量

　　B．先关流量表，再调氧流量

　　C．先拔出吸氧管，再调氧流量

　　D．先分离吸氧管与氧气连接管，再调氧流量

　　E．先拔出氧气连接管，再调氧流量

（4~5题共用题干）

　　患者王某，男，65岁，因急性肺水肿收住院治疗，护士巡视病房时，发现患者口唇发绀，烦躁不安，并伴有明显三凹征，血气分析结果显示：PaO_2 4 kPa；SaO_2 50%。

4. **根据患者症状及血气分析结果，判断其缺氧程度为**

　　A．极轻度　　　　　B．轻度

　　C．中度　　　　　　D．重度

　　E．过重度

5. **用氧过程中，湿化瓶用20%~30%，其目的是**

　　A．增加血红蛋白与氧的结合

　　B．增加组织与氧的利用

　　C．降低肺泡内张力

　　D．降低肺泡内泡沫表面张力

　　E．促进二氧化碳排出

（6~8题共用题干）

　　患儿，男，9岁，脑外伤，昏迷，眼睑不能闭合，痰多不能咳出。

6. **为患儿进行吸痰时，下列操作错误的是**

　　A．吸痰前先用等渗盐水试吸

　　B．将吸痰导管插入口腔咽部吸尽分泌物

　　C．每次吸痰时间不超过25 s

　　D．口腔吸痰有困难时，也可自鼻腔吸痰

　　E．每次更换吸痰管

7. **若给患儿吸氧，氧流量为4 L/min，其浓度为**

　　A．25%　　　　　　B．29%

　　C．33%　　　　　　D．37%

　　E．41%

8. **患儿眼睑不能闭合时，首选的护理措施是**

　　A．按摩双眼

　　B．眼部热敷

　　C．干纱布覆盖双眼

　　D．滴眼药水

　　E．涂抗生素眼膏，盖凡士林纱布

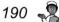

（9~14题共用题干）

患者，女性，34岁。服有机磷农药自杀2 h，入院时处于昏迷状态。

9.　该患者的瞳孔变化为

　　A．双侧瞳孔散大

　　B．双侧瞳孔缩小

　　C．单侧瞳孔扩大固定

　　D．单侧瞳孔缩小

　　E．双侧瞳孔大小不一

10.　为该患者洗胃的最佳时机是

　　A．24 h以内　　　　B．12 h以内

　　C．10 h以内　　　　D．8 h以内

　　E．6 h以内

11.　适宜的洗胃液是

　　A．1:15 000~1:20 000 高锰酸钾

　　B．等渗盐水

　　C．2%~4% 碳酸氢钠

　　D．5% 醋酸

　　E．0.1% 硫酸铜

12.　为该患者洗胃时，宜取的体位

　　A．坐位

　　B．半坐卧位

　　C．左侧卧位

　　D．右侧卧位

　　E．平卧位，头偏向一侧

13.　每次灌入洗胃液的量应为

　　A．100~300 ml

　　B．300~500 ml

　　C．500~700 ml

　　D．700~900 ml

　　E．900~1 000 ml

14.　洗胃过程中若有血性液体流出，应采取的护理措施是

　　A．立即停止操作并通知医生

　　B．减低洗胃吸引压力

　　C．更换洗胃液，重新灌洗

　　D．灌入止血剂

　　E．灌入蛋清水，保护胃黏膜

（编者：李静）

第二十章　临终患者的护理

【知识要点】

一、临终关怀

1. 临终关怀的概念：指由社会各阶层人员组成的团队向临终患者及其家属提供生理、心理和社会等方面的支持和照料。

2. 临终关怀的基本原则：① 以护理照顾为主；② 尊重生命；③ 提高生存质量；④ 注重心理支持。

二、临终患者的身心护理

1. 临终护理的概念。

2. 临终患者的生理变化及护理措施：如表 20-1 和表 20-2 所示。

表 20-1　临终患者的生理变化

分　类	功能改变	临床表现
生理变化	1. 循环系统变化	脉搏快而弱、节律不规则，血压下降或测不到，心尖搏动最后消失，少尿。
	2. 呼吸系统变化	呼吸频率逐渐减慢，可出现潮式呼吸、间断呼吸、呼吸停止等。
	3. 消化系统与泌尿系统变化	恶心、呕吐、食欲缺乏、腹胀、口干、便秘、尿潴留、大小便失禁。
	4. 感知觉与意识变化	视力模糊或丧失，听觉通常最后消失。 意识改变为嗜睡、意识模糊、昏睡或昏迷。
	5. 瞳孔与肌张力变化	瞳孔散大，对光反射迟钝或消失；肌张力丧失、肢体瘫软，不能自主活动；脸部改变呈希氏面容。
	6. 皮肤与黏膜变化	由于循环衰竭，皮肤黏膜苍白、湿冷，四肢发绀。

表 20-2　临终患者的护理措施

项　目	系统化护理	具体护理措施
躯体支持性护理	1. 改善循环和呼吸功能	① 密切观察患者的生命体征。 ② 保持呼吸道通畅，必要时吸氧和吸痰。
	2. 改善营养和排泄护理	① 增进食欲。 ② 加强营养：高蛋白、高热量、高维生素。 ③ 加强口腔护理、排泄护理。
	3. 减轻感、知觉改变的影响	① 观察患者病情。 ② 减轻疼痛。 ③ 避免窃窃私语，采用触摸等非语言交流方式。
	4. 促进患者舒适	观察瞳孔及肌张力改变，维持良好、舒适体位。
	5. 保护皮肤黏膜	① 观察皮肤黏膜情况，注意保暖。 ② 加强皮肤护理，预防压疮。

3. 临终患者的心理变化及心理护理：如表 20-3 和表 20-4 所示。

(1) 临终患者的心理变化：见表 20-3。

表 20-3　临终患者的心理变化

分　类	心理变化	临床表现
心理反应	1. 否认期	极力否认，拒绝接受事实为一种暂时的自我防卫。
	2. 愤怒期	当否认难以维持，患者常表现为生气与愤怒，充满怨恨与嫉妒，变得难以接近或不合作。
	3. 协议期	患者接受临终事实，愤怒情绪消失，表情平静，配合治疗。
	4. 忧郁期	当病情进一步恶化、治疗无望，表现出明显的忧郁、悲哀、退缩，甚至有轻生的念头。
	5. 接受期	患者身心极度衰弱，对死亡已有所准备，情感减退，有的进入嗜睡状态，等待死亡到来。

表 20-4　临终患者的心理护理

项　目	系统化护理	具体护理措施
心理护理	1. 否认期	理解同情患者，维持其适度的希望，不刻意揭穿其心理防卫。
	2. 愤怒期	鼓励患者说出内心感受，尽量让其宣泄其不良情绪。
	3. 协议期	创造条件尽可能满足患者提出的要求和愿望。
	4. 忧郁期	允许患者表达其悲哀情绪，加强安全保护，防止自杀行为。
	5. 接受期	提供安全、舒适环境；加强生活护理，给予适当支持。

三、死亡后的护理

1. 濒死和死亡的概念：

(1) 濒死即临终，是生命的最后阶段，指患者在接受治疗或姑息性治疗后，病情加剧恶化，各种迹象显示生命即将结束。

(2) 死亡的概念：见表 20-5。

表 20-5　死亡的概念

分　类	概　念	临床判断依据
1. 死亡	个体生命活动和新陈代谢的永久停止。	呼吸、心跳停止，瞳孔散大且固定，所有反射均消失。
2. 脑死亡	又称全脑死亡，包括大脑、中脑、小脑和脑干的不可逆死亡。不可逆的脑死亡是生命活动结束的象征。	① 不可逆的深昏迷。 ② 自发呼吸停止。 ③ 脑干反射消失。 ④ 脑电波消失。 1968 年，美国哈佛大学提出以"脑死亡"作为判断死亡的标准。

2. 死亡过程的分期：见表20-6。

表 20-6　死亡过程的分期

分　期	病理生理改变	临床表现	预　后
1. 濒死期：又称临终状态，是生命活动的最后阶段，也是死亡过程的开始阶段。	脑干以上中枢神经系统功能处于深度抑制状态。	意识模糊或丧失，反射减弱或消失，脉搏快而弱、节律可不规则；血压下降或测不到；呼吸微弱，出现间断呼吸。	及时、有效救治，生命仍可复苏。
2. 临床死亡期：又称躯体死亡期，是临床上判断死亡的标准。	延髓处于深度的抑制状态。	心跳、呼吸停止，各种反射消失，瞳孔散大固定，但组织细胞仍有微弱而短暂的代谢活动。	此期可持续5～6 min，之后大脑细胞将出现不可逆的变化。此期若能及时救治，患者生命仍有复苏的可能。
3. 生物学死亡期：死亡过程的最后阶段，也称细胞学死亡。	整个神经系统及各个器官的新陈代谢相继停止，且为不可逆的变化。	① 尸冷：早期尸体现象，24 h尸温与环境温度相同，测量标准常以直肠温度为标准。 ② 尸斑：死亡后2～4 h出现在尸体的最低部位。 ③ 尸僵：死后1～3 h开始出现，24 h后缓解，最早出现在下颌部。 ④ 尸体腐败：表现为尸臭、尸绿，死亡24 h后发生，先从右下腹出现。	整个机体已无任何复苏的可能。

3. 尸体护理：见表20-7。

表 20-7　尸体护理

目　的	操作要点及注意事项
1. 维持尸体整洁，姿势良好、易于辨认。	① 患者死亡后，由医师开具死亡诊断书尽快进行尸体护理，以防尸体僵硬。 ② 撤离一切治疗药物与仪器，屏风遮挡尸体，请家属暂离病房。 ③ 放平床使尸体仰卧；头下垫枕，以防面部变色；洗脸，装义齿，闭合眼睑及口唇；有伤口者更换敷料，有引流管者拔出并缝合伤口；用不脱脂棉球填塞各个身体孔道；依次擦净躯体。 ④ 为尸体穿上衣裤，用尸单包裹，系尸体识别卡。第一张尸体识别卡系于死者的腕部，第二张尸体识别卡系于尸体腰间的尸单或尸袍上，第三张尸体卡系于停尸屉外。 ⑤ 死者若为传染病，其尸体应用消毒液清洁，并用1%氯胺溶液棉球填塞孔道，以不透水的尸袋包裹尸体，外系传染标志。 ⑥ 终末消毒，整理病历。
2. 给家属以安慰。	① 理解家属的情绪，态度严肃、认真，做好尸体料理。 ② 若家属不在场，应由两人共同清点死者遗物并列出物品清单，交护士长保存。

【课前预习】

一、基础复习

1. 危重患者的身心变化及护理。

2. WHO 三阶梯疗法控制疼痛。

二、预习目标

1. 1968 年，美国哈佛大学提出的脑死亡标准是：① ＿＿＿＿＿＿＿；② ＿＿＿＿＿＿＿；③ ＿＿＿＿＿＿＿；④ ＿＿＿＿＿＿＿。上述标准＿＿＿h 或＿＿＿h 内反复测试检查结果不变化，并排除体温低于＿＿＿＿＿℃及中枢神经抑制剂的影响，即可宣告死亡。

2. 死亡过程分为三期，即 ① ＿＿＿＿＿＿，② ＿＿＿＿＿＿，③ ＿＿＿＿＿＿。

3. 美国心理学家罗斯博士提出，临终患者通常经历以下 5 个心理反应阶段：① ＿＿＿＿＿，② ＿＿＿＿＿＿，③ ＿＿＿＿＿＿，④ ＿＿＿＿＿＿，⑤ ＿＿＿＿＿＿。

【课后巩固】

一、名词解释

临终关怀　　死亡　　脑死亡　　濒死期　　临床死亡期　　生物学死亡期

二、填空题

1. 濒死期又称＿＿＿＿＿＿，此期的特点是机体各系统的功能严重紊乱，＿＿＿＿＿以上的中枢神经系统功能处于抑制状态。若及时有效的抢救治疗，生命可复苏。

2. 临床死亡期表现为心跳、呼吸完全＿＿＿＿＿，瞳孔＿＿＿＿＿＿，各种反射＿＿＿＿＿，但各种组织细胞仍有微弱而短暂的代谢活动，此期一般持续＿＿＿＿min。

3. 生物学死亡期：相继出现尸冷、尸斑、尸僵等。① 尸冷：死亡后＿＿＿h 接近环境温度。② 尸斑：一般在死亡后＿＿＿h 出现，最易发生于尸体的＿＿＿＿部位。③ 尸僵：死后＿＿＿＿h 出现，＿＿＿＿h 扩展到全身。④ 尸体腐败：尸体腐败常见的表现有＿＿＿＿＿＿、＿＿＿＿＿＿等。一般在死后＿＿＿h 先从＿＿＿＿＿出现，逐渐扩展至全腹，最后蔓延到全身。

4. 临终患者的感知觉变化中，＿＿＿＿＿＿＿＿＿＿常是人体最后消失的一个感觉。

5. 尸体护理时，尸体仰卧、头下垫枕，防止面部＿＿＿＿＿＿＿＿＿。

6. 清洁尸体后，将尸体穿上衣裤，在尸体＿＿＿＿＿＿系上第一张尸体识别卡，以免认错尸体。用尸单包好尸体，系第二张尸体识别卡在尸体＿＿＿＿＿＿上。盖大单置于停尸屉内，放第三张尸体识别卡于＿＿＿＿＿＿外。在体温单＿＿＿＿＿℃处填写死亡时间，停止一切医嘱。

7. 尸体护理应在医生开具＿＿＿＿＿＿＿＿＿＿＿后开始进行。

8. 做好尸体护理，不仅是对＿＿＿＿＿＿的尊重，而且有利于＿＿＿＿＿＿心灵上的安慰。

三、简答题

1. 对于临终患者的愤怒期，护士应如何处理？

2. 尸体护理的目的有哪些？

【综合练习】

A2 型题

1. 患者，男性，50 岁，体检时 B 超发现肝脏有 8 cm×7 cm 包块，初步诊断为原发性肝癌。患者感觉自己身体状况良好，对检查结果不相信，并想到其他医院再做检查。患者此时的心理反应为
   A．否认期
   B．愤怒期
   C．协议期
   D．忧郁期
   E．接受期

2. 某肝癌晚期患者，住院期间情绪激动，常常指责或挑剔家属和医护人员，护士正确的护理措施是
   A．给患者正确的死亡观和人生观教育
   B．让患者尽可能的一个人独处
   C．认真倾听患者的心理感受
   D．诚恳地指出患者的不恰当做法
   E．减少和患者的语言交流

3. 胡某，女，45 岁，胃癌肝转移，极度虚弱，对其护理的基本原则是
   A．提高生存质量
   B．以治疗为主
   C．实施特殊治疗
   D．延长生命过程
   E．实施安乐死

4. 某车祸后急诊入院患者，呼吸、心跳停止，各种反射消失，该患者处于
   A．濒死期
   B．临床死亡期
   C．生物学死亡期
   D．疾病晚期
   E．脑死亡期

5. 患者张先生，肝癌晚期，呼吸循环衰竭，各种反射消失。护士在护理该患者时，不正确的措施是
   A．撤去各种治疗性的管道
   B．每天口腔护理 2~3 次
   C．提供单独的病室并保持安静
   D．选择最有效的止痛药液
   E．用湿纱布盖于张口呼吸者的口部

6. 齐某，60 岁，因车祸颅脑损伤，抢救无效，医生确定为死亡，护士立即行尸体护理，下列操作哪项不妥
   A．执行医嘱，填写尸体识别卡
   B．尸体仰卧，取下枕头
   C．装上活动义齿
   D．用不脱脂棉填塞身体孔道
   E．态度真诚严肃，表示同情理解

7. 患者张某，85 岁，脑出血，病情危重，护理该患者时，不正确的措施是
   A．严密观察生命体征
   B．采取有效方法促进舒适
   C．减少巡视，降低外界干扰
   D．保持环境安静，光照适宜
   E．满足患者的心理需要

8. 患者张某，肺癌晚期，病情危重，循环衰竭，下列临床表现不可能的是
   A．皮肤苍白
   B．心音低而无力
   C．四肢冰冷
   D．脉搏呈洪脉
   E．血压下降

9. 患者张某经抢救无效，宣布死亡，其最早出现的尸体现象是
   A．尸冷
   B．尸斑
   C．尸僵
   D．尸体腐烂
   E．尸绿

10. 护士小赵，在进行尸体护理操作时，将尸体放平仰卧，头下垫枕的目的是
    A．保持姿势良好
    B．便于尸体保护
    C．以免头部瘀血、青紫
    D．尸体清洁、无渗液
    E．易于鉴别

11. 护士小李，在对死亡患者行终末处理时，以下哪项不符合要求
    A．完成护理记录
    B．在体温单相应的时间栏内填写死亡时间
    C．停止一切医嘱，注销各种卡片
    D．按出院手续办理结账

E．撤去污染用物，铺好备用床

12．患者死亡后，护士用消毒液清洁尸体后，应用下列哪种溶液浸湿的棉球填塞尸体孔道

A．1% 过氧乙酸　　　B．3% 过氧化氢
C．1% 氯胺溶液　　　D．75% 乙醇
E．0.5% 碘酊

A3/A4 型题

（1~2 题共用题干）

某患者得知自己已是肺癌晚期，终日哭泣、悲伤、想自杀。

1．此时患者的心理状态属于
A．否认期　　　　　B．协议期
C．忧郁期　　　　　D．转变期
E．接受期

2．其首要护理措施为
A．移去并管理好可用做自杀的危险物品
B．陪伴患者
C．关心体贴患者，进行心理疏导
D．沟通语言简单、明确
E．取得家庭支持与配合

（3~5 题共用题干）

患者男性，35 岁。因脑外伤入院，神志不清，意识昏迷，脉搏快而弱并逐渐消失，出现潮式呼吸，血压测不出。

3．判断该患者处于
A．濒死期　　　　　B．临床死亡期
C．躯体死亡期　　　D．生物学死亡期
E．脑死亡期

4．护理人员可以进行尸体护理的情况是
A．呼吸停止
B．各种反射消失

C．心跳停止
D．瞳孔散大
E．医生做出死亡诊断后

5．进行尸体护理，下列做法不妥的是
A．置尸体去枕平卧
B．装上活动假牙
C．必要时用绷带托扶下颌
D．有伤口者要更换敷料
E．各孔道用棉花填塞

（6~7 题共用题干）

男性，60 岁，患脑出血，目前处于昏迷状态，反应迟钝，肌张力丧失，心跳减弱，血压降低，呼吸微弱，有痰鸣音。

6．此患者症状属于
A．濒死期　　　　　B．临床死亡期
C．生物学死亡期　　D．愤怒期
E．协议期

7．为保持患者呼吸道通畅，护士应
A．氧气吸入
B．用液状石蜡湿润口唇
C．密切观察生命体征
D．保证营养供给
E．将患者头偏向一侧，必要时吸痰

（编者：赵秀娟）

第二十一章　医疗与护理文件

【知识要点】

一、医疗与护理文件的记录和管理

1. 医疗与护理文件记录的意义：提供诊疗信息、提供教学资料、提供科研信息、提供评价依据、提供法律依据。

2. 医疗与护理文件记录的原则：及时、准确、完整、简要、清晰。

3. 医疗与护理文件管理的要求

(1) 门（急）诊病历的管理要求：门（急）诊病历原则上由患者保管，由医疗机构保管的，保存时间自患者最后一次就诊之日起不少于 15 年。

(2) 住院病历管理要求：

① 严格管理，任何人不得随意涂改、伪造、隐匿、销毁、抢夺、窃取病历。

② 按规定放置，记录或使用后放回原处。

③ 患者及家属不得随意翻阅和擅自将护理文件带出病区。

④ 因科研、教学需要查阅、借阅病历的，应办理相应手续，且在 3 个工作日内归还。

⑤ 保持病历的清洁、整齐、完整，防止污染、破损、拆散、丢失。

⑥ 病案应妥善保存，各文件的保存期限为：

· 病历住院期间由病区保管，出院后由病案室长期保存（25 年以上）。

· 病区报告保存 1 年；医嘱本保存 2 年；已被转抄过的各种执行单，保存至下次总查对医嘱后销毁。

4. 医疗与护理文件排列顺序：① 住院患者的病案排列；② 出院患者的病案排列。

二、医疗与护理相关文件的书写

1. 体温单（见第十章第四节）。

2. 医嘱单：是护士执行医嘱的依据。

(1) 医嘱的种类：

① 长期医嘱：有效时间在 24 h 以上，当医生注明停止时间后失效。

② 临时医嘱：有效时间在 24 h 内，只执行一次，有的需立即执行，有的限定执行时间。

③ 备用医嘱：

· 长期备用医嘱：有效时间在 24 h 以上，必要时用，两次执行之间有间隔时间。

· 临时备用医嘱：仅在 12 h 以内有效，必要时使用，只执行 1 次，过期尚未执行即失效。

(2) 医嘱的处理：

① 长期医嘱：

· 医生开在长期医嘱单上。

- 护士按规范转抄到各治疗单上，注明时间并签全名。
- 通知各有关人员执行，执行后注明执行时间并签全名。

② 临时医嘱：

- 医生开在临时医嘱单上。
- 护士执行医嘱后，注明执行时间及签全名。

③ 备用医嘱：

- 长期备用医嘱（prn）：医生开在长期医嘱单上，必要时执行，每次执行后在临时医嘱单上记录并注明执行时间和签全名。
- 临时备用医嘱（sos）：医生开在临时医嘱单上，12 h 内有效。护士执行后在临时医嘱单上注明执行时间并签全名。过期未执行，护士在该医嘱后用红笔注明"未用"。

④ 停止医嘱：护士用红笔在各执行单上注销该医嘱，准确写明停止日期、时间并签全名。

⑤ 重整医嘱：长期医嘱单超过 3 页、医嘱调整项目过多，医生应该重整医嘱；转科、手术及分娩者，也需要重整医嘱。

(2) 注意事项：

① 医嘱必须有医生签名后才有效，护士一般不执行口头医嘱，在抢救时或手术过程中，医生提出口头医嘱，护士需复诵一遍，双方确认无误后方可执行，抢救结束后 6 h 内由医生及时补写医嘱。

② 医嘱内容及起始、停止时间由医生书写。

③ 医嘱内容应准确、清楚，每项医嘱应只包含一个内容，下达时间具体到分钟。

④ 对有疑问的医嘱应查询清楚后执行。

⑤ 医嘱有错误或不需执行时，由医生用红笔写"取消"，并在医嘱后用用蓝（黑）墨水签全名。

⑥ 医嘱每班小查对，每周大查对一次。

⑦ 需要下一班执行的临时医嘱要交班。

⑧ 有条件尽量采用医嘱电脑化。

4. 病室报告：

(1) 书写顺序：

① 用蓝（黑）笔填写眉栏各项。

② 书写顺序（按同一项目、按床号顺序排列）：

- 先写离开病区患者：出院、转出、死亡。
- 再写进入病区患者：入院、转入。
- 然后写当日重点患者：手术、分娩、病危、病重、特殊检查与治疗等。

(2) 交班内容。

(3) 书写要求：

① 白班用蓝（黑）笔书写，夜班用红笔书写。

② 在各交班前完成。

③ 书写交班内容时，对新入院、转入、手术、分娩及危重患者，在诊断栏目内用红笔注明"新""转入""手术""分娩"，危重患者用特殊标记"※"。

5. 护理病历：是护士在护理过程中，运用护理程序对患者实施整体护理过程的动态记录。包括：① 入院护理评估单；② 主要护理评估表；③ 护理计划单；④ 护理记录单；⑤ 患者出院计划单。

【课前预习】

一、基础复习
1. 护理病案。
2. 医院常用外文缩写及中文译意。

二、预习目标
1. 病案记录的原则是_____、_____、_____、_____、_____。
2. 医嘱的种类：① 长期医嘱：有效时间在_____h 以上，至医生停止医嘱方才失效。② 临时医嘱：有效时间在_____h 以内，有的需立即执行，一般只执行_____次，③ 备用医嘱：a. 长期备用医嘱（prn）：有效时间在_____以上，在病情需要时才执行，两次执行之间有间隔时间限制，医生注明停止时间方为失效。b. 临时备用医嘱（sos）：临时备用医嘱为_____h 内有效，病情需要时才执行，只执行_____次，过期尚未执行则_____。
3. 病室交班报告书写顺序：先写_____病室的患者，再写_____病室的患者，最后写当日_____护理患者（手术、分娩、危重及有异常情况的患者）。

【课后巩固】

一、名词解释
医嘱　　病室报告

二、填空题
1. 病案记录的意义包括_____、_____、_____、_____。
2. 患者出院后，将病历整理后送病案室长期保存。病室报告本保存_____年，医嘱本保存_____年，以备查阅。
3. 住院病案中，_____排列在病历的首页。
4. 重整医嘱时，在原医嘱的最后一行下面画一_____色横线，在其下正中用_____色笔写"重整医嘱"。
5. 医嘱必须经_____签名后才有效，护士一般不执行口头医嘱，因抢救危重患者需下达口头医嘱时，护士应当_____。

三、简答题
1. 列出几种医嘱的区别。
2. 简述病室报告的书写顺序。

【综合练习】

A2 型题

1. 患者王某，在其住院期间，护士书写医疗护理文件时，下列错误的是
   A．记录及时、准确
   B．文字简要、客观
   C．眉栏填写完整，无遗漏
   D．签全名

E．填写错误应涂改

2．患者刘某，因支气管扩张大咯血入院，需进行抢救，执行口头医嘱不妥的是

A．一般情况下不执行口头医嘱

B．在抢救或手术过程中可执行

C．护士必须向医生复诵一遍

D．双方确认无误后方可执行

E．事后由护士及时将医嘱补写在医嘱单上

3．王先生因骨折住院接受治疗，手术第一天有 q4h　prn 给予止痛剂的医嘱，下列哪项描述是正确的

A．prn 的医嘱属于临时医嘱

B．每隔 4 h 就应规律给予止痛剂

C．每当王先生主诉疼痛时，立即给予止痛剂

D．王先生主诉疼痛时，每隔 4 h 可给予止痛剂

E．当患者要求时，立即给予止痛剂

4．章先生，因急性乙型肝炎入院，需行消化道隔离，此项内容属于

A．不列入医嘱　　　　B．长期医嘱

C．临时医嘱　　　　　D．长期备用医嘱

E．临时备用医嘱

5．吴先生，即将行胃大部切除术，术前医嘱：阿托品 0.5 mg st，此项医嘱属于

A．口头医嘱　　　　　B．长期医嘱

C．长期备用医嘱　　　D．临时备用医嘱

E．临时即刻医嘱

6．护士小李，于下午 4 时巡视病室后书写交班报告，首先应写的是

A．4 床，张×，于上午 11 时转科

B．6 床，王×，于上午 11 时入院

C．15 床，刘×，于上午 8 时手术

D．33 床，严×，病情危重

E．38 床，邹×，下午行腹腔穿刺术

7．患者，女性，35 岁，患子宫肌瘤拟行手术治疗。术前 1 日 8:00am 医生开医嘱安定 5 mg，po，sos"，此项医嘱的失效时间是

A．当日 6:00pm

B．当日 8:00pm

C．次日 8:00pm

D．次日 10:00am

E．至医生停止医嘱为止

8．术后患者需药物止痛，护士对医嘱"杜冷丁 5 mg，im，st"有疑问，护士应

A．凭经验执行

B．与另一护士核对后执行

C．征询护士长意见后执行

D．询问医生，核实医嘱内容

E．自行执行，及时询问患者药效

9．某患者自行排便 1 次，灌肠后又排便 2 次，在体温单上正确的记录是

A．3 2/E　　　　　　　B．1/2E

C．2/E　　　　　　　　D．2/1E

E．1 2/E

10．患者，女，55 岁，因急性有机磷农药中毒到急诊科进行抢救，经过洗胃等抢救，现患者病情稳定。患者需要复印病历，但不能复印的病历资料是

A．体温单　　　　　　B．化验单

C．门诊病历　　　　　D．会诊记录

E．医学影像资料

11．患者，女，34 岁。今早主诉昨晚夜间多梦易醒，下午医生开出医嘱：地西泮 5 mg po，sos。当晚患者睡眠良好，该项医嘱未执行。值班护士应在次日上午，在该项医嘱栏内

A．用红笔写上"失效"

B．用蓝笔写上"失效"

C．用红笔写上"未用"

D．用蓝笔写上"未用"

E．用红笔写上"作废"

12．一位患者因胆绞痛入院。患者疼痛剧烈，医嘱吗啡 5 mg iv。护士认为医嘱存在错误，去找这位医生沟通，医生拒绝修改。护士的做法不妥的是

A．报告给护士长

B．报告给上级医生

C．按医嘱执行

D．暂缓执行医嘱

E．报告给科主任

A3/A4 型题

（1~4 题共用题干）

患者，男性，24 岁，近日因扁桃体化脓急诊入院治疗，T 39.6 ℃。

1. 当医生检查患者后，下达医嘱：复方氨基比林 **2 ml，im，sos**。这属于
   A．长期医嘱
   B．立即执行的医嘱
   C．长期备用医嘱
   D．临时备用医嘱
   E．定期执行医嘱

2. 关于复方氨基比林 **2 ml、im、sos** 医嘱的特点，以下不正确的是
   A．有效时间在 12 h 以内
   B．医生注明停止时间后方为失效
   C．必要时使用
   D．过时尚未执行则失效
   E．只执行 1 次

3. 护士执行医嘱时，应遵循执行医嘱的原则，下列描述错误的
   A．执行时必须认真核对
   B．医嘱必须有医生签名
   C．医嘱均需立刻执行
   D．如有疑问的医嘱必须查清后再执行
   E．护士执行医嘱后需签全名

4. 该患者的体温单上不记录
   A．体温　　　　B．脉搏
   C．呼吸　　　　D．血压
   E．神志

（5~7 题共用题干）

患者，男性，32 岁，急性阑尾炎穿孔上午入院，立即进行手术，下午 2 点回到病室。

5. 张先生回病室后，护士处理医嘱时，应先执行以下哪项
   A．输血 300 ml，st
   B．庆大霉素 8 万 U，im，bid
   C．尿常规检查
   D．一级护理

E．外科护理常规

6. 当天护士书写交班报告时，应将张先生作为下述哪类患者进行交班
   A．危重患者　　　B．转入患者
   C．新入院患者　　D．转出患者
   E．预手术患者

7. 对该手术患者的交班内容一般不包括
   A．术前检查　　　B．麻醉方式
   C．手术经过　　　D．清醒时间
   E．伤口情况

（8~11 题共用题干）

患者，女性，28 岁，因宫外孕大出血进行急救。

8. 因抢救危急患者，未能及时书写护理记录，应在抢救结束后什么时间内据实补记
   A．2 h　　　　　B．3 h
   C．4 h　　　　　D．6 h
   E．8 h

9. 护士在执行口头医嘱时做法不妥的是
   A．一般情况下不执行
   B．抢救、手术时可执行
   C．执行时，护士应向医生复诵一遍
   D．双方确认无误后执行
   E．执行后无异常，无须补写医嘱

10. 对于该患者的抢救过程，护士在书写特别护理记录单时，不正确的做法是
    A．眉栏各项用红钢笔填写
    B．交班前将患者情况进行小结
    D．日间用蓝钢笔书写
    C．夜间用红钢笔书写
    E．24 h 出入液量应于次晨总结，记录于体温单上

11. 当书写医疗护理文件时，如出现错误应在相应文字上
    A．画双横线，并就近签名
    B．画一横线，并就近签名
    C．打叉，并就近签名

D．用修正液涂掉，并就近签名

E．换不同色笔画一横线，并就近签名

（12～14题共用题干）

患者，男性，54岁，今日行胃大部切除术，为减轻患者伤口疼痛，医嘱哌替啶 50 mg im q6h prn。

12. 此医嘱属于

A．即刻执行医嘱

B．长期医嘱

C．临时医嘱

D．长期备用医嘱

E．临时备用医嘱

13. 在执行这项医嘱时，护士做法不正确的是

A．将医嘱转抄在长期医嘱栏内

B．执行前需了解上次执行的时间

C．每次执行需记录

D．护士签全名

E．过时未执行则用红笔写"未用"

14. 停止该医嘱时，下列做法正确的是

A．医生口头停止

B．医生直接在临时医嘱单上的相应位置注明停止时间

C．护士将停止医嘱转抄在长期医嘱单上

D．护士在有关治疗单上注销该医嘱

E．护士分别在医嘱单和治疗单上签全名

（编者：罗春燕）

第三篇

护理人文素养

第一章　护士管理法律制度

【知识要点】

一、概述

1. 护士的概念

2. 护士管理立法：2008 年 5 月 12 日正式实施《护士条例》。

二、护士执业资格考试

1. 护士执业资格考试的条件。

2. 考试组织。

3. 报考要求。

4. 考试内容。

三、护士执业注册

1. 执业注册及注销。

(1) 注册管理机构。

(2) 首次注册申请：① 申请提出；② 申请条件；③ 首次申请材料；④ 审核与注册。

(3) 注销注册。

2. 延续及重新注册：① 延续注册。② 重新注册。

3. 变更注册：变更执业地点，应办理执业注册变更。

4. 不予注册。

5. 执业记录。

四、护士执业中医疗卫生机构的职责

1. 按要求配备护理人员。

2. 保障护士的合法权益。

3. 加强护士管理。

五、护士执业中的法律责任

1. 护士承担法律责任的形式：行政责任、民事责任、刑事责任。

2. 护士违反法定义务的表现：四种表现。

3. 护士违反法定义务应当承担的法律责任：

(1) 警告。

(2) 暂停执业活动：情节严重者，暂停其 6 个月以上、1 年以下执业活动。

(3) 吊销护士执业证书：自吊销之日起 2 年内不得申请执业注册。

【课前预习】

1.《护士条例》于＿＿＿＿＿＿＿＿＿＿开始实施，它的实施填补了我国护士立法的空白。

2. 申请参加护士执业资格考试，必须具备两个基本条件：一是＿＿＿＿＿＿＿＿＿要求，二是＿＿＿＿＿＿＿＿＿＿＿要求。

【课后巩固】

1. 申请护士执业注册的时限为通过护士执业资格考试之日起＿＿＿＿年内。

2. 申请护士执业注册的，应当向＿＿＿＿＿＿＿＿＿＿＿＿＿＿＿＿＿＿＿提出申请。收到申请的卫生主管部门应当自收到申请之日起＿＿＿＿＿＿＿＿个工作日内做出决定，对具备本条例规定条件的，准予注册，并发给护士执业证书。

3. 护士执业注册有效期为＿＿＿＿＿＿年。

4. 护士执业注册有效期届满需继续执业的，应当在护士执业注册有效期届满前＿＿＿＿＿日按规定申请延续注册。

5. 护士在执业中应当＿＿＿＿＿＿＿医嘱，遇紧急情况应＿＿＿＿＿＿＿＿＿并＿＿＿＿＿＿＿，医生不在场时，护士应当＿＿＿＿＿＿＿＿＿＿＿＿＿＿＿＿＿＿＿。

6. 护士有义务参与公共卫生和疾病预防控制工作。发生＿＿＿＿＿＿＿、＿＿＿＿＿＿＿、＿＿＿＿＿＿＿＿＿＿＿＿＿＿＿及其他严重威胁人群生命健康的紧急情况，护士应当服从＿＿＿＿＿＿＿＿＿＿＿＿＿＿＿的调遣，参加医疗救护。

7. 医疗卫生机构配备护士的数量不得低于＿＿＿＿＿＿＿＿＿＿＿规定的＿＿＿＿＿＿＿护士配备标准。

8.《护士条例》规定，承担法律责任有三种形式：＿＿＿＿＿＿＿＿＿＿、＿＿＿＿＿＿＿＿和＿＿＿＿＿＿＿＿＿＿＿＿＿。

9.《护士条例》规定，护士在执业活动中有：①＿＿＿＿＿＿＿＿＿＿＿＿＿＿＿＿；②＿＿＿＿＿＿＿＿＿＿＿；③＿＿＿＿＿＿＿＿＿＿＿＿；④＿＿＿＿＿＿＿＿＿＿＿以上情形之一的，由县级以上地方人民政府卫生主管部门依据职责分工责令改正，给予警告；情节严重的，暂停其＿＿＿＿＿＿＿个月以上＿＿＿＿＿＿＿年以下执业活动；直至由原发证部门＿＿＿＿＿＿＿护士执业证书。

10. 护士一旦被吊销执业证书，自执业证书被吊销之日起＿＿＿＿＿年内不得申请执业注册。同时所受到的行政处罚、处分的情况将被记入护士执业不良记录。

【综合练习】

A1/A2 型题

1. 护士在工作期间被患者家属殴打，进行治安行政处罚的机关是
   A. 医疗卫生机构保卫部门
   B. 卫生管理机构
   C. 医疗卫生机构
   D. 公安机关
   E. 劳动保障部机构

2. 护生向某，今年从中职护理专业毕业，欲申请注册，应在教学或综合医院完成临床实习，其时限至少为
   A. 3 个月
   B. 6 个月
   C. 8 个月
   D. 10 个月

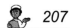

E．12 个月

3．**学历证书符合什么条件就可以申请护士执业注册**

A．成人高等学校全日制护理学专业专升本毕业证书

B．普通中等专业学校三年制全日制普通中专毕业证书

C．普通高等学校夜大护理学专业大专毕业证书

D．高等教育自学考试护理学专业本科毕业证书

E．重点高等医学教育机构网络教育毕业证书

4．**张某，20 岁，护理专业毕业，在申请护士执业注册时，卫生行政部门给予拒绝，你推测她可能是以下哪种学制的毕业生**

A．5 年制大学本科

B．3 年制大学专科

C．3 年制中专

D．2 年制中专

E．2 年制研究生

5．**护士乙某，患职业病，享受的权利不包括**

A．依法享受国家规定的职业病待遇

B．诊疗、康复费用按照国家有关工伤社会保险的规定执行

C．被诊断患有职业病，但用人单位没有依法参加工伤社会保险的，其医疗的生活保障由用人单位承担

D．用人单位除负责患职业病护士的生活保障外，不负责其他经济损失，护士不得向用人单位提出赔偿要求

E．明确职业病诊断，可由工伤社会保险给付

6．**护士丙，在与患者家属发生争执时，家属向护士长投诉并要求撤销该护士执业注册，护士长给家属解释以下情形可以撤销护士执业注册，但不包括**

A．非卫生行政部门进行的护士执业注册

B．以欺骗、贿赂等不正当手段取得的护士执业注册

C．违反法定程序进行的护士执业注册

D．护士死亡或者丧失行为能力

E．违反护士管理办法

7．**护士张某，在紧急情况下为抢救患者生命实施必要的紧急救护，应做到以下几点，但不包括**

A．必须依照诊疗技术规范

B．必须有医师在场指导

C．根据患者的实际情况和自身能力水平进行力所能及的救护

D．避免对患者造成伤害

E．立即通知医师

8．**护士马某，在执业活动中出现错误，被护士长严厉批评，可能的原因是**

A．发现患者病情危急，立即通知医师

B．抢救垂危患者时，等医师下达医嘱，否则不实施紧急救护

C．医师不能马上赶到时，先行实施必要的紧急救护

D．发现医嘱违反诊疗技术规范规定，如有必要，向该医师所在科室负责人报告

E．发现医嘱违反法律、法规、规章或者诊疗技术规范规定，向开具医嘱的医师提出

9．**患者李某，因大出血需要急救，关于紧急救护，以下说法不正确的是**

A．遇有患者病情危急时，护士应立即通知医师

B．医师不能马上赶到时，护士应当先行实施必要的紧急救护

C．护士实施必要的抢救措施，要避免对患者造成伤害

D．护士有权独立抢救危重患者

E．必须依照诊疗技术规范救治患者

10．**护士李某在执业活动中出现下列哪种情形，不适合依照护士条例进行处罚**

A．泄露患者隐私

B．发生公共卫生事件不服从安排参加医疗救护

C．因工作疏忽造成医疗事故

D．发现患者病情危急未及时通知医师

E．违反了医院诊疗技术规范，未出现明显不良反应

11. 护士宁某，发现医师医嘱可能存在错误，但仍然执行错误医嘱，对患者造成严重后果，该后果的法律责任承担者是
   A．开写医嘱的医师
   B．宁某本人
   C．医师和护士共同承担
   D．医师和护士无须承担责任
   E．医疗机构承担责任

12. 护士林某，2010 年 10 月取得护士执业注册，有效期截止为
   A．2012 年 10 月
   B．2015 年 10 月
   C．2018 年 10 月
   D．2020 年 10 月
   E．终生

13. 护士丁某，取得以下哪种法律文书时代表其具备护士执业资格，可以从事护理专业技术活动
   A．护士执业证书
   B．高等医学院校护理专业毕业证书
   C．专科护士培训合格证书
   D．护士资格证书
   E．护理员资格证书

14. 护士甲某，进行护士执业注册有效期即将到期，现欲继续从事护理工作，护士申请延续注册的时间应为
   A．有效期届满前半年
   B．有效期届满前 30 天
   C．有效期届满当日
   D．有效期届满后 30 天
   E．有效期届满后半年

15. 护士甲某，进行护士执业注册未满五年，现因工作调动，欲往外地某医院继续从事护理工作。现在应办理的申请是
   A．护士执业注册申请
   B．逾期护士执业注册申请
   C．护士延续注册申请
   D．重新申请护士执业注册
   E．护士变更注册申请

（编者：艾燕）

第二章　医疗事故处理法律制度

【知识要点】

一、概述

1. 医疗事故的概念。

2. 医疗事故处理立法。

3. 医疗事故构成要件：4个（主体、行为、结果、关系）。

4. 医疗事故的分级：四级及各级表现。

5. 医疗事故的责任程度：完全责任、主要责任、次要责任、轻微责任。

6. 不属于医疗事故的情形：六种。

二、医疗事故的预防和处置

1. 医疗事故的预防：

(1) 严格遵守医疗卫生管理法律、行政法规、部门规章和诊疗护理规范、常规，恪守职业道德。

(2) 病历在诊疗中的重要性与书写的时效性。

(3) 患者在医疗活动中享有知情权，应告知其病情、医疗措施、医疗风险等。

(4) 发生或发现医疗现医疗事故、可能引起医疗事故的医疗过失行为，立即逐级上报并调查、核实，且采取有效措施减轻或避免对患者的人身损害。

2. 医疗事故的处置：

(1) 及时采取有效措施，防止损害继续扩大。

(2) 启动逐级报告制度。

(3) 按法定要求封存病历和现场实物等证据。

(4) 遵守尸体存放、处理和尸检的具体规定。

三、医疗事故的鉴定

1. 医疗事故技术鉴定的概念。

2. 鉴定机构及其组成人员：医学会。

3. 鉴定的原则和程序。

4. 委托鉴定途径：医患双方共同委托、行政委托、司法委托。

四、医疗事故的行政处理与监督

五、医疗事故的法律责任

【课前预习】

一、基础预习

医疗事故的概念。

二、预习目标

我国目前处理医疗事故的主要法律依据是＿＿＿＿＿＿＿＿＿＿＿＿＿＿＿＿＿＿＿＿＿＿＿＿＿，
实施时间是＿＿＿＿＿＿＿＿＿＿＿＿＿。

【课后巩固】

1. 根据对患者人身造成的损害程度，医疗事故分成＿＿＿＿＿＿＿级。

2. 根据对患者人身造成的损害程度，造成患者死亡、重度残疾的为＿＿＿＿＿＿＿＿级医疗事故；造成患者中度残疾、器官组织损伤，导致严重功能障碍的为＿＿＿＿＿＿＿＿级医疗事故；造成患者轻度残疾、器官组织损伤，导致一般功能障碍的为＿＿＿＿＿＿＿＿级医疗事故；造成患者明显人身损害或其他后果的为＿＿＿＿＿＿＿＿级医疗事故。

3. 医疗事故中医疗过失行为责任程度的判定，是按照导致患者人身损害后果的诸多因素中，医疗过失行为所占的比重，依次为＿＿＿＿＿＿＿责任、＿＿＿＿＿＿＿责任、＿＿＿＿＿＿＿责任、＿＿＿＿＿＿＿＿责任。

4. 发生重大医疗过失行为，医疗机构应当在＿＿＿＿＿＿＿h内向所在地卫生行政部门报告。

5. 发生医疗争议时，主观病历应当在＿＿＿＿＿＿＿＿＿＿＿＿＿＿的情况下封存和启封。

6. 凡是发生医疗事故或事件、临床诊断不能明确死亡原因的，在有条件的地方必须进行尸检，并告知家属。尸检应在死后＿＿＿＿＿＿＿＿＿＿＿＿＿以内；具备尸体冻存条件的，可以延长至＿＿＿＿＿＿＿＿＿＿。

【综合练习】

A1/A2 型题

1. 医疗事故的主体一般是医疗机构及其医务人员，以下不构成医疗事故主体的是
   A. 医院　　　　　　B. 诊所
   C. 医院执业医生　　D. 医院实习护士
   E. 执业护士

2. 导致发生医疗事故的直接原因是行为主体
   A. 缺乏安全意识
   B. 临床诊疗中患者病情异常
   C. 在现有科技条件下无法预料
   D. 违反医疗卫生管理法律、法规
   E. 技术上缺乏经验

3. 以下不属于医疗事故的是

   A. 在紧急情况下为抢救垂危患者生命而采取紧急医学措施而造成不良后果
   B. 无过错输血感染造成不良后果
   C. 因患方原因延误诊疗导致不良后果
   D. 因患方行动不慎造成不良后果
   E. 以上都是

4. 某患者无青霉素过敏史，青霉素皮试阴性，护士随即遵照医嘱给药。几分钟后患者突然发生休克。这种状况应判定为
   A. 护理事故　　　　B. 医疗事故
   C. 护理差错　　　　D. 意外事件
   E. 护理缺陷

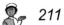

A3/A4 型题

（1~3题共用题干）

患者，女，45岁。行阑尾切除术后，给予青霉素治疗，护士未做青霉素过敏试验，给患者输入青霉素后致其过敏性休克死亡。

1. 该事件属于

A．医疗事故　　　　B．护理质量缺陷

C．责任心不强　　　D．护理差错

E．医疗纠纷

2. 医疗事故是指

A．虽有诊疗护理错误，但未造成患者死亡、残疾、功能障碍的

B．由于病情或患者体质特殊而发生难以预料的不良后果的

C．在诊疗护理中，因医务人员诊疗护理过失，直接造成患者死亡、残疾、功能障碍的

D．发生难以避免的并发症

E．医务人员在诊疗护理中存在失误，导致患者不满意

3. 下列不属于医疗事故预防措施的是

A．设立医疗质量监控部门或人员

B．加强风险管理

C．严格控制探视

D．提高护理人员的技术水平

E．持续质量改进

（4~5题共用题干）

患者，女，78岁。因脑血栓导致左侧肢体偏瘫入院，病情稳定，医嘱二级护理，次日凌晨1时，患者坠床，造成颅内出血，最终抢救无效死亡。

4. 造成该事件的主要原因是

A．病房环境过于昏暗

B．护士没有升起床挡

C．护士没有进行健康教育

D．没有安排家属陪护

E．没有安排专人24 h照护

5. 根据对患者造成的伤害程度，该事故属于

A．医嘱错误

B．一级医疗事故

C．二级医疗事故

D．三级医疗事故

E．护理差错

（编者：艾燕）

第三章　传染病防治法

【知识要点】

一、概述
1. 传染病防治的概念。
2. 传染病防治立法。
3. 立法宗旨和基本原则。
4. 法定传染病的种类：40 种（甲类、乙类、丙类）。

二、传染病预防、控制、报告法律制度的控制
1. 传染病的预防：
(1) 开展健康教育，倡导文明健康的生活方式。
(2) 创造良好的公共卫生环境。
(3) 实行预防接种制度。
(4) 国家建立传染病监测制度。
(5) 国家建立传染病预警制度。
2. 传染病的控制。
3. 疫情的报告、通报、公布和监督制度。

三、传染病防治监督管理

四、违反《传染病防治法》的法律责任

【课前预习】

一、基础复习
1. 传染病的特点。　　2. 传染病的流行环节。

二、预习目标
1. 传染病是由＿＿＿＿＿＿＿＿＿＿＿＿＿＿＿＿＿＿＿＿等引起的一类疾病。
2. 我国目前传染病防治工作的法律依据是＿＿＿＿＿＿＿＿＿＿＿＿＿＿＿＿＿，
实施时间是＿＿＿＿＿＿＿＿＿＿＿＿＿＿。

【课后巩固】

1.《传染病防治法》的立法目的是＿＿＿＿＿＿＿＿＿＿＿＿＿＿＿＿＿＿＿。
2. 传染病防治法明确规定，传染病防治法的基本原则（方针）是＿＿＿＿＿＿＿＿＿、
＿＿＿＿＿＿＿＿＿、＿＿＿＿＿＿＿＿＿、＿＿＿＿＿＿＿＿＿、＿＿＿＿＿＿＿＿。

3. 目前，我国列入法定的传染病共有＿＿＿＿＿＿种，甲类＿＿＿＿＿＿种，乙类＿＿＿＿＿＿种，丙类＿＿＿＿＿＿种。

4. 甲类传染病包括＿＿＿＿＿＿、＿＿＿＿＿＿两种，对其进行＿＿＿＿＿＿管理。

5. 《中华人民共和国传染病防治法》规定，对乙类传染病中的＿＿＿＿＿＿、＿＿＿＿＿＿、＿＿＿＿＿＿，采取甲类传染病的预防、控制措施。

6. 医疗机构发现甲类传染病的患者或病原携带者，应予以＿＿＿＿＿＿，隔离期限根据＿＿＿＿＿＿确定；对甲类传染病疑似患者，确诊前应予以＿＿＿＿＿＿；对医疗机构内的患者、病原携带者、疑似患者的密切接触者，应予以＿＿＿＿＿＿。

7. 传染病疫情报告遵循＿＿＿＿＿＿原则。

8. 患甲类传染病、炭疽病死亡的，尸体立即进行＿＿＿＿＿＿，就近＿＿＿＿＿＿。

9. ＿＿＿＿＿＿对传染病防治工作履行监督检查职责。

10. 传染病暴发、流行时，由＿＿＿＿＿＿负责向社会发布传染病疫情，并可授权＿＿＿＿＿＿向社会发布本行政区的传染病疫情。

11. 责任疫情报告人在发现＿＿＿＿＿＿和患者或疑似患者，应于＿＿＿＿＿＿h内报告至发病地所属县（区）卫生防疫机构；发现其他乙类、丙类传染病患者、疑似患者和规定报告的传染病携带者，应于＿＿＿＿＿＿内报告至发病地所属县（区）卫生防疫机构。

12. 对传染病的发生、流行以及影响其发生、流行的因素，进行监测的部门是＿＿＿＿＿＿。

13. 医疗机构对本单位内被传染病病原体污染的场所、物品以及医疗废物，必须依照法律、法规的规定实施＿＿＿＿＿＿。

【综合练习】

A1/A2 型题

1. 属于甲类传染病的疾病是
   A. 疟疾　　　　　B. 炭疽
   C. 艾滋病　　　　D. 鼠疫
   E. 黑热病

2. 属于乙类传染病，但按照甲类传染病管理的疾病是
   A. 伤寒　　　　　B. 破伤风
   C. 霍乱　　　　　D. 鼠疫
   E. 传染性非典型肺炎

3. 属于传染病预防措施的是
   A. 计划免疫　　　B. 封锁疫区
   C. 环境消毒　　　D. 限制集会
   E. 停工停课

4. 医院发现甲类传染病时，错误的护理措施是

   A. 对患者和病原携带者进行隔离治疗
   B. 隔离期限根据医学检查确定结果
   C. 对疑似患者的密切接触者要在指定的场所进行医学观察
   D. 患者确诊前应收住医院传染科病房观察、治疗
   E. 对疑似患者的密切接触者采取必要的预防措施

5. 患者陈某，因被确诊为传染病被送往传染病房进行强制隔离治疗，他可能患的疾病是
   A. 肺炭疽　　　　B. 病毒性肝炎
   C. 肺结核　　　　D. 流行性出血热
   E. 流行性乙型脑炎

（编者：艾燕）

第四章　血液管理法律制度

【知识要点】

一、概述

1. 献血法的概念。

2. 我国的献血立法。

3. 我国《献血法》的立法目的。

二、无偿献血的法律规定

1. 我国无偿献血制度。

2. 献血主体：18～55岁健康成年人。

3. 无偿献血的使用：必须用于临床，不得买卖。

三、血站管理的法律规定

1. 血站的概念。

2. 采供血的管理：每次采血量一般为200 ml，最高不得超过400 ml，两次采集间隔时间不少于6个月。

四、违反《中华人民共和国献血法》的法律责任

【课前预习】

一、基础复习

1. 我国献血立法的背景及历程。

2. 我国《献血法》的立法目的。

二、预习目标

1.《中华人民共和国献血法》自＿＿＿＿＿＿＿＿＿＿＿起施行。

2.《中华人民共和国献血法》第二条明确规定：国家实行无偿献血＿＿＿＿＿＿，提倡＿＿＿＿周岁的健康公民自愿献血。

【课后巩固】

1.《中华人民共和国献血法》规定，无偿献血者的血液必须用于＿＿＿＿＿＿＿＿＿＿＿＿，不

得_____。

2．血站采血必须由_____。血站对献血者每次采集血液量一般为 _____，最高不得超过 _____，两次采集间隔时间为_____。

3．《中华人民共和国献血法》对医疗机构合理、科学用血提出了具体指导原则，即采用_____ 。

4．《中华人民共和国献血法》制订的目的是_____、

_____、_____。

【综合练习】

A1/A2 型题

1．《中华人民共和国献血法》规定，我国实行
　　A．有偿献血制度
　　B．无偿献血制度
　　C．自愿献血制度
　　D．义务献血制度
　　E．互助献血制度

2．我国《献血法》规定，负责组织献血工作的机构是
　　A．地方各级人民政府
　　B．县级以上人民政府
　　C．地方各级卫生行政部门
　　D．地方各级采供血机构
　　E．行业协会

3．无偿献血的血液使用，以下做法符合规定的是

　　A．在保证临床用血的前提下，可以出售给单采血浆站
　　B．在保证临床用血的前提下，可以出售给血液制品生产单位
　　C．由血站自主决定
　　D．必须用于临床
　　E．以上都不是

4．某患者，脾破裂，失血 1 000 ml，需要紧急输血，关于医疗机构临床用血正确的是
　　A．可自行采集
　　B．可将临床多余用血出售给血液制品生产单位
　　C．必须进行配型核查
　　D．必须先行缴费后使用
　　E．主要动员家庭亲友为患者献血

（编者：艾燕）

第五章　其他卫生法律制度

【知识要点】

一、中华人民共和国疫苗管理法

1. 国务院卫生主管部门：负责全国的预防接种监督管理。

2. 国务院药品监督管理部门：负责全国疫苗质量、流通监督管理。

3. 疫苗分类：① 政府免费向公民提供；② 公民自费且自愿受种的其他疫苗。

4. 国家对儿童实行预防接种证制度。

5. 医疗卫生人员职责。

二、艾滋病防治条例

1. 艾滋病的防治需全社会的共同参与。

2. 艾滋病控制工作方针：严防医源性感染，遵守标准防护原则，严格执行操作规程、消毒管理制度。

3. 艾滋病病毒感染者、艾滋病患者及家属享有合法权益和应当履行的义务。

4. 国家财政保障艾滋病防治费用，免费提供多项医疗救助。

三、侵权责任法

1. 医疗损害责任的归责原则：过错责任原则。

2. 医疗损害责任的责任主体：医疗机构。

3. 医疗损害责任的构成要件：

(1) 医疗机构和医务人员对患者的诊疗行为。

(2) 患者在诊疗活动中遭受损害。

(3) 医疗机构或医务人员有过错。

(4) 诊疗行为与损害后果之间的因果关系。

4. 如何判断医疗行为有过错。

5. 法律推定的过错行为。

6. 侵害知情同意权。

四、人体器官移植条例

1. 捐献人体器官应遵循的原则。

2. 活体器官接受人须与活体器官捐献人之间有特定的法律关系。

3. 任何组织或者个人不得以任何形式买卖器官或从事买卖活动。

🖐【课前预习】

一、基础复习

1. 儿童基础免疫。　2. 艾滋病。

二、预习目标

1. 我国《艾滋病防治条例》于＿＿＿＿＿＿＿＿＿＿＿＿＿＿＿起实施。

2. 捐献人体器官，要严格遵循＿＿＿＿＿＿＿＿＿＿＿＿＿＿原则。

3. 医疗损害责任的承担主体是＿＿＿＿＿＿＿＿＿＿＿＿＿＿＿＿＿。

🖐【课后巩固】

一、名词解释

医疗损害责任　　　器官移植

二、填空题

1. 医疗卫生人员在实施接种前，应告知受种者或监护人接种疫苗的＿＿＿＿＿＿＿＿＿＿、＿＿＿＿＿＿＿＿、＿＿＿＿＿＿＿＿、＿＿＿＿＿＿＿＿＿＿及＿＿＿＿＿＿＿＿，询问健康状况、有无禁忌，并记录。应当对符合条件的受种者接种，并填写和保存＿＿＿＿＿＿＿＿＿＿＿＿＿＿＿。

2. 艾滋病的控制工作方针是：＿＿＿＿＿＿＿＿＿＿＿＿＿、＿＿＿＿＿＿＿＿＿＿＿＿。

3. 患者在诊疗活动中受到损害，医疗机构及医务人员有过错的，由＿＿＿＿＿＿＿＿＿＿＿承担赔偿责任。

4. 患者因药品、消毒药剂、医疗器械的缺陷，或输入不合格的血液造成损害的，可以向＿＿＿＿＿＿＿＿＿＿、＿＿＿＿＿＿＿＿＿＿＿＿＿或者＿＿＿＿＿＿＿＿＿＿请求赔偿。

5. 《侵权责任法》第七章将医疗行为引发的民事责任定名为＿＿＿＿＿＿＿＿＿＿＿＿＿＿。

6. 根据《侵权责任法》第54条之规定，医疗损害责任的归责原则是＿＿＿＿＿＿＿＿＿＿＿。

7. 根据《侵权责任法》，实施＿＿＿＿＿＿＿＿＿＿＿、＿＿＿＿＿＿＿＿＿＿、＿＿＿＿＿＿＿＿＿＿＿＿＿＿时，必须要取得患方的书面同意后才能够实施医疗行为。

8. 因抢救生命垂危的患者等紧急情况，不能取得患者或者其近亲属的意见时，经＿＿＿＿＿＿＿＿＿＿＿＿＿＿批准可以立即实施相应的医疗措施。

🖐【综合练习】

A1/A2 型题

1. 医疗机构不必征得患者或家属同意并签字的治疗措施是

　　A．手术　　　　B．特殊治疗

　　C．特殊检查　　D．住院治疗

　　E．以上都是

2. **患者，男，55 岁。因胆结石并发胆道梗阻**拟手术治疗，患者的妻子、父母、大哥及其 30 岁的儿子都到了医院，医务人员介绍了手术的重要性及风险，其手术协议签订人应首选

　　A．患者本人　　　　B．患者的父母

　　C．患者的妻子　　　D．患者的大哥

E．患者的儿子

3. **患者，女，23 岁，车祸致大量失血，入院时已昏迷，为抢救患者生命，需立即手术治疗，但短期内无法联系到患者家属，此时，合理的处理措施是**

A．继续尝试联系家属

B．联系患者单位

C．转诊其他医疗机构

D．请示上级卫生主管部门

E．由医院负责人决策

4. **医务人员未尽告知义务，造成患者损害的，承担赔偿责任的是**

A．医务人员

B．医疗机构

C．患者本人

D．患者家属

E．医疗机构和医务人员共同承担

5. **患者有损害，医疗机构需要承担赔偿责任的是**

A．家属不配合诊疗

B．医务人员在抢救时已经尽到合理的诊疗义务

C．医务人员在诊疗活动中侵犯患者隐私

D．当时的医疗水平难以诊疗

E．患者未严格遵医嘱服药

（编者：艾燕）

第六章　护理伦理学

【知识要点】

一、护士执业中的伦理原则

1. 护理伦理的基本原则。

2. 护士执业中的伦理原则：

(1) 自主原则：自主原则适用于能够做出理性决定的人，对自主能力减弱或没有自主能力的患者，如婴儿、严重智障者、昏迷患者并不适用。对于缺乏或丧失自主能力的患者，护理人员应当尊重家属、监护人的选择权利。如果患者处于生命的危急时刻，出于患者的利益和护理人员的责任，护理人员可以本着护理专业知识，行使护理自主权。

(2) 不伤害原则。

(3) 公平原则。

(4) 行善原则。

二、护士的权利和义务

1. 护士在医疗实践过程中依法应当享有的权利：六项。

2. 护士的义务：五项。

三、患者的权利与义务

1. 患者的权利：九项。

2. 患者的义务：四项。

【课前预习】

1. 伦理学是关于＿＿＿＿＿＿＿＿的学问。护理伦理学是研究＿＿＿＿＿＿＿＿＿＿的科学。

2. 护理伦理学的研究对象是＿＿＿＿＿＿＿＿＿＿，包括＿＿＿＿＿＿＿＿＿＿＿＿、＿＿＿＿＿＿＿＿＿＿及＿＿＿＿＿＿＿＿＿＿＿＿。

3. 护理伦理学的基础理论是＿＿＿＿＿＿＿＿、＿＿＿＿＿＿＿＿、＿＿＿＿＿＿＿＿、＿＿＿＿＿＿＿＿及＿＿＿＿＿＿＿＿。

【课后巩固】

一、名词解释

伦理学　　道德　　职业道德　　护理伦理学

二、填空题

1. 护理伦理的基本原则是_____
_____。

2. 护理伦理的具体原则包括_____原则、_____原则、_____原则和
_____原则。

3. 自主原则的含义是指尊重患者自己做决定的原则。自主原则适用于能够_____
的人，对自主能力减弱、没有自主能力的患者如婴儿、严重智障者、昏迷患者并不适用。

4. 自主原则中最能代表尊重患者自主的方式是_____。

5. 在医疗护理实践中，具有法律效力的同意是_____。

6. _____原则是"权衡利害"原则的运用。它要求医护人员对诊疗照顾措施进行
危险与利益分析以及伤害与利益分析。

7. 医疗上的公正包括两方面的内容：一是_____，二是_____。

8. 公正原则要求护理人员_____对待患者。

9. 护理伦理情感的内容包括_____、_____、_____、
_____。

10. 护理伦理良心在护理行为之前有_____作用、在护理行为之中有_____
作用、在护理行为之后有_____作用。

11. 护士在医疗实践过程中依法应当享有的权利包括：①_____；
②_____；③_____；
④_____；⑤_____；
⑥_____。

12. 护士应当承担的义务有：①_____；②_____；
③_____；④_____；⑤_____。

13. 我国法律法规规定，患者的权利包括：①_____；
②_____；③_____；④_____；
⑤_____；⑥_____；⑦_____；
⑧_____；⑨_____。

14. 患者的义务有：①_____；②_____；
③_____；④_____。

15. 医疗机构应当按照国务院卫生行政部门规定的要求，书写并妥善保管病历资料。因抢救
急危患者未能及时书写病历的，应当在抢救结束后_____ h 内据实补记，并加以注明。

【综合练习】

A1/A2 型题

1. 以下选项中不是护理伦理基本原则的内容是
   A．防病治病
   B．实行社会主义人道主义
   C．全心全意为人民身心健康服务
   D．降低职业危险，保护自身安全

   E．救死扶伤

2. 患者，女性，31 岁，妇科检查发现宫颈糜烂，
   黏膜白斑。医生建议她做阴道镜检查并取活检，
   下列哪项做法最能体现尊重患者的自主权
   A．想当然地向患者提供相关信息

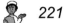

B．提供的信息隐其害扬其利

C．提供的信息掺入虚假成分

D．提供信息时恐吓患者，以强制患者接受治疗

E．向患者提供关键、适量的信息

3．患者，女性，48岁，宫颈癌，医生拟行子宫全切术，手术治疗中一般患者知情权不包括

A．有权自主选择

B．有同意的合法权利

C．有明确决定的理解力

D．有家属代为决定的权利

E．有做出决定的认知力

4．某中年男患者因心脏病发作被送到急诊室，症状及其检查结果均明确提示心肌梗死。患者很清醒，但拒绝住院，坚持要回家。此时医生应该

A．尊重患者自主权，自己无任何责任，同意他回家

B．尊重患者自主权，但应尽力劝导患者住院，无效时办好相关手续

C．尊重患者自主权，但应尽力劝导患者住院，无效时行使干涉权

D．行使医生自主权，为治救患者，强行把患者留在医院

E．行使家长权，为治病救人，强行把患者留在医院

5．一因车祸受重伤的男子被送去医院急救，因没带押金，医生拒绝为患者办理住院手续，当患者家属拿来钱时，已错过了抢救最佳时机，患者死亡。本案例违背了患者的

A．享有自主权

B．享有知情同意权

C．享有保密和隐私权

D．享有基本的医疗权

E．享有参与治疗权

6．某年轻女患者因患左侧乳腺癌住院行根治术。术中同时为右侧乳房一个不明显硬节也做了常规的冰冻病理切片，结果提示：右侧乳房小肿块部分癌变。此时，医生的最佳伦理选择是

A．依照人道原则，立即行右乳大部分切除术

B．依照救死扶伤原则，立即行右乳大部分切除术

C．依照有利原则，立即行右乳根治术

D．依照知情同意原则，立即行右乳根治术

E．依照知情同意原则，立即行右乳大部分切除术

7．某肝癌患者病情已到晚期，处于极度痛苦之中，自认为是肝硬化，寄希望于治疗，病情进展和疼痛发作时，多次要求医生给予明确说法和治疗措施。此时，医生最佳的伦理选择应该是

A．正确对待保密与讲真话的关系，经家属同意后告知实情，重点减轻病痛

B．遵守保密原则，继续隐瞒病情，直至患者病死

C．遵循患者自主原则，全面满足患者要求

D．依据知情同意原则，应该告知患者所有信息

E．依据有利原则，劝导患者试用一些民间土方

8．一足部患有严重溃疡的糖尿病患者，经治疗病情未减轻，且有发生败血症的危险，此时为保证患者的生命需要对患者截肢。这里包含的冲突是

A．行善原则与公正原则的冲突

B．行善原则与尊重原则的冲突

C．不伤害原则与行善原则的冲突

D．不伤害原则与公正原则的冲突

E．不伤害原则与尊重原则的冲突

9．一位3岁病儿患急性菌痢住进医院，经治疗本已好转，即将出院。其父母觉得小儿虚弱，要求输血。碍于情面，医生同意了。可护士为了快点交班，提议给予静脉推注输血。当时病儿哭闹，在医护齐动手给他输血的过程中，病儿突发心搏骤停死亡。此案例中医护人员的伦理过错是

A．无知，无原则，违背了有利患者的原则

B．无知，无原则，违背了人道主义原则

C. 曲解家属自主权，违反操作规程，违背了有利患者的原则

D. 曲解家属自主权，违反操作规程，违背了不伤害患者的原则

E. 曲解家属自主权，违反操作规程，违背了人道主义原则

10. 一护士遵照医嘱给某患者服药，待患者服药后该护士才想起给患者服错了药，就漫不经心地站在走廊一头对另一头的护士大喊："老张头儿吃错药了！"此话被患者听到后，急忙自己寻来肥皂水喝下打算把"错药"呕吐出来，结果引发了严重呕吐加上心力衰竭当场死亡。事后经查，吃错的药是维生素 B_6。对此案，下列说法正确的是

A. 维生素 B_6 是有益身体健康的，吃错了无妨

B. 患者喝肥皂水致死，这是他自己的责任，不关医护人员的事

C. 医护人员的语言和行为都要从有利于患者和不伤害患者的角度出发

D. 患者缺乏相应的医学知识而造成了这样的恶果

E. 护士不应该把真相说出来

11. 一位年轻的未婚妇女因子宫出血过多住院。患者诉子宫出血与她的月经有关，去年就发生过几次。医生按照其主诉施行相应的治疗。一位正在妇科实习的护士和患者很谈得来，成为无话不谈的好朋友。在一次聊天中谈及病情时，患者说自己是因为服用了流产药物而造成的出血不止，并要求这位护士为她保密。根据上述描述，实习护士应该

A. 遵守保密原则，不将患者真情告诉医生

B. 因为不会威胁到患者的生命，所以应该保密

C. 拒绝为她保密的要求

D. 为了患者的治疗，应该说服患者将真实情况告诉医生，但一定要为患者保密

E. 了解病因、病史是医生的事，与护士无关，所以应尊重患者的决定

12. 患者，女，28岁。因"婚后2年、未避孕、未孕"诊断为"不孕症"而入院，入院后，在进行妇科检查时，发现患者伴有尖锐湿疣。护士便将此信息告知了科室的其他护士，并告知了同病房的其他患者。该护士的行为属于

A. 渎职行为

B. 侵犯患者的隐私权

C. 侵犯患者的同意权

D. 侵犯患者的生命健康权

E. 侵犯患者的知情权

13. 某癌症患者在检查过程中发现患有艾滋病，对此患者的护理中违反伦理要求的是

A. 像对待其他患者一样，一视同仁

B. 尊重患者，注重心理护理

C. 认真观察患者病情

D. 以该患者为例大力宣传艾滋病的知识

E. 主动接近患者，鼓励患者积极配合治疗

14. 面对以下各类患者，医务人员在医疗诊治过程中，处理保守医疗秘密与讲真话二者关系时，应该

A. 对慢性患者保密，不讲疾病实情

B. 对传染患者保密，不讲疾病实情

C. 对妇科患者保密，不讲疾病实情

D. 对晚期癌症患者保密，不讲疾病实情

E. 对早期癌症患者保密，不讲疾病实情

15. 某医院一产妇急需剖宫产，主治医师几次联系要求手术，手术室护士均以手术台没有空而被一再推迟，由于等候时间太长，导致胎死宫内。护理对象的什么权益被侵犯

A. 生命健康权　　　　B. 求偿权

C. 自主权　　　　　　D. 知情权

E. 人身自由权

A3/A4 型题

（1～4 题共用题干）

某孕妇，孕 38^{+5} 周，产检发现胎儿有宫内窒息症状，建议孕妇立即行剖宫产。孕妇坚持自然分娩。从伦理角度看应该尊重患者自主性决定。

1. 但是在患者坚持己见时，可能要求医生
   A．放弃自己的责任
   B．听命于患者
   C．无须具体分析
   D．不伤害患者
   E．必要时限制患者自主性

2. 护理伦理基本原则中的自主原则要求护理人员
   A．建立信任，帮助患者确认健康问题，自主决定
   B．对于缺乏或丧失自主能力的患者，护理人员必须尊重家属、监护人的选择权利
   C．重视患者愿望，不给患者带来精神上的任何伤害
   D．尊重和满足患者的正当愿望和合理要求
   E．坚决维护患者的愿望和决定

3. 对患者自主与医生做主之间关系的最正确的理解是
   A．患者自主与医生做主是对立的
   B．患者自主与医生做主不是对立的
   C．强调患者自主，也充分看到医生做主的存在价值
   D．强调医生决定，兼顾患者自主
   E．强调患者自主，目的在于减轻医生的责任

4. 为了切实做到尊重患者自主性或决定，医生向患者提供信息时要避免
   A．理解　　　　B．诱导
   C．适量　　　　D．适度
   E．开导

（5～7 题共用题干）

患者男性，因患直肠癌住院行根治术。在手术前，医生告知患者及家人手术的必要性及风险性以获得患者的知情同意。

5. 医生获得患者的知情同意，其实质是
   A．尊重患者自主性
   B．尊重患者社会地位
   C．尊重患者人格尊严
   D．患者不会作出错误决定
   E．患者提出的要求总是合理的

6. 治疗要获得患者的知情同意，其道德价值不包括
   A．维持社会公正
   B．保护患者自主权
   C．解脱医生责任
   D．协调医患关系
   E．保证医疗质量

7. 以下对护士在知情同意中的职责比较全面的描述是
   A．监测者、代言人
   B．协调者、促进者
   C．监测者、协调者
   D．监测者、代言人、协调者
   E．监测者、代言人、协调者、促进者

（8～10 题共用题干）

患者乙，腹部 CT、癌胚抗原指标及症状、体征都支持医生做出肝癌的诊断。家属要求医生对患者保密。

8. 医生对患者保密，因为保密具有以下重要性，但不包括
   A．不引起医患矛盾
   B．不危害他人及社会
   C．不引起患者家庭纠纷
   D．不导致患者自残等后果
   E．不引起对患者的歧视

9. 保密原则的具体要求在必要时可以不包括
   A．保护患者隐私
   B．保护家庭隐私
   C．告知家属必要信息

D．不公开患者提出保密的不良诊断

E．不公开患者提出保密的预后判断

10．保守患者的秘密，其实质是（或体现了什么原则）

A．尊重患者自主

B．不伤害患者自尊

C．保护患者隐私

D．医患双方平等

E．人权高于一切

（11～12题共用题干）

患者余先生，因大叶性肺炎住进内科病房，经检测发现为乙型病毒性肝炎。

11．恰好余先生不在病房时，护士遵医嘱在其床旁挂了血液隔离标志。余先生知道后，很不高兴，认为"是对自己的污辱"。此时，护士忽视了余先生的

A．权利　　　　　B．情感

C．良心　　　　　D．审慎

E．义务

12．护士小张对工作认真负责，每次为余先生注射前仔细"三查、七对"，严格无菌操作，这符合护理伦理范畴中的

A．仁慈　　　　　B．诚挚

C．严谨　　　　　D．审慎

E．良心

（编者：艾燕）

第七章 护理管理学概述

【知识要点】

一、管理与管理学

1. 管理与管理学的概念：管理、管理学、管理者。

2. 管理的内容：

(1) 管理职能：计划、组织、人力资源管理、领导、控制。

(2) 管理对象：人、财、物、信息、技术、时间、空间。

(3) 管理方法：行政方法、经济方法、教育方法、法律方法、数量分析方法、系统方法、权变方法、人本方法。

3. 管理的基本特性：二重性、目的性、普遍性、科学性和艺术性。

二、护理管理与护理管理学

1. 护理管理。

(1) 概念。

(2) 特点：① 广泛性；② 综合性；③ 专业性；④ 实践性；⑤ 技术与管理的双重属性。

(3) 任务：① 为服务对象提供良好的护理服务；② 研究护理工作的特点,形成护理管理模式。

2. 护理管理学

(1) 概念。

(2) 研究对象：① 护理内容；② 护理管理过程；③ 护理资源。

三、护理管理者

1. 概念。

2. 护理管理者的角色：

(1) 人际关系型角色：①代言者；②领导者；③联络者。

(2) 信息型角色：① 监察者/监督者；② 传播者；③ 发言人。

(3) 决策型角色：① 创业者；② 协调者；③ 资源分配者；④ 谈判者。

3. 护理管理者的基本素质：① 身体素质；② 政治素质；③ 知识素质；④ 能力素质；⑤ 心理素质。

4. 护理管理的发展趋势。

【课前预习】

一、基础复习

1. 患者的权利和义务。

2. 护士的权利和义务。

二、预习目标

1. 管理的对象：_____、_____、_____、_____、_____、

_____、_____。

2. 管理的基本职能：_____、_____、_____、_____、_____。

【课后巩固】

一、名词解释

管理　　管理学　　护理管理　　护理管理学

二、填空题

1. 管理的基本特性：_____、_____、_____、_____。

2. 管理的基本方法：_____、_____、_____、_____、

_____、_____、_____。

3. 护理管理的特点：_____、_____、_____、

_____、_____。

4. 护理管理的任务：_____、_____。

5. 护理管理学的研究对象：_____、_____、_____。

6. 护理管理者的基本素质：_____、_____、

_____、_____、_____。

【综合练习】

A1/A2 型题

1. 管理的最主要因素是
   A. 财　　　　　　　　B. 信息
   C. 物　　　　　　　　D. 人
   E. 时间

2. 管理的核心职能是
   A. 领导职能　　　　　B. 控制职能
   C. 计划职能　　　　　D. 组织职能
   E. 人员管理

3. 管理者处理同样的问题时，根据实际情况采取不同的方法，体现了管理的
   A. 客观性　　　　　　B. 艺术性
   C. 科学性　　　　　　D. 社会性
   E. 普遍性

4. 管理与社会化大生产相联系并指挥劳动的属性，反映了管理的

   A. 自然属性　　　　　B. 艺术属性
   C. 组织属性　　　　　D. 社会属性
   E. 科学性

5. 从事护理管理的人员，必须熟练掌握管理学、护理学、临床医学、心理学、社会医学等多学科的理论、方法和技术，并将其应用于护理管理中，反映了护理管理的
   A. 广泛性　　　　　　B. 实践性
   C. 专业性　　　　　　D. 规范性
   E. 综合性

6. 将护理管理理论联系临床实际护理工作进行应用，反映了护理管理的
   A. 广泛性　　　　　　B. 实践性
   C. 专业性　　　　　　D. 重要性
   E. 综合性

（编者：刘绍琴）

第八章 计划职能

【知识要点】

一、概述

1. 计划概述：

(1) 计划的概念：5W1H。

(2) 计划的作用：① 明确工作目标和努力的方向；② 有利于应对突发事件及减少工作中的失误；③ 提高管理效率和效益；④ 形成管理控制工作的基础。

2. 计划的种类及形式：

(1) 计划的种类：

① 按计划的层次分类：战略计划、战术计划、作业计划。

② 按计划的时间分类：长期计划、中期计划、短期计划。

③ 按计划的重复性分类：持续性计划、一次性计划。

④ 按计划的范围分类：整体计划、职能计划。

⑤ 按计划的约束程度分类：指令性计划、指导性计划。

(2) 计划的形式：宗旨、目的或任务、目标、策略、政策、程序、规则、规划、预算。

3. 计划的原则及步骤：

(1) 计划的原则：① 目标性原则；② 系统性原则；③ 重点性原则；④ 灵活性原则；⑤ 优选性原则。

(2) 计划的步骤：分析形式、确定目标、评估资源、拟定备选方案、比较方案、选定方案、制定辅助计划、计划预算。

二、目标管理

1. 目标与目标管理的概念。

2. 目标管理的作用：① 主导作用；② 标准作用；③激励和推动作用；④协调作用。

3. 目标管理的过程及应用原则

(1) 目标管理的过程：① 制定目标；② 实施目标；③ 考核目标。

(2) 目标管理的应用原则：① 目标制定必须科学合理；② 加强管理体系的控制；③ 发挥全员"自我控制管理"；④ 明确各层级及每个人的责任；⑤ 强调人人参与；⑥ 注重对结果进行绩效考核；⑦ 做好宣传教育；⑧ 高层领导要重视。

三、项目管理

1. 项目管理的概念及要素：

(1) 概念。

(2) 要素：①项目；②活动；③项目相关人；④项目进度；⑤目标；⑥计划；⑦资源；⑧需求。

2. 项目管理的过程及应用原则：

(1) 过程：① 项目的提出和选择；② 项目的确定和启动；③ 项目的计划和制订；④ 项目的执行和实施；⑤ 项目的追踪和控制。

(2) 应用原则：① 掌握项目管理内容；② 设置项目管理专门机构和人员；③ 明确目标和计划；④ 明确和了解项目管理者的角色；⑤ 加强监测，及时评估。

四、时间管理

1. 时间管理的概念及作用：

(1) 时间管理的相关概念：① 时间；② 时间管理。

(2) 时间管理的作用：① 提高时间价值；② 有效利用时间；③ 提高工作效率；④ 提高实效观念。

2. 时间管理的过程及应用原则：

(1) 时间管理的过程：

① 评估：评估时间使用情况、掌握和利用自己的生物特性、评价浪费的时间并分析影响因素。

② 运用时间管理方法：ABC 时间管理分类法、四象限时间管理法、拟定时间进度法。

③ 效果评价。

(2) 时间管理的应用原则：① 时间管理基本程序；② 合理安排时间；③ 保持时间利用的相对连续性和弹性；④ 学会授权与拒绝；⑤ 养成良好的工作习惯。

【课前预习】

一、基础复习

1. 管理与护理管理概念。

2. 管理的对象、基本职能、基本特性与护理管理的特点。

二、预习目标

1. 5W1H 分别是：＿＿＿＿＿＿、＿＿＿＿＿＿、＿＿＿＿＿＿、＿＿＿＿＿＿、＿＿＿＿＿＿、＿＿＿＿＿＿。

2. 根据计划的时间长度计划可分为＿＿＿＿＿、＿＿＿＿＿、＿＿＿＿＿三种类型。

3. 时间管理的作用：＿＿＿＿＿、＿＿＿＿＿、＿＿＿＿＿、＿＿＿＿＿。

【课后巩固】

一、名词解释

计划、目标管理、项目管理、时间管理

二、填空题

1. 计划的原则：＿＿＿＿＿、＿＿＿＿＿、＿＿＿＿＿、＿＿＿＿＿。

2. 目标管理的过程：＿＿＿＿＿、＿＿＿＿＿、＿＿＿＿＿。

3. ABC 时间管理法目标分为＿＿＿、＿＿＿、＿＿＿3 类。

4. 四象限时间管理法将工作按重要和紧急两个不同程度划分为＿＿＿＿＿＿＿＿＿＿＿、＿＿＿＿＿＿＿＿＿、＿＿＿＿＿＿＿＿、＿＿＿＿＿＿＿＿＿四个"象限"。

【综合练习】

A1/A2 型题

1. **短期计划一般是指**
   A．3 年以上的计划
   B．4 年以上的计划
   C．2 年以上的计划
   D．1 年或 1 年以内的计划
   E．1 年以上的计划

2. **ABC 时间管理法中 A 为**
   A．最优先的
   B．次优先的
   C．较不重要的
   D．可授权下属去做的
   E．可做可不做的

3. **以下哪项不是目标管理的应用原则**
   A．科学合理
   B．强调人人参与
   C．做好宣传教育
   D．高层领导不重视
   E．加强管理体系的控制

4. **某病区护士长在制定病区护理计划的第一步是**
   A．确定目标
   B．评估管理
   C．拟定备选方案
   D．制定辅助计划
   E．分析形式

5. **5W1H 的 1H 是指**
   A．What
   B．Why
   C．Who
   D．How
   E．Where

（编者：刘绍琴）

第九章 组织职能

【知识要点】

一、概 述

1. 组织的概念与作用：

(1) 组织的概念：① 组织的要素：人、目标、结构。② 组织的类型：正式组织、非正式组织。

(2) 组织的作用：① 实现组织的汇聚和放大效应；② 达到组织的资源共享；③ 提高组织的管理效率。

2. 组织工作：① 概念；② 特点。

3. 组织设计：

(1) 组织设计的原则（又称医院护理管理的组织原则）：十大原则。① 等级和统一指挥的原则；② 专业化分工与协作的原则；③ 管理层次合理的原则；④ 有效管理宽度的原则；⑤ 职责与权限一致的原则；⑥ 集权与分权结合的原则；⑦ 任务与目标一致的原则；⑧ 稳定、适应的原则；⑨ 精干高效的原则；⑩ 执行与监督分设的原则。

(2) 组织设计的基本类型：① 直线型组织结构；② 职能型组织结构；③ 直线-参谋型组织结构；④ 分部制组织结构；⑤ 委员会组织结构；⑥ 团队组织结构。

二、我国卫生组织系统

1. 卫生工作的组织目标：保障人民健康，提高人口素质。

2. 卫生组织系统的分类：

(1) 卫生行政组织。

(2) 卫生服务组织：① 医疗机构；② 专业公共卫生机构；③ 其他卫生服务组织。

(3) 社会卫生组织：① 群众卫生组织；② 卫生专业组织。

3. 我国护理管理组织系统：

(1) 护理行政管理系统：①组织机构；②组织职能。

(2) 护理学术组织系统：①组织机构；②组织职能。

(3) 医院护理组织系统：

① 医院护理管理组织架构：根据原卫生部（现为国家卫生健康委员会）的规定和医院级别与规模大小，实施三级或二级管理体制。

· 三级负责制：300 张床位以上的医院设立护理部，实行护理部主任、科护士长、病区护士长三级负责制。

· 二级负责制：300 张床位以下的医院实行护理部主任（或总护士长）、病区护士长二级负责制。

· 100 张床位以上或 3 个护理单元以上的大科，以及任务繁重的急诊科、门诊部、手术室设科护士长 1 名。

② 护理部的职能。

【课前预习】

一、基础复习

1. 计划、目标管理、项目管理、时间管理的概念。
2. 计划的作用、步骤及原则。
3. 目标管理、项目管理的过程和应用原则。
4. 时间管理的作用与方法。

二、预习目标

1. 医院护理管理的基本组织原则包括：＿＿＿＿＿＿＿＿＿、＿＿＿＿＿＿＿＿＿

＿＿＿＿＿＿＿＿＿、＿＿＿＿＿＿＿＿＿、＿＿＿＿＿＿＿＿＿、＿＿＿＿＿＿＿＿＿

＿＿＿＿＿＿＿＿＿、＿＿＿＿＿＿＿＿＿、＿＿＿＿＿＿＿＿＿。

2. 我国医疗卫生组织系统的性质和职能，一般分为＿＿＿＿＿＿＿＿＿、＿＿＿＿＿＿＿＿＿

＿＿＿＿＿＿＿＿三类。

3. 根据国家卫健委的规定，医院内的护理组织实行＿＿＿＿＿＿级或＿＿＿＿＿＿级管理体制。

【课后巩固】

一、名词解释

组织   组织工作   组织设计   正式组织   非正式组织

二、填空题

1. 组织的基本要素包括：＿＿＿＿＿＿＿＿＿、＿＿＿＿＿＿＿＿＿、＿＿＿＿＿＿＿＿＿。
2. 组织的类型主要可分为：＿＿＿＿＿＿＿＿＿＿＿＿、＿＿＿＿＿＿＿＿＿＿＿。
3. 高层管理者管理宽度应小，管理者与被管理者之比为＿＿＿＿＿＿＿＿＿；中层和基层管理者管理幅度大一些，约为＿＿＿＿＿＿＿＿＿。
4. 根据原卫生部（现为国家卫生健康委员会)的规定，＿＿＿＿＿＿张床位以上的医院设立护理部，实行护理部主任、科护士长、病区护士长三级负责制；＿＿＿＿＿＿张床位以下的医院实行护理部主任（或总护士长）、病区护士长二级负责制；＿＿＿＿＿＿张床位以上或＿＿＿＿＿＿个护理单元以上的大科，以及任务繁重的急诊科、门诊部、手术室设科护士长 1 名。

【综合练习】

A1/A2 型

1. 我国医院实行分级管理制度，将医院划分为
   A．三级九等
   B．三级八等
   C．四级十等
   D．四级九等
   E．三级十等

2. 下列哪项是正式组织的特点
   A．自发形成
   B．较强的凝聚力
   C．讲究效率
   D．行为一致性
   E．没有明确的规章制度

3. 下列哪项属于卫生事业组织
   A．中华护理学会　　B．红十字会
   C．卫生局　　　　　D．医院
   E．爱委会

4. 某病房近期出现护理投诉和差错，两位科护士长介入帮助整改，病房护士长针对问题和整改建议进行工作，但是对于两位科护士长的部分不同要求感到无所适从。从管理的角度来看，违背的组织原则是
   A．管理层次的原则
   B．专业化分工与协作的原则
   C．有效管理幅度的原则
   D．职责与权限一致的原则
   E．等级和统一指挥的原则

5. 王主任是某护理部主任，她把工作分配给总护士长等管理人员，对于例行性业务按照常规措施和标准执行，她加以必要的监督和指导，只有特殊情况时她来处理。她可以集中精力研究及解决全局性管理问题，也调动了下级的工作积极性。这种工作方式遵循的组织原则是
   A．集权分权结合的原则
   B．任务和目标一致的原则
   C．精干高效的原则
   D．专业化分工与协作的原则
   E．执行与监督分设的原则

6. 李护士长是重症监护病房的护士长，近期被分派做护理学院的专科护士培训、科内质量控制、医院建设新病房的筹划工作等，她感到工作压力很大，病房接受的指导和控制也受到影响。这种情况说明在管理上没有得到有效遵循的原则是
   A．等级和统一指挥的原则
   B．管理层次的原则
   C．有效管理幅度的原则
   D．职责与权限一致的原则
   E．专业化分工与协作的原则

7. 小杨是儿科儿童组的护士，工作表现突出，护士长经常指派她负责一些工作，但小杨工作起来常缩手缩脚，护士长意识到没有给小杨职权，有责无权，造成了限制，遂任她为儿童组组长，提高了小杨工作的积极性和创造性。这种做法体现的组织原则是
   A．职责与权限一致的原则
   B．集权分权结合的原则
   C．任务和目标一致的原则
   D．稳定适应的原则
   E．精干高效的原则

8. 陈护士长是门诊眼科的副护士长，近期医院开展护士长岗位竞聘，全部取消了副护士长的职位，陈护士长改为竞聘其他职位。这种情况反映的组织原则是
   A．等级和统一指挥的原则
   B．职责与权限一致的原则
   C．精干高效的原则
   D．执行与监督分设的原则
   E．稳定适应的原则

9. 某手术室的护士长在 2016 年到来的时候，仔细阅读了护理部制订的《××医院 2016 年护理管理目标》，在此基础上制订了 2016 年手术室的护理工作目标。这种做法体现了
   A．管理层次的原则
   B．有效管理幅度的原则
   C．任务和目标一致的原则
   D．职责与权限一致的原则
   E．稳定适应的原则

10. 随着护理管理模式的不断演变，某医院护理部将科护士长纳入护理部进行综合办公，使原有的"护理部—科护士长—护士长"三级管理体系变为扁平式二级管理模式。这种做法体现了
    A．集权分权结合的原则
    B．有效管理幅度的原则
    C．职责与权限一致的原则
    D．管理层次的原则
    E．稳定适应的原

11. 新的一年即将到来，门诊护士长准备做新的护理管理目标，她拿出护理部的管理目标认真阅读，并根据护理部的要求制订了门诊的管理目标。这种做法遵循的原则是

A．管理层次的原则

B．有效管理幅度的原则

C．职责与权限一致的原则

D．精干高效的原则

E．任务和目标一致的原则

12. 某医院耳鼻喉科夜间值班时间，当日行喉癌手术的患者庄某突发大出血，值班护士紧张的配合医生抢救，这时医院值班领导来检查病区，看到这一情景指挥该护士如何抢救，并打电话给科室护士长、主任，人员到齐后，大家纷纷指挥该护士如何抢救，结果该护士慌忙中不慎将血浆打翻，此案例违背了医院护理管理的哪一项组织原则

A．管理层次的原则

B．专业化分工与协作的原则

C．有效管理幅度的原则

D．职责与权限一致的原则

E．等级和统一指挥的原则

13. 某医院护理部要求各科室提交的工作计划需根据医院的总体工作目标制定护理工作的总目标，内容清晰明确，高低适当。这体现的是护理管理组织原则中的

A．管理层次的原则

B．集权分权结合原则

C．任务和目标一致原则

D．等级和统一指挥的原则

E．专业化分工与协作原则

（编者：刘绍琴）

第十章　护理人力资源管理

【知识要点】

一、概述

1. 概念：人力资源、人力资源管理、护理人力资源、护理人力资源管理。

2. 特点。

3. 作用。

二、护理人员的招聘

1. 制订人力资源计划。　　　2. 招聘程序。

三、护理人员的编设

1. 作用。

2. 原则：

(1) 满足护理需要的原则：一切为了患者。

(2) 合理结构的原则：二级、三级医院护理人员占卫生技术人员总数的 50%，医师与护理人员之比为 1：2，病房床位与护理人员之比为 1：0.4。

(3) 优化组合的原则。

(4) 经济效能的原则。

(5) 动态调整的原则。

(6) 人才管理的原则。

3. 护理人员编设的计算方法：

(1) 病床与工作人员之比：

① 300 张床位以下的医院，按 1：(1.30～1.40) 计算。

② 300～500 张床位的医院，按 1：(1.40～1.50) 计算。

③ 500 张床位以上的医院，按 1：(1.60～1.70) 计算。

(2) 各类人员的比例：见表 10-1。

表 10-1　医院各类人员的比例

卫生技术人员	其中						行政管理人员	工勤人员
	医师	护理人员	药剂人员	检验人员	放射人员	其他医技		
70%～72%	25%	50%	8%	4.6%	4.4%	8%	8%～10%	18%～22%

四、护理人员的分工与排班

1. 分工：

(1) 按职务分工：① 行政；② 技术。

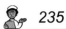

(2) 按任务分工：① 内容；② 工作方式。

护理的工作模式及其优缺点见表 10-2。

表 10-2 护理的工作模式及其优缺点

条 目	特点、优点、缺点
1.个案护理	① 特点：专人负责实施个体化护理，常用于危重症、大手术后需特殊护理的患者。 ② 优点：及时、全面了解病情变化，细致、高质量的护理服务。 ③ 缺点：护理人员轮班所需人力较大、成本高。
2.功能制护理	① 特点：以工作为中心，按岗位分工，将工作的特点和内容划分成几部分实施。 ② 优点：分工明确、效率高，需人力少，易组织管理。 ③ 缺点：患者缺乏整体性和连贯性护理，护士不能发挥主动性和创造性。
3.小组护理	① 特点：以护理组为单位对一组患者的护理方式，组长制订计划措施并指导成员完成。 ② 优点：任务明确，成员彼此合作。 ③ 缺点：护士责任感会受到影响，患者缺乏归属感。
4.责任制护理	① 特点：以患者为中心，以护理计划为内容，由责任护士和辅助护士负责实施有计划、有目的的整体护理，具有整体性、连续性、协调性、个体化的特点。 ② 优点：护士增强责任感，了解患者；患者增强安全感。 ③ 缺点：所需人力、物力多，费用高。
5.系统化整体护理	① 特点：以患者和人的健康为中心，以现代护理观为指导，以护理程序为核心，为其提供生理、心理、社会、文化等全方位的护理。 ② 优点：护理连续、全面，护士增加责任感、成就感，主动性、独立性强，满意度高。 ③ 缺点：护士工作压力大。

2. 护理人员排班：

(1) 基本原则：

① 以患者需要为中心，确保 24 h 连续护理。

② 掌握工作规律，保持各班工作量均衡。

③ 人员结构合理，确保患者安全。

④ 保持公平原则，适当照顾人员特殊需求。

⑤ 有效运用人力资源，充分发挥个人专长。

(2) 排班类型：见表 10-3。

表 10-3 护理人员排班类型

特点类型	定 义	优 点	缺 点
集权式	护理部或科护士长集中负责护理人员的排班	对护理人员全面掌握、灵活调配、客观公平。	不了解各单元和个人具体要求，满意度低。
分权式（最常用）	护士长负责排班	对护理人员局部掌握、控制其活动，能照顾个别需求。	无法调派其他病区护理人员，花费时间。
自我排班	护理人员自我排班	增强向心力、自觉性、积极性，关系融洽，调班少，省时。	同"分权式"。

(3) 影响因素：① 医院政策；② 护理人员素质；③ 护理分工方式；④ 部门的特殊需求；⑤ 工作时段特点；⑥ 排班方法。

五、护理人员的培养与教育

1. 培养：

(1) 护理人才成长过程中的特点：实践性、晚熟性、群体性、终身性。

(2) 护理人才培养的内容。

(3) 护理人才培养的方法。

2. 教育：① 原则；② 途径。

【课前预习】

一、基础复习

1. 医院护理管理组织的基本原则。

2. 医院护理管理的组织体系。

二、预习目标

1. 护理人员排班类型有：_____、_____、_____三类。

2. 护理人员招聘的程序：_____、_____、_____、_____、_____。

【课后巩固】

一、名词解释

个案护理　　功能制护理　　小组制护理　　责任制护理　　系统化整体护理
护理人力资源管理

二、填空题

1. 我国医院分级管理标准规定，二级、三级医院护理人员占卫生技术人员总数的_____，医师与护理人员之比为_____，病房床位与护理人员之比为_____。

2. 个案护理是_____的护理方式。责任制护理实行_____在岗，_____负责制。

3. 护理人员排班的基本原则是：_____、_____、_____、_____。

4. 依照排班权力的归属分为：_____、_____、_____三类。目前最常用的是_____。

5. 影响排班的因素有：_____、_____、_____、_____。

6. 护理人员编制的原则：_____、_____、_____的原则。

7. 护理人员的分工，按职务分工为：_____、_____；按任务分工为：_____、_____；按工作方式分工为：_____、_____、_____。

【综合练习】

A1/A2 型题

1. 护理人员的考核和评价，关键指标是
   A．工作数量　　　　B．工作质量
   C．工作绩效　　　　D．工作结果
   E．工作内容

2. 以一名护理人员负责一位患者全部护理内容的工作模式称为
   A．个案护理　　　　B．小组护理
   C．整体护理　　　　D．功能制护理
   E．责任制护理

3. 护理人员排班应遵循的首要原则是
   A．满足患者需要
   B．有效利用资源
   C．降低人力成本
   D．合理组合人力
   E．保持公平

4. "以患者为中心，每个患者都有一名护士负责"，这种工作方式属于
   A．个案护理　　　　B．小组护理
   C．整体护理　　　　D．功能制护理
   E．责任制护理

5. "工作任务分配明确，护士各司其职、互不干扰"，这种工作方式属于
   A．个案护理　　　　B．责任制护理
   C．整体护理　　　　D．功能制护理
   E．小组护理

6. 以分组的方式对患者进行全面护理的工作方法为
   A．整体护理　　　　B．责任制护理
   C．个案护理　　　　D．功能制护理
   E．小组护理

7. 系统化整体护理模式的优点不包括
   A．以人的健康为中心
   B．以现代护理观为指导
   C．以护理程序为核心

   D．以节省人力物力为原则
   E．能充分发挥护士的主观能动性

8. 护士小李，普外科护士，是某胃癌患者的管床护士，从该患者入院到出院都由小李负责制订护理计划和护理措施，小李不在场时由其他护士协助实施。小李采用的这种护理方式是
   A．个案护理　　　　B．功能制护理
   C．责任制护理　　　　D．小组护理
   E．整体护理

9. 患者，男性，因高血压，在路上行走时突然晕倒，经 CT 检查发现为高血压脑出血，急诊行开颅手术，术后送入神经外科病房，神志不清，脏器功能紊乱，给予监护。这样的患者采取的最佳护理方式是
   A．个案护理　　　　B．功能制护理
   C．责任制护理　　　　D．小组护理
   E．临床路径

10. 护士小张和小王在同一个病房工作，病房护理人员分为两组，每组 3 人，她们分别为组长。带领护士为患者提供服务，护士们互相配合完成工作。这种工作模式是
    A．个案护理　　　　B．功能制护理
    C．责任制护理　　　　D．小组护理
    E．临床路径

11. 小张、小王、小刘、小李均是医院综合内科的护士，小张是处理医嘱的主班护士，小王是治疗护士，小李是药疗护士，小刘是生活护理护士。她们每隔一段时间就会由护士长安排进行调换岗位。这种工作方式被称为
    A．个案护理
    B．功能制护理
    C．责任制护理

D．小组护理

E．临床路径

12. 由责任护士和其辅助护士负责一定数量的患者从入院到出院，以护理计划为内容，包括入院教育、各种治疗、基础护理和专科护理、护理病历书写、观察病情变化、

心理护理、健康教育、出院指导。这种形式的护理方式是

A．个案护理　　　　B．功能制护理

C．责任制护理　　　D．小组护理

E．临床路径

A3/A4 型题

（1~2题共用题干）

患者，男，50岁，因肝硬化多年致肝功能衰竭，拟行肝脏移植手术。

1. 对该患者手术后应采用的护理工作方式为

A．功能制护理　　　B．责任制护理

C．个案护理　　　　D．小组护理

E．家庭护理

2. 此护理方式的优点是

A．便于与患者沟通

B．节省人力

C．全面掌握患者情况

D．调动护士积极性

E．能发挥各级护士的作用

（编者：刘绍琴）

第十一章　领导职能与护理管理应用

【知识要点】

一、概　述

1. 概念：领导、权力性影响力、非权力性影响力。

2. 领导者的影响力：领导的实质是影响力。

(1) 领导者影响力的类型：见表 11-1。

表 11-1　领导者影响力的类型

影响力	构成因素	特　　点
权力性影响力	传统、职务、资历	强迫性、不稳定性、时效性，靠附加条件（影响力来自外界）起作用；在领导过程中应占次要地位；被动服从，随权力地位产生变化；正式的。
非权力性影响力	品德、才能、知识、感情	自然性、稳定性、持久性，靠自身（来自领导者个人魅力）起作用；在领导过程中应占主要地位；被管理者主动追随；不随权力地位产生变化；非正式的。

(2) 领导影响力的来源。

(3) 领导影响力的构成：内在影响力和外在影响力。

2. 领导的作用：指挥、协调、激励。

二、领导的基本理论

1. 行为理论：

(1) 勒温的三种领导方式理论：专制式，民主式，放任式。

(2) 利克特的四种管理方式理论：专制-权威式，开明-权威式，协商式，群体参与式。

(3) 领导行为的四分图理论：高关怀—高定规、高关怀—低定规、低关怀—高定规、低关怀—低定规。

(4) 管理方格理论：① 贫乏式；② 俱乐部式；③ 小市民式；④ 专制式；⑤ 理想式。

2. 生命周期理论：依据下属的成熟度来选择正确的领导风格。

(1) 四种类型：① 命令式（高工作—低关系）；② 说服式（高工作—高关系）；③ 参与式（低工作—高关系）；④ 授权式（低工作—低关系）。

(2) 下属的成熟度划分：① 第一阶段 M1（低成熟）；② 第二阶段 M2（较不成熟）；③ 第三阶段 M3（比较成熟）；④ 第四阶段 M4（高度成熟）。

(3) 有效领导方式的选择方法：① 第一阶段 M1（命令式）；② 第二阶段 M2（说服式）；③ 第

三阶段 M3（参与式）；④ 第四阶段 M4（授权式）。

3. 激励理论：

(1) 类型：① 一般"需求理论"；② 需求层次理论；③ 期望理论；④ 公平理论。

(2) 激励的方式与手段：① 物质利益激励；② 社会心理激励；③ 工作激励。

(3) 激励理论在护理管理中的应用。

【课前预习】

一、基础复习

1. 护理的工作方式。

2. 排班的类型、原则、影响因素。

二、预习目标

1. 领导的作用包括＿＿＿＿＿＿＿＿、＿＿＿＿＿＿＿＿＿、＿＿＿＿＿＿＿三个方面。领导就是＿＿＿＿＿＿和鼓励下属为实现目标而努力的过程。

2. 领导者的影响力分为＿＿＿＿＿＿＿、＿＿＿＿＿＿＿＿；＿＿＿＿＿＿＿＿，领导影响力可分为＿＿＿＿＿＿＿＿和＿＿＿＿＿＿＿＿。

3. 领导的基本理论有＿＿＿＿＿＿＿＿、＿＿＿＿＿＿＿＿、＿＿＿＿＿＿＿＿。

【课后巩固】

一、名词解释

领导　　权力性影响力　　非权力性影响力

二、填空题

1. 根据领导者"对业绩的关心"和"对人的关心"程度的组合，管理方格理论分成了＿＿＿＿＿＿＿＿＿＿、＿＿＿＿＿＿＿＿＿＿、＿＿＿＿＿＿＿＿＿＿、＿＿＿＿＿＿＿＿＿＿、＿＿＿＿＿＿＿＿＿＿五种类型。

2. 生命周期理论依据工作行为和关系行为(分别等同于定规和关怀)两个维度，将领导方式分成了＿＿＿＿＿＿＿＿、＿＿＿＿＿＿＿＿、＿＿＿＿＿＿＿＿、＿＿＿＿＿＿＿＿四种类型。

3. 按照激励中诱因的内容和性质，可将激励的方式与手段大致划分为三类：＿＿＿＿＿＿＿＿、＿＿＿＿＿＿＿＿和＿＿＿＿＿＿＿＿。

4. 领导影响力的来源：＿＿＿＿＿＿＿＿＿＿、＿＿＿＿＿＿＿＿＿、＿＿＿＿＿＿＿、＿＿＿＿＿＿＿＿、＿＿＿＿＿＿＿＿。

5. 在领导者影响力中起决定性作用的是＿＿＿＿＿＿＿＿＿＿＿＿＿＿影响力。

6. 领导方式论认为基本的领导方式包括＿＿＿＿＿＿＿＿、＿＿＿＿＿＿＿＿和＿＿＿＿＿＿＿。

7. 领导者的非权力性影响力由＿＿＿＿＿＿因素、＿＿＿＿＿＿因素、＿＿＿＿＿＿因素和＿＿＿＿＿＿＿因素构成。

8. 领导者的权力性影响力由＿＿＿＿＿＿＿＿、＿＿＿＿＿＿＿＿、＿＿＿＿＿＿＿等因素构成。

【综合练习】

A1/A2 型题

1. 下列属于领导者非权力性影响力的是
    A．传统因素　　　　B．职位因素
    C．资历因素　　　　D．能力因素
2. 某病房来了一位急救患者，在进行抢救时，该科护士长应选择的领导方式是
    A．权威性领导方式
    B．民主参与型领导方式
    C．自由放任型领导方式
    D．混合性领导方式
3. 领导者权力性影响力的特点是
    A．下属的心理与行为表现为被动和服从
    B．不带有强制性
    C．以内在感染的形式发挥作用
    D．比较稳定和持久
    E．在管理中占主导地位
4. 在管理方格理论中，最理想有效的领导行为类型是
    A．1.1 型管理　　　B．1.9 型管理
    C．9.9 型管理　　　D．9.1 型管理
    E．5.5 型管理
5. 护士长根据工作任务的难度选择适当的工作任务授权给某位护士，是遵循了授权的哪项原则
    A．量力授权原则
    B．合理授权原则
    C．以信为重原则
    D．带责授权原则
6. 小方刚从护校毕业，缺乏工作经验，工作中听从护士长的安排，同时护士长经常检查她的工作，并给予指导和督促。这样的不成熟的护士和护理领导者之间形成的工作行为和领导行为关系是
    A．高工作—低关系

    B．高工作—高关系
    C．低工作—高关系
    D．低工作—低关系
7. 某护士毕业工作七八年了，在内科轮转了五个科室，有一定的工作经验。护士长有时会适当授权给她，让其参与一些管理和决策工作。针对这些较为成熟的护士，对她们的领导方式应采取
    A．高工作—低关系
    B．高工作—高关系
    C．低工作—高关系
    D．低工作—低关系
8. 某护士大专毕业，工作 3 年，刚刚晋升护师，在临床工作中很努力，护士长在工作中有时检查她的工作，给予她一些建议和指导，同时也信任和尊重她。针对这种具有初步成熟度的护士，护士长对该护士的领导行为应采取的是
    A．高工作—低关系
    B．高工作—高关系
    C．低工作—高关系
    D．低工作—低关系
9. 护士长在病房日常工作中，对高年资的高、中级护理人员，适宜的领导方式是
    A．命令型　　　　B．参与型
    C．放任型　　　　D．说服型
    E．授权型
10. 当下属的平均成熟度处于低水平时，不能自觉承担工作责任，下列哪种领导方式最为有效
    A．说服型　　　　B．民主型
    C．命令型　　　　D．参与型
    E．授权型

（编者：刘绍琴）

第十二章　护理质量管理

【知识要点】

一、概　述

1. 概念：质量、质量管理、护理质量、护理质量管理。

2. 护理质量管理的特点。

二、护理质量管理的原则与方法

1. 原则：① 以患者为中心的原则；② 领导作用的原则；③ 全员参与的原则；④ 过程方法的原则；⑤ 系统方法的原则；⑥ 基于事实的决策方法原则；⑦ 持续改进的原则。

2. 方法：PDCA 循环，又称"戴明循环"，包括 4 个阶段 8 个步骤。

(1) 4 个阶段：① P 阶段（制定目标和计划）；② D 阶段（实施计划、付诸行动）；③ C 阶段（检查、调查执行结果）；④ A 阶段（总结评价）。

(2) 8 个步骤：见图 12-1。

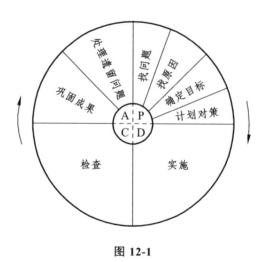

图 12-1

(3) PDCA 循环的特点：① 完整性、统一性、连续性；② 大环套小环，小环保大环，相互联系，相互促进；③ 不断循环，不断提高。

三、护理质量考核标准

1. 护理质量考核标准的含义：

(1) 护理质量标准是护理管理的重要依据，是衡量护理工作优劣的准则，是指导护士工作的指南。

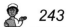

(2) 护理质量考核标准是评价护理人员工作质量的准则。

2. 制订护理质量考核标准的原则：① 可衡量性；② 科学性；③ 先进性；④ 实用性；⑤ 严肃性和相对稳定性。

3. 护理质量考核标准的分类：

(1) 护理技术操作质量标准：总标准，标准值 90% ~ 95%。

(2) 护理管理质量标准。

(3) 护理文件书写质量标准：标准值 90% ~ 95%。

(4) 临床护理质量标准：

① 整体护理质量标准：运用护理程序开展护理工作，满足患者的健康需求。

② 特护、一级护理质量标准：标准值 85% ~ 90%。

③ 急救物品管理质量标准：处于备用状态，二及时，五固定，标准值 100%。

④ 医院感染管理质量标准：无菌物品灭菌合格率 100%；一次性物品"五个一"执行率 100%。

【课前预习】

一、基础复习

1. 领导及作用。

2. 领导者影响力的种类与特点。

二、预习目标

1. 护理质量标准包括：＿＿＿＿＿＿＿＿；＿＿＿＿＿＿＿＿；＿＿＿＿＿＿＿＿；＿＿＿＿＿＿＿＿。

2. 技术操作质量总标准：① ＿＿＿＿＿＿＿＿；② ＿＿＿＿＿＿＿＿。

3. 特级护理：＿＿＿h专人护理，严密观察病情，制订并执行护理计划，备齐＿＿＿＿＿＿，做好特护记录。一级护理：＿＿＿＿h巡视，制订护理计划并执行、记录，按需备急救药品。

4. 急救物品应该处于＿＿＿＿＿＿状态，及时＿＿＿＿＿＿、及时＿＿＿＿＿＿，并且做好五定，五定是指＿＿＿＿＿＿、＿＿＿＿＿＿、＿＿＿＿＿＿、＿＿＿＿＿＿、＿＿＿＿＿＿。合格率 100%。

5. 无菌物品灭菌合格率＿＿＿＿＿。一次性物品"五个一"执行率＿＿＿＿＿。一次性物品"五个一"是指＿＿＿＿＿＿＿＿＿＿＿＿＿。

【课后巩固】

一、名词解释

质量　　质量管理　　护理质量　　护理质量管理

二、填空题

1. 护理记录书写要求：使用＿＿＿＿＿＿，字迹＿＿＿＿，不得＿＿＿＿＿，无错别字。记录内容应＿＿＿＿＿＿、＿＿＿＿＿＿、＿＿＿＿＿＿、＿＿＿＿＿＿、＿＿＿＿＿＿、重点突出、层次分明，运用医学术语正确。

2. 基础护理标准：＿＿＿＿＿＿、＿＿＿＿＿＿、＿＿＿＿＿＿、＿＿＿＿＿＿、＿＿＿＿＿＿。标准值：＿＿＿＿＿＿。

3. PDCA 循环的特点：＿＿＿＿＿＿；＿＿＿＿＿＿；＿＿＿＿＿＿。

4. PDCA 循环分为＿＿个阶段，它们是＿＿＿＿＿＿、＿＿＿＿＿＿；＿＿个步骤，它们是＿＿＿＿＿＿、＿＿＿＿＿＿、＿＿＿＿＿＿、＿＿＿＿＿＿。

5. 护理质量管理的原则：＿＿＿＿＿＿、＿＿＿＿＿＿、＿＿＿＿＿＿、＿＿＿＿＿＿。

6. 制订护理质量考核标准的原则：＿＿＿＿＿＿、＿＿＿＿＿＿、＿＿＿＿＿＿。

7. 每一项护理技术操作质量标准均包括三个部分，即＿＿＿＿＿＿、＿＿＿＿＿＿、＿＿＿＿＿＿。

8. ＿＿＿＿＿＿是护理工作的核心。

9. 护理质量管理的特点：＿＿＿＿＿＿、＿＿＿＿＿＿、＿＿＿＿＿＿。

10. 护理质量缺陷控制的关键在于＿＿＿＿＿＿。

11. 护理质量标准是护理管理的＿＿＿＿＿＿，是衡量＿＿＿＿＿＿的准则，是指导＿＿＿＿＿＿的指南。

12. 护理质量考核标准是根据护理工作的内容与特点、工作流程、管理要求、服务对象的特点与需求而制订的评价＿＿＿＿＿＿工作质量的准则。

【综合练习】

A1/A2 型题

1. 在护理质量管理 PDCA 循环方法中，其中 C 代表
   A．计划　　　　　　B．实施
   C．检查　　　　　　D．处理
   E．评价

2. 护理质量管理的关键是
   A．制订计划
   B．组织领导
   C．督促检查
   D．严格的奖惩制度
   E．确立护理质量标准，完善管理制度

3. 护理文件书写要求正确的是
   A．护理记录越多越好
   B．护理记录越少越好
   C．记录及时可靠
   D．普通患者不必记录

   E．抢救患者执行医嘱可以不签名

4. 一级护理患者巡视的时间是
   A．半小时　　　　　B．1 h
   C．2 h　　　　　　　D．3 h
   E．随时

5. 临床护理质量标准中正确的是
   A．病室管理模式化
   B．一级护理每天巡视一次
   C．急救物品完好率 100%
   D．特级护理 30 min 巡视一次
   E．急救物品定期使用

6. 护理工作质量监控的自我监控中，最重要的层次是
   A．护理部　　　　　B．总护士长
   C．护士长　　　　　D．护士
   E．护理员

7. 体现护理质量标准体系结构中环节质量的内容是
   A．设备质量　　　　B．药品质量
   C．执行医嘱　　　　D．护士学历
   E．差错发生率

8. 体现护理质量标准体系结构中要素质量的内容是
   A．患者管理　　　　B．护士编制
   C．技术操作　　　　D．健康教育
   E．出院满意度

9. 体现护理质量标准体系结构中终末质量的内容是
   A．药品质量　　　　B．仪器设备质量
   C．技术操作　　　　D．健康教育
   E．出院满意度

10. 护士小齐打算为患者输血，发现输血袋有破损，有漏血现象，她立即同血库联系退换事宜。这种情况是护士的自我控制，作为控制类型来说它属于
    A．预先控制　　　　B．现场控制
    C．结果控制　　　　D．直接控制
    E．生产控制

11. 在招收护士的过程中，某三甲医院只招收有护士执业证书并且身体健康的护士作为新员工，以预防在岗护士因无资质或疾病导致的生产力低下和不必要的损失。这种控制手段属于
    A．前馈控制　　　　B．过程控制
    C．结果控制　　　　D．成本控制
    E．直接控制

12. 科室护士长每个月都要将护理质量检查结果反馈给护士，并且针对护理差错及护理投诉进行分析和讨论，促进护士们认识和改进。这种做法属于
    A．前馈控制　　　　B．过程控制
    C．反馈控制　　　　D．直接控制
    E．间接控制

13. 护士小钟在上夜班时，有一位患者的家属在熄灯后执意要进入病房探视，小钟担心影响患者休息加以阻拦，但患者家属不听劝阻并和小钟产生争执，第二天还向护士长投诉。护士长应首先做的工作是
    A．向家属解释　　　　B．向家属道歉
    C．训斥小王　　　　D．了解情况
    E．告诉医生

A3/A4 型题

（1~2 题共用题干）

A 病区是普通外科病房，每个病室收治 3 个患者。小王是刚进临床的护校实习学生，小张是她的带教老师。

1. 小王在见习病房做清洁、消毒工作时，小张发现小王的错误做法是
   A．氧气湿化瓶用消毒液浸泡
   B．扫床套"一人一套"
   C．小桌擦布"一室一巾"
   D．便器用后消毒
   E．餐具用后消毒

2. 在提问小王关于医疗垃圾处理的问题时，小王回答错误的是
   A．换药敷料放在黄塑料袋中
   B．针头放在利器盒中
   C．医用垃圾使用红塑料袋
   D．医用垃圾专人回收
   E．垃圾处理时防止针头刺伤

（3~4 题共用题干）

急诊要配备完好的急救物品及药品，保证物品完好，完整无缺，处于备用状态。做到及时检查维修和维护，以确保患者的及时使用和护理安全。

3. 急救物品和药品在保管使用中错误的环节是
   A．定人保管　　　　B．定时检查
   C．定点放置　　　　D．定人使用

E．定期消毒

4．急救物品的合格率应保持在

A．100%   B．99% 以上

C．98% 以上   D．95% 以上

E．90% 以上

（5～7 题共用题干）

小张是 ICU 护士，自从毕业工作 3 年来，基本上是一个人护理某个患者，患者需要的全部护理由她全面负责，实施个体化护理。

5．在 ICU 中常运用的护理方式是

A．个案护理   B．功能制护理

C．责任制护理   D．小组护理

E．临床路径

6．对 ICU 重症患者的护理，以下错误的是

A．一对一 24 h 特级护理

B．备齐各种急救设施和药品

C．制订并执行护理计划

D．正确及时做好各项治疗

E．半小时巡视患者一次

7．对 ICU 的重症患者进行护理记录时不宜采取的做法是

A．字迹端正清晰

B．动态反映病情变化

C．使用蓝黑色墨水笔书写

D．写错可刮涂后重写

E．体现以患者为中心

（8～12 题共用题干）

护理质量控制以预防为主。护理部质控组运用 PDCA 的管理办法，定期到临床巡视查找存在的问题，在检查中注重要素质量、环节质量和终末质量及发现产生质量问题的原因，针对主要原因定出具体实施计划，贯彻和实施预定的计划和措施，反馈预定目标执行情况，并总结经验教训，将存在的问题转入下一个管理循环中。

8．护理质量控制的作用是

A．监督指导   B．循环管理

C．持续改进   D．目标管理

E．检查落实

9．护理质量控制的依据是

A．统计数据   B．质量标准

C．个人观察   D．问卷调查

E．书面报告

10．护理质量控制以预防为主，鼓励上报分析的是

A．差错事故   B．护理纠纷

C．护理事故   D．不良事件

E．护理缺陷

11．从患者得到的护理效果评价是

A．环境质量   B．观察病情

C．患者管理   D．心理护理

E．出院满意度

12．环节质量控制的项目是

A．护理文件书写   B．住院满意度

C．药品质量   D．规章制度

E．护士职称

（编者：刘绍琴）

第十三章　护理安全管理

【知识要点】

一、概　述

1. 概念：护理安全、护理安全管理、护理差错、一般护理差错、严重护理差错、护理缺陷、护理事故。

2. 影响护理安全管理的因素：医方与患方。

3. 护理安全管理的措施。

二、护理缺陷管理

1. 分类：

(1) 护理缺点：是构成护理差错的危险因素。

(2) 护理差错：一般护理差错、严重护理差错。

(3) 护理事故：根据对患者人身造成的损害程度，分为四级。

2. 护理缺陷管理的措施。

【课前预习】

一、基础复习

1. 护理质量管理的原则和制定护理质量考核标准的原则。

2. PDCA 循环的步骤和特点。

3. 临床护理质量标准。

二、预习目标

1. 护理安全管理的措施：_____；_____；_____；_____；_____；_____。

2. 影响护理安全管理的因素：_____；_____；_____；_____。

3. 护理缺陷分为：_____、_____、_____。

【课后巩固】

一、名词解释

护理缺陷　　护理差错　　护理事故　　护理安全　　护理安全管理

二、填空题

1. 根据对患者人身造成的损害程度,护理事故可分为____级:造成患者死亡、重度残疾的为____级事故;造成患者中度残疾、器官组织损伤导致严重功能障碍的为____级事故;造成患者轻度残疾、器官组织损伤导致一般功能障碍的为____级事故;造成患者明显人身损害或其他后果的为____级事故。

2. 发生护理缺陷后,在_____h内逐级上报。

3. 护理差错根据性质严重程度又分为_____、_____。在各种护理活动中,由于护理人员自身原因或技术原因发生差错,未对患者造成影响或对患者有轻度影响,但未造成不良后果者属于_____。在各种护理活动中,由于护理人员的失职或技术过失,给患者造成一定痛苦,延长了治疗时间,但尚未构成护理事故,属于_____。

4. 护理缺陷管理的措施:_____;_____;_____;_____;_____。

【综合练习】

A1/A2 型题

1. 一级医疗事故是指造成患者的不良后果为
   A. 造成死亡
   B. 严重功能障碍
   C. 中度残疾
   D. 轻度残疾
   E. 人身损害

2. 下列情况常规作为不良事件上报护理部的是
   A. 患者给药错误
   B. 患者治疗延误
   C. 护士夜班脱岗
   D. 患者管路滑脱
   E. 家属不满投诉

3. 一急诊患者在就诊过程中,护士没有询问患者有无青霉素过敏史即为患者做青霉素试验,造成患者休克死亡。护士的医疗过失行为所占的比重是
   A. 完全责任
   B. 主要责任
   C. 同等责任
   D. 次要责任
   E. 轻微责任

4. 某患者无青霉素过敏史,青霉素皮试阴性,护士随即遵照医嘱给药。几分钟后患者突然发生休克。这种状况应判定为
   A. 护理事故
   B. 医疗事故
   C. 护理差错
   D. 意外事件
   E. 护理缺陷

5. 小高在上夜班巡视时,发现一位二级护理的患者倒在床旁,此时夜班值班人员只有她一个人。此时针对患者发生的坠床情况,小高应首先采取的措施是
   A. 向患者解释和道歉
   B. 马上通知医生到病房
   C. 初步检查判定患者伤情
   D. 上报不良事件的发生
   E. 通知护士长

6. 肝胆外科病区护士夜查房时发现某床患者不在病房,也没有请假。该护士首先应该告知的是
   A. 护理部主任
   B. 外科总护士长
   C. 普外科病区护士长
   D. 肝胆外科病区护士长
   E. 肝胆外科主任

7. 大年初一的早晨,结束夜班工作的护士发现接班的护士没有来,且无法联系,此时,夜班护士正确的处理方法是报告
   A. 护理部主任
   B. 护士长
   C. 值班医生
   D. 科主任
   E. 住院总值班

8. 护士小李在给患者进行静脉注射时未认真核对,错把八床的先锋霉素注射给18床的

患者，但未给患者造成严重后果，这种过
失属于

A．医疗意外

B．医疗技术事故

C．二级医疗事故

D．一级医疗事故

E．护理差错

A3/A4 型题

（1~2 题共用题干）

在工作中。一位护士晚上下班交班时发
现，遗漏了上午某个患者的一份口服药，药物
包括降压药、维生素 C 等。

1．护士首先应采取的措施是

A．补发药物即可

B．汇报护士长

C．向患者解释

D．向患者道歉

E．寻求医生帮助

2．此事应上报护理部的时间不超过

A．12 h

B．24 h

C．36 h

D．48 h

E．72 h

（3~5 题共用题干）

小刘是普外科护士，在工作中未严格执行
查对制度，误将青霉素当成链霉素注入患者体
内，患者出现过敏反应死亡。

3．这种过失属于

A．护理差错

B．医疗事故

C．医疗意外

D．三级医疗事故

E．技术事故

4．该过失属于

A．二级医疗事故

B．三级医疗事故

C．严重护理差错

D．四级医疗事故

E．一级医疗事故

5．小刘在这件过失事件中应当承担

A．主要责任

B．次要责任

C．同等责任

D．完全责任

E．轻微责任

（编者：刘绍琴）

参考文献

[1] 陈丽，王冬梅. 护理学基础[M]. 北京：人民卫生出版社，2020.

[2] 全国护士执业资格考试用书编写委员会. 2021 全国护士执业资格考试指导[M]. 北京：人民卫生出版社，2020.

[3] 王玉升. 2021 全国护士执业资格考试考点与试题精编[M]. 北京：人民卫生出版社，2020.

[4] 周春美，张连辉. 基础护理学[M]. 3 版. 北京：人民卫生出版社，2014.

[5] 庄红. 护理学基础[M]. 3 版. 北京：高等教育出版社，2014.

[6] 李小寒，尚少梅. 基础护理技术[M]. 5 版. 北京：人民卫生出版社，2012.

[7] 罗先武，王冉. 2021 护士职业资格考试轻松过[M]. 北京：人民卫生出版社，2020.

[8] 李代强，睢文发. 护理人文素养[M]. 成都：西南交通大学出版社，2020.

[9] 李建光. 卫生法律法规[M]. 北京：人民卫生出版社，2018.

[10] 余凤英. 护理管理学[M]. 北京：高等教育出版社，2012.

[11] 李玉翠，任辉. 护理管理学[M]. 北京：中国医药科技出版社，2016.

[12] 吴欣娟，王艳梅. 护理管理学[M]. 北京：人民卫生出版社，2018.

[13] 李伟，穆贤. 护理管理学[M]. 北京：中国医药科技出版社，2019.

[14] 曹志平. 护理伦理学[M]. 北京：人民卫生出版社，2020.